國醫手迹集珍

戴恩来题

戴恩来　宋志靖　陈子杰　编著

全国百佳图书出版单位
中国中医药出版社
·北　京·

图书在版编目（CIP）数据

国医手迹集珍 / 戴恩来，宋志靖，陈子杰编著 .—北京：
中国中医药出版社，2022.6（2022.11重印）
ISBN 978-7-5132-7479-1

Ⅰ . ①国… Ⅱ . ①戴… ②宋… ③陈… Ⅲ . ①中国医
药学—文化—图集 Ⅳ . ① R2-05

中国版本图书馆 CIP 数据核字（2022）第 037809 号

中国中医药出版社出版
北京经济技术开发区科创十三街 31 号院二区 8 号楼
邮政编码　100176
传真　010-64405721
山东临沂新华印刷物流集团有限责任公司印刷
各地新华书店经销

开本 889 × 1194　1/16　印张 13.5　字数 214 千字
2022 年 6 月第 1 版　2022 年 11 月第 2 次印刷
书号　ISBN 978-7-5132-7479-1

定价　139.00 元
网址　www.cptcm.com

服 务 热 线　010-64405510
购 书 热 线　010-89535836
维 权 打 假　010-64405753

微信服务号　zgzyycbs
微商城网址　https://kdt.im/LIdUGr
官 方 微 博　http://e.weibo.com/cptcm
天猫旗舰店网址　https://zgzyycbs.tmall.com

如有印装质量问题请与本社出版部联系（010-64405510）

前言 FOREWORD

十余年前，我曾遇到过因无纸化办公改革，不见纸质处方而被患者投诉的尴尬。记得那位投诉我的患者振振有词地说：不写处方的大夫还算什么中医大夫！我们在嘲笑那位患者落伍了的同时，我似乎也听到了另一种振聋发聩的声音：中医药的人文情怀已被快速的时代列车甩得越来越远了。然而，中医药人对传统文化的传承之心不容冥灭，人文素养和人文氛围不仅是中医人和中医医院的门面，也会对患者的身心产生有益的影响，故加强对中医药从业人员的文化素质培养和艺术的熏陶已刻不容缓。为此我们收集了省内外名中医的书法、绘画及处方、信札手迹，集腋成裘，遂为《国医手迹集珍》，供同行学者们欣赏、揣摩、学习之用，以艺术之魅力激发同道者的精神追求。

历史之悠久，天下之广大，国医名家何其多也，所以本书之所呈，可谓沧海之一粟耳！挂一漏万之虞，在所难免，错谬之处，亦编者之能力所囿，敬请赐教指正，亦欢迎同好者互通交流。

另外，书中医家的排列将以出生年为序，同庚者则以先逝者列前。图片未标明出处者，均系编者所藏。

戴恩来、宋志靖、陈子杰谨识于辛丑暮秋抗疫时

有言在前

十餘年前，我曾遇到過因無紙化辦公改革，不見紙質處方而被患者投訴的尷尬。記得那位投訴我的患者振振有辭地說：不寫處方的大夫還算什麼中醫大夫！我們在嘲笑那位患者落伍了的同時，我似乎也聽到了另一種振聾發聵的聲音：中醫藥的人文情懷已被快速的時代列車甩得越來越遠了。然而，中醫藥人對傳統文化的傳承之心不容冥滅，人文素養和人文氛圍不僅是中醫人和中醫々院的門面，也會對患者的身心產生有益的影響，故加強對中醫藥從業人員的文化素質培養和藝術的熏陶已刻不容緩。為此我們收集了省內外名中醫的書法、繪畫及處方、信札手迹，集腋成裘，遂為《國醫手迹集珍》，供同行學者們欣賞、揣摩、學習之用，以藝術之魅力激發同道者的精神追求。歷史之悠久，天下之廣大，國醫名家何其多也，所以本書之所呈，可謂滄海之一粟耳！掛一漏萬之虞，在所難免，錯訛之處，亦編者之能力所囿，故請賜教指正，亦歡迎同好者互通交流。另外，書中醫家的排列將以出生年為序，同庚者則以先逝者列前。圖片未標明出處者，均系編者所藏。

戴息柔 宋志靖 陳子杰 謹識於辛丑暮秋抗疫時

目录 CONTENT

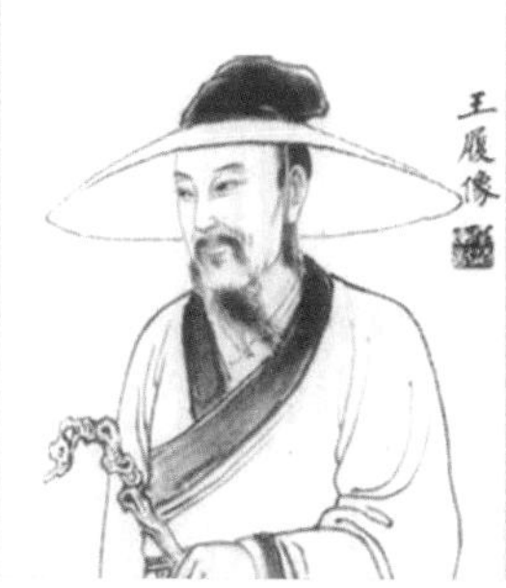

王履

王履（一三三二—一三九一）江蘇昆山人字安道號畸叟又號抱獨老人元末明初醫學家畫家學醫於朱丹溪盡得朱氏之學從病因學的角度將中風病分為真中與類中從而載入醫學史册在藝術上主張得形於前輩得神於自己即吾師心心師目目師華山華山圖册即是對這一藝術理論的成功實踐

华山图册 1
华山图册 2

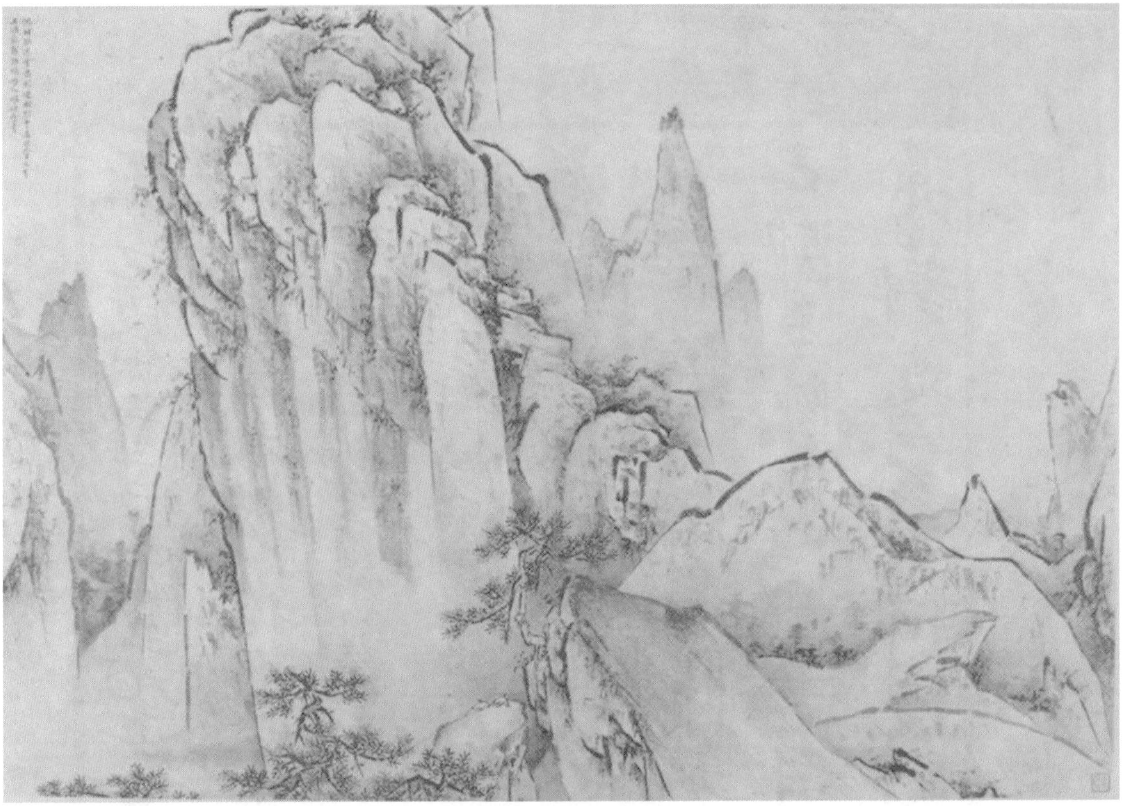

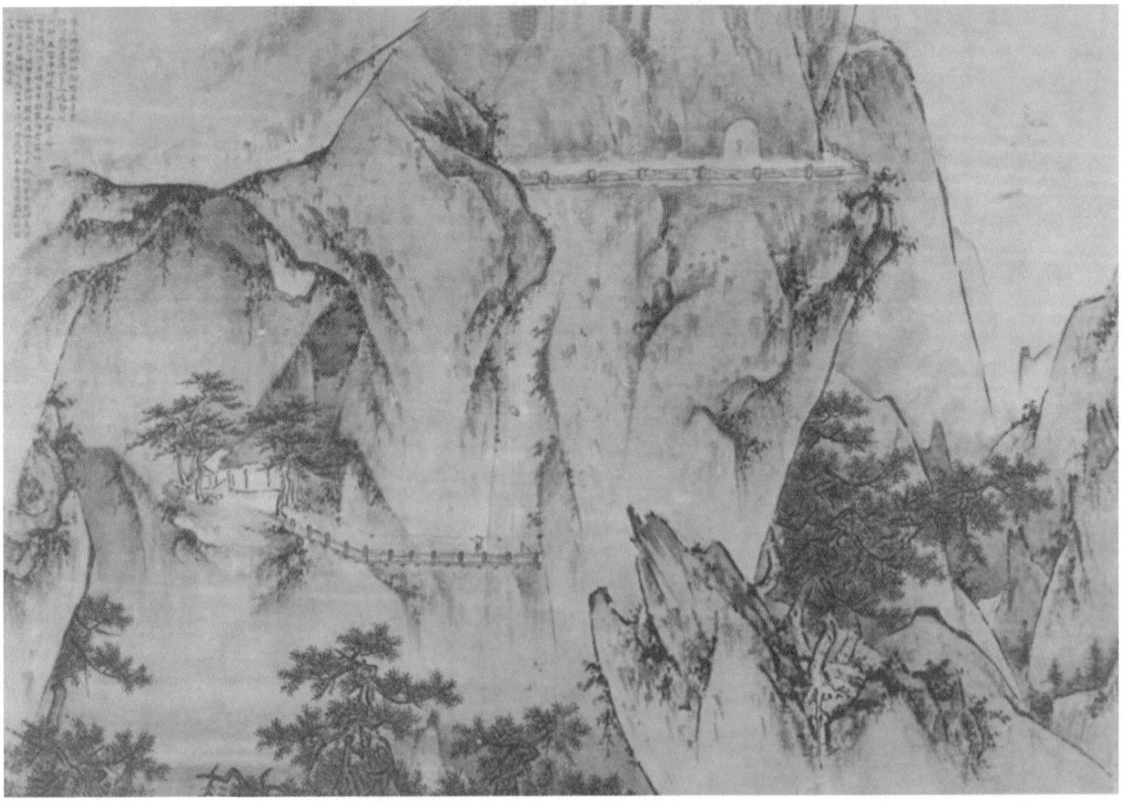

华山图册 1
华山图册 2

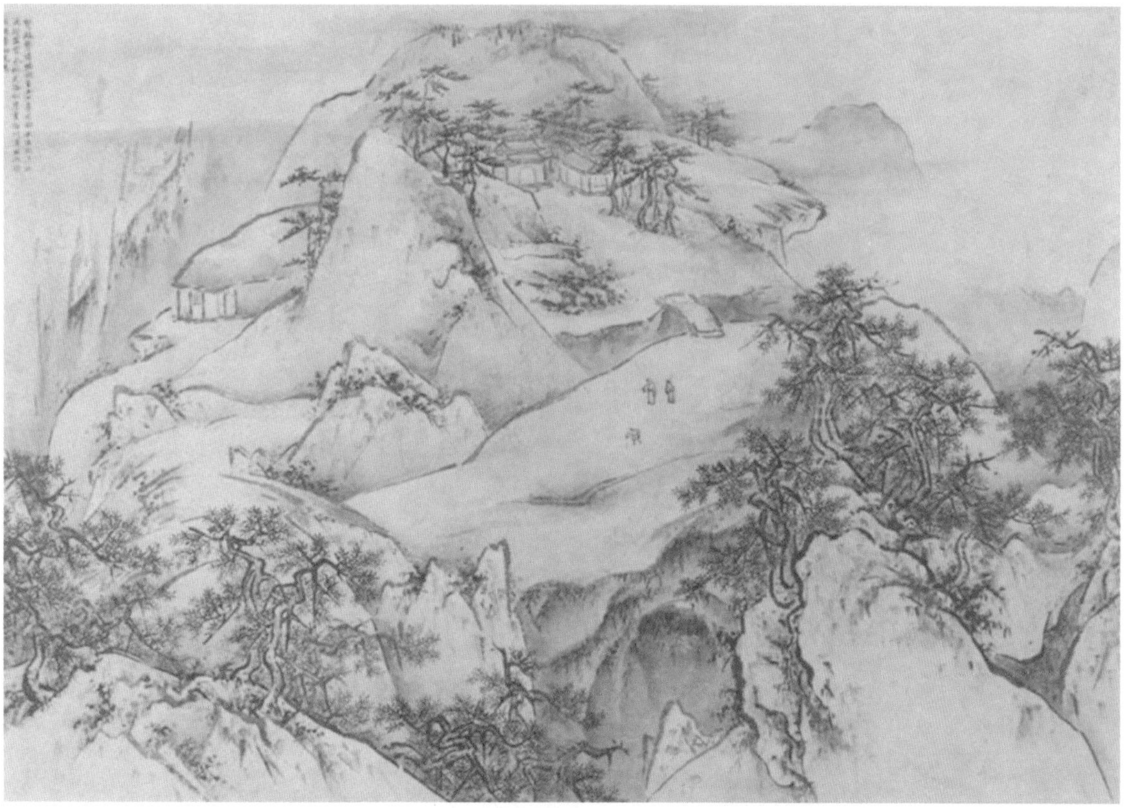

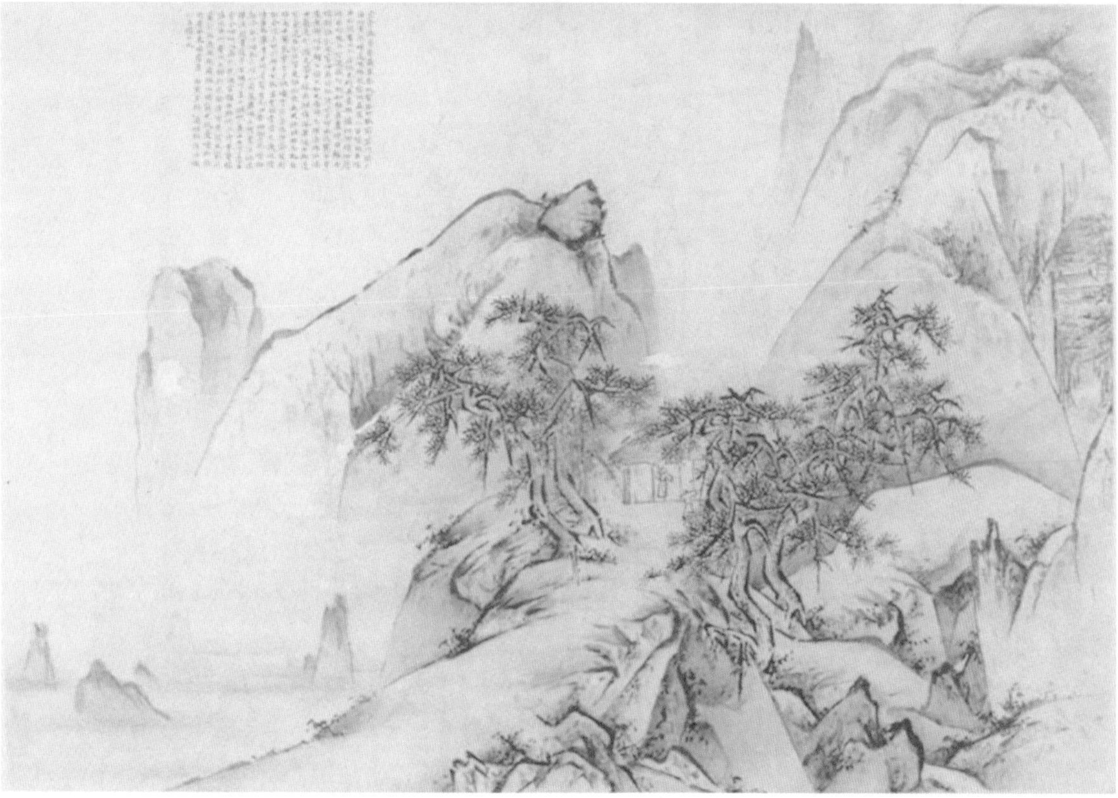

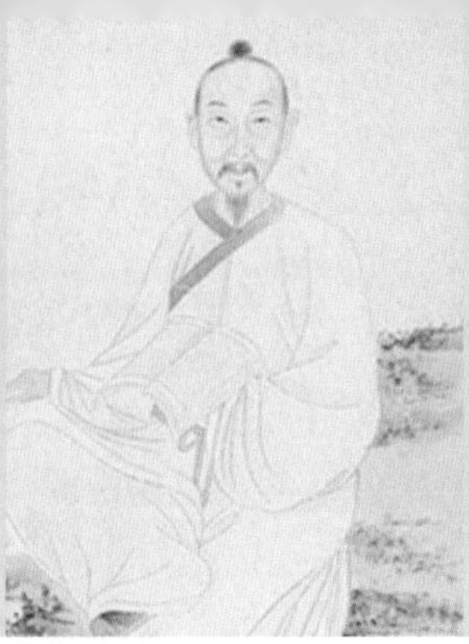

傅山

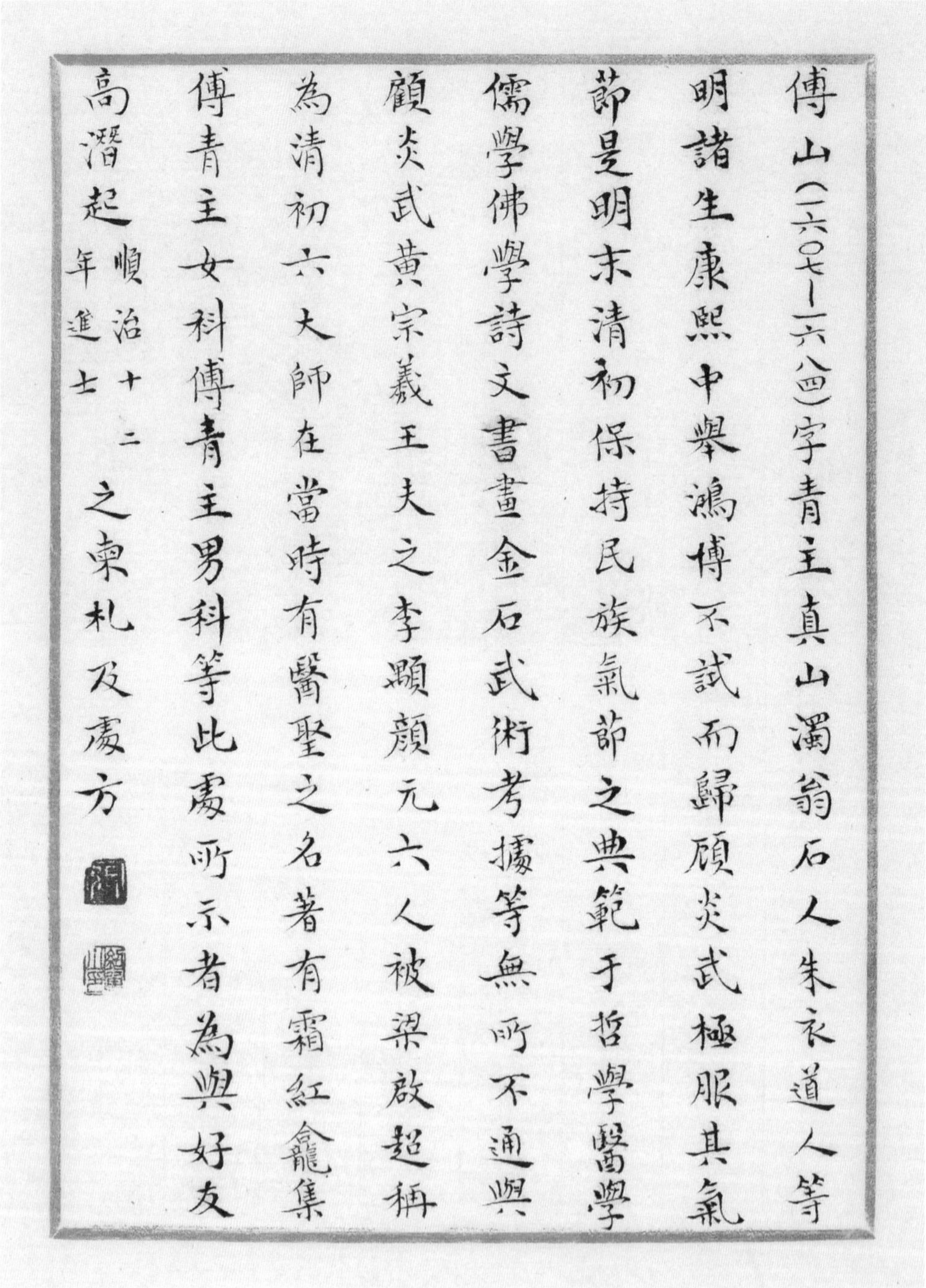

傅山(一六〇七—一六八四)字青主真山濁翁石人朱衣道人等明諸生康熙中舉鴻傅不試而歸顧炎武極服其氣節是明末清初保持民族氣節之典範于哲學醫學儒學佛學詩文書畫金石武術考據等無所不通與顧炎武黄宗羲王夫之李顒顔元六人被梁啟超稱為清初六大師在當時有醫聖之名著有霜紅龕集傅青主女科傅青主男科等此處所示者為與好友高潛起順治十二年進士之柬札及處方

↓傅山先生信札
← 傅山先生处方手迹

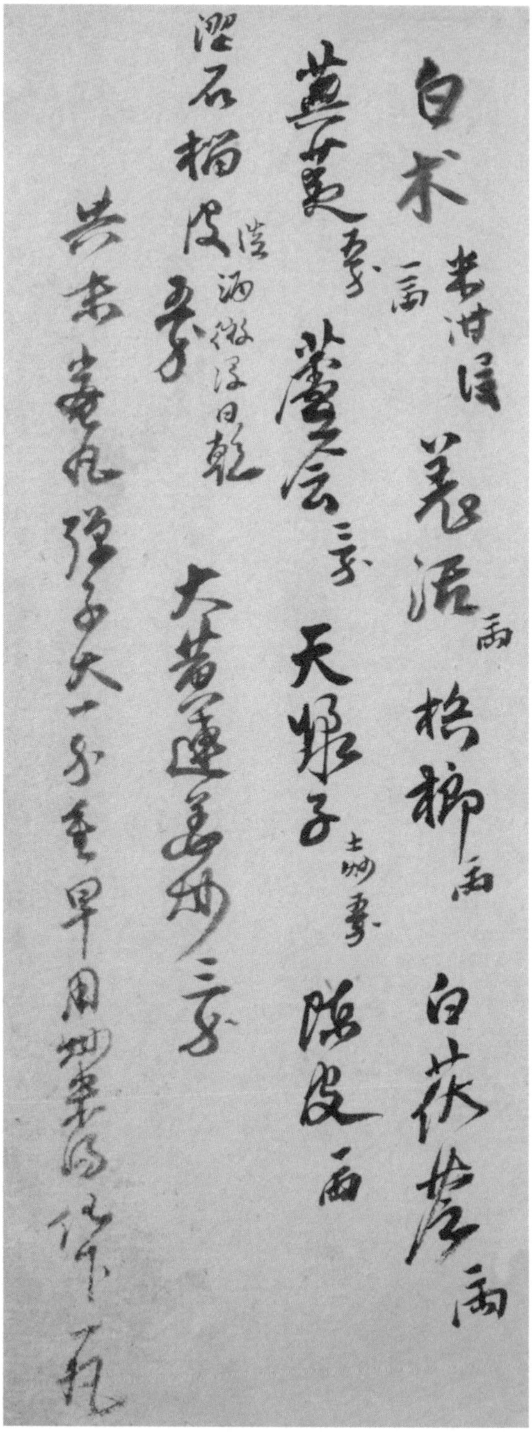

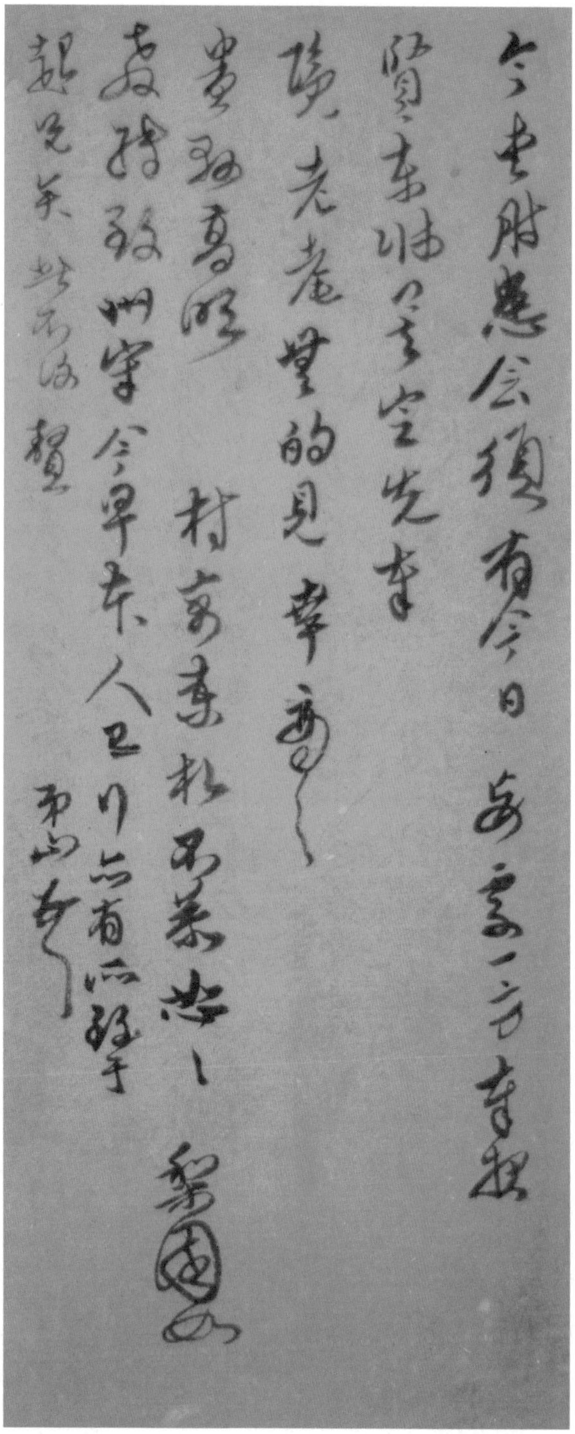

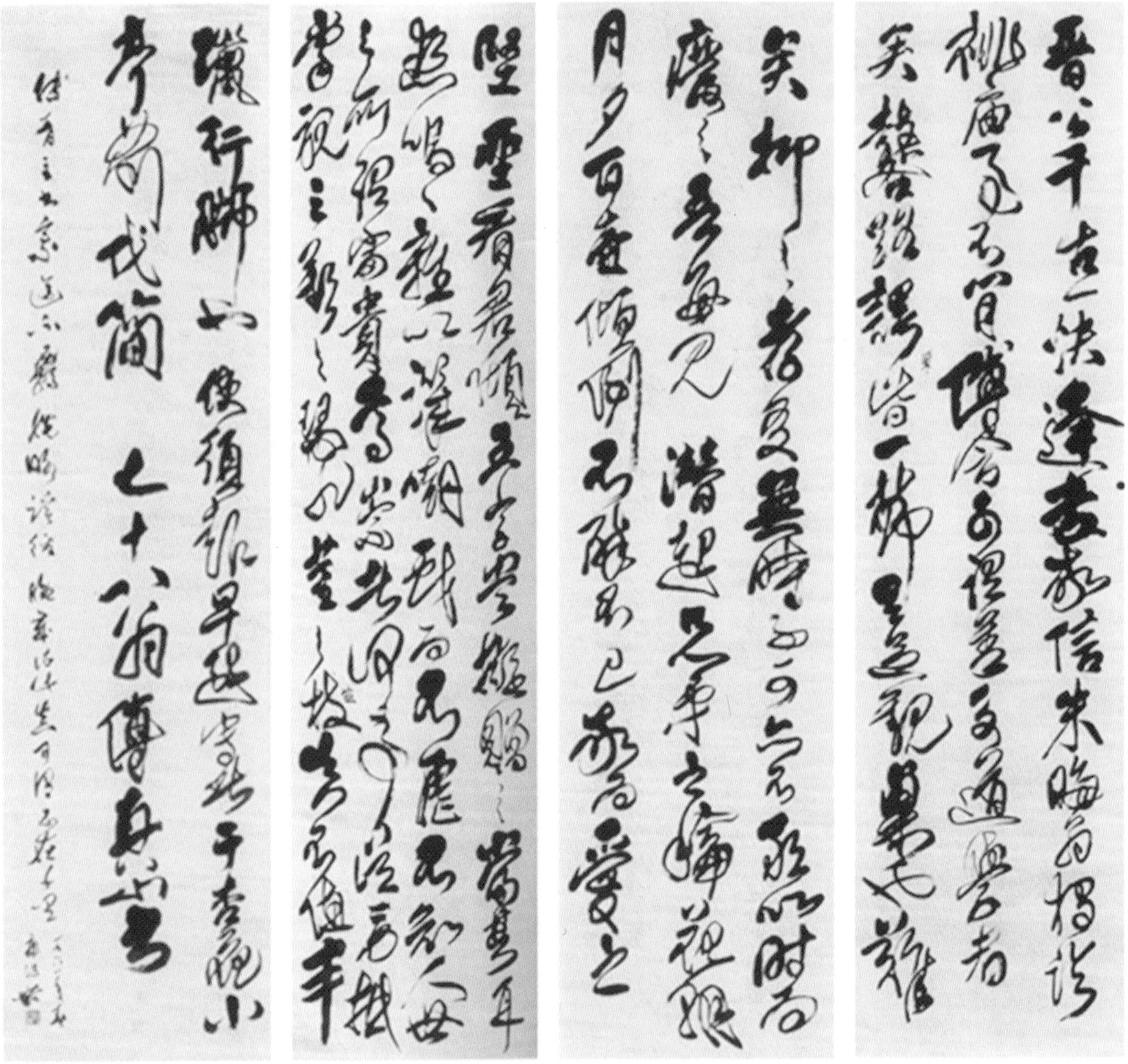

↓傅山先生山水人物轴

← 傅山先生古柏图轴

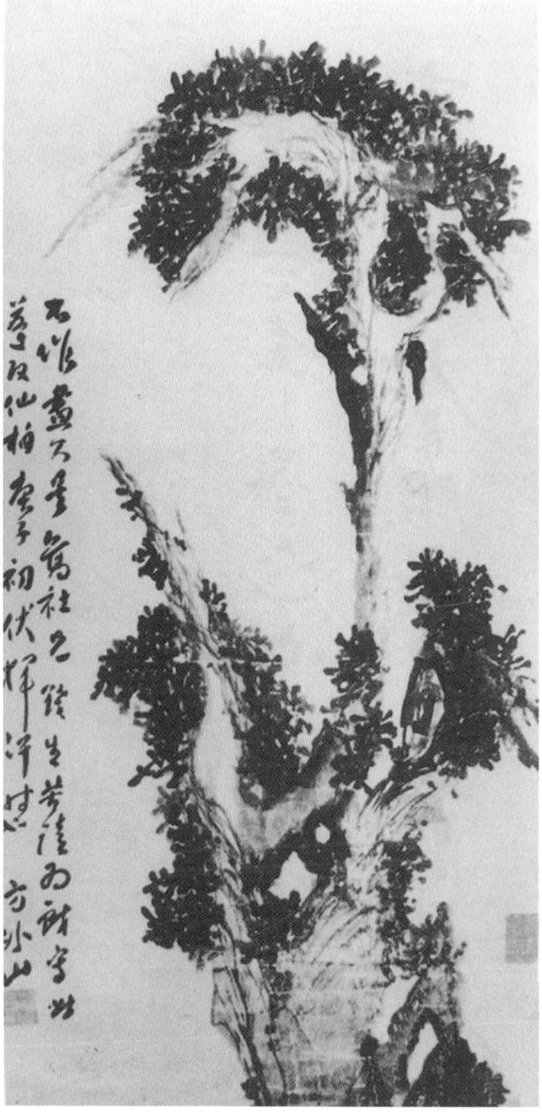

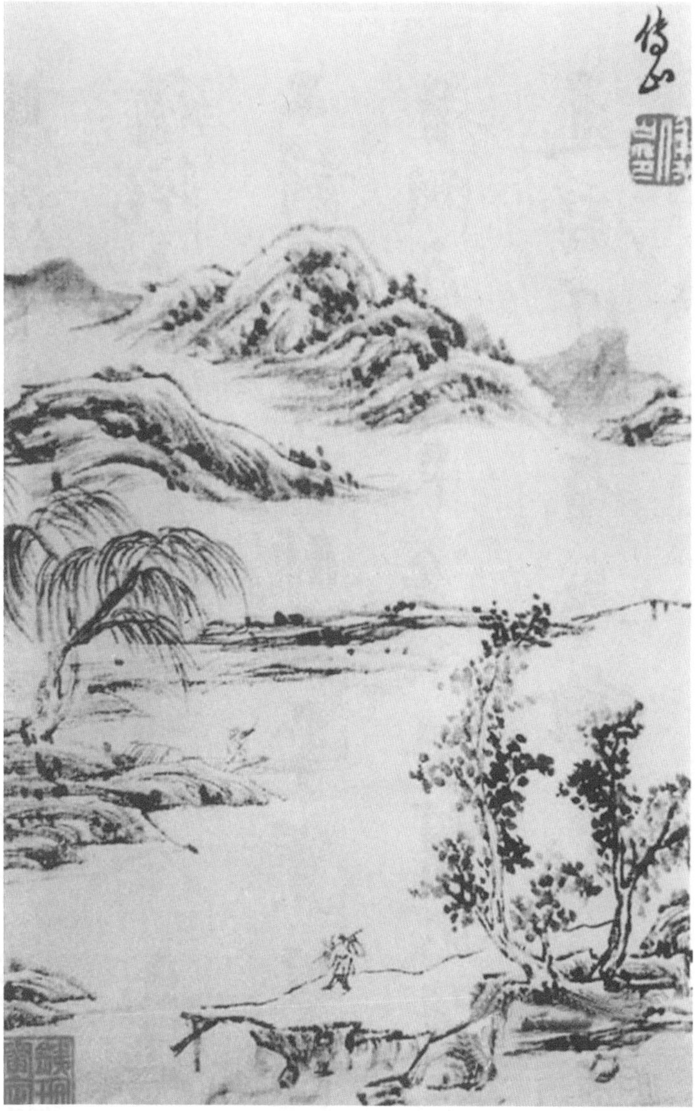

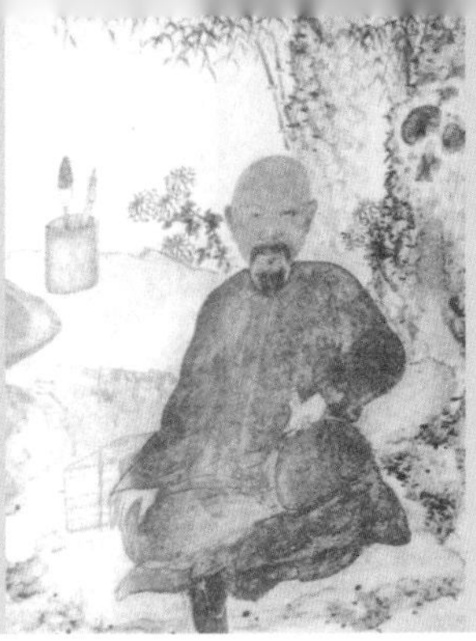

唐琏

唐璉（一七五五—一八三六）字汝器號介亭甘南蘭州人少年輟學弱冠即拜劉一明學道習醫於書畫篆刻成就最高堪稱隴上一代宗師影響至今亦通琴工詩醫學文師承李實設館行醫門庭若市治人無算所著證道錄中載有醫論

唐琏先生篆刻（鸢飞鱼跃）→ 1
唐琏先生篆刻（几生修到梅花）→ 2
唐琏先生草书↓

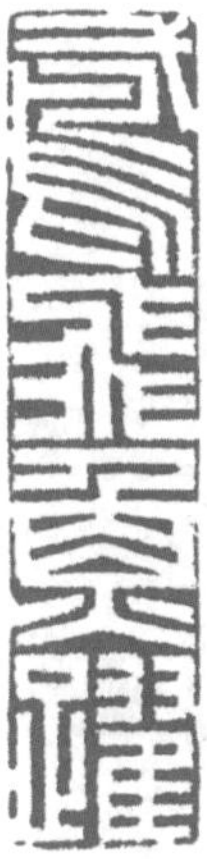

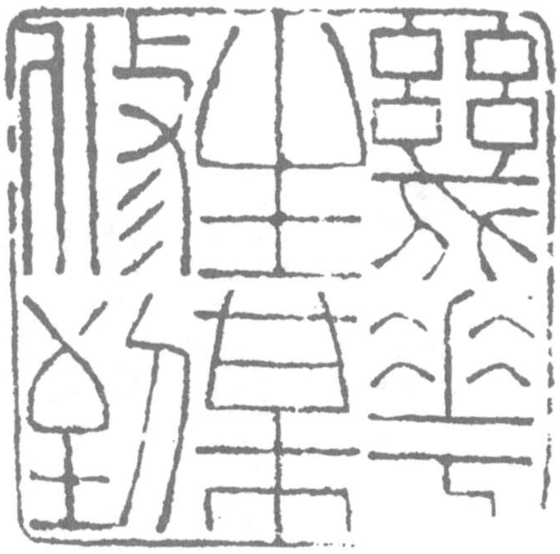

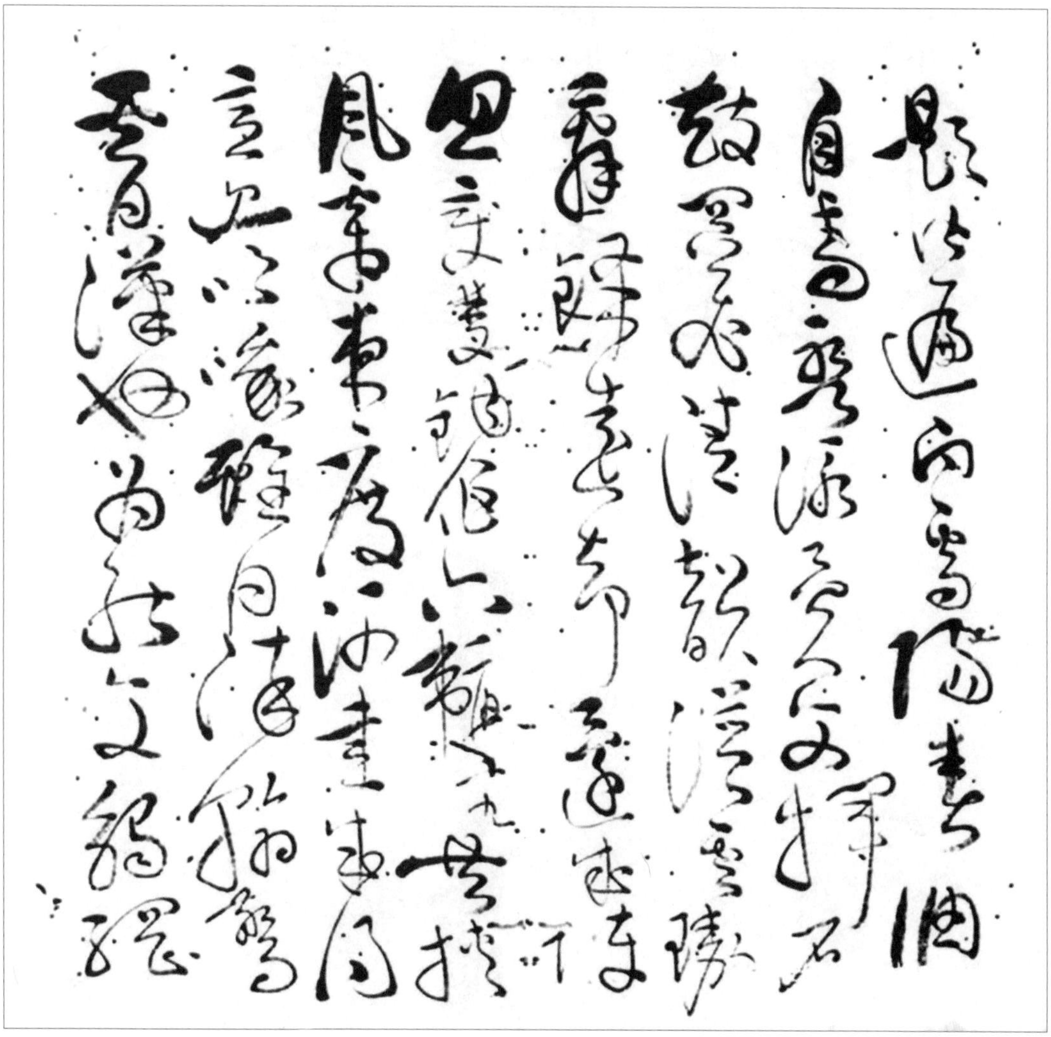

唐琏先生行书↓1
唐琏先生指画花卉↓2

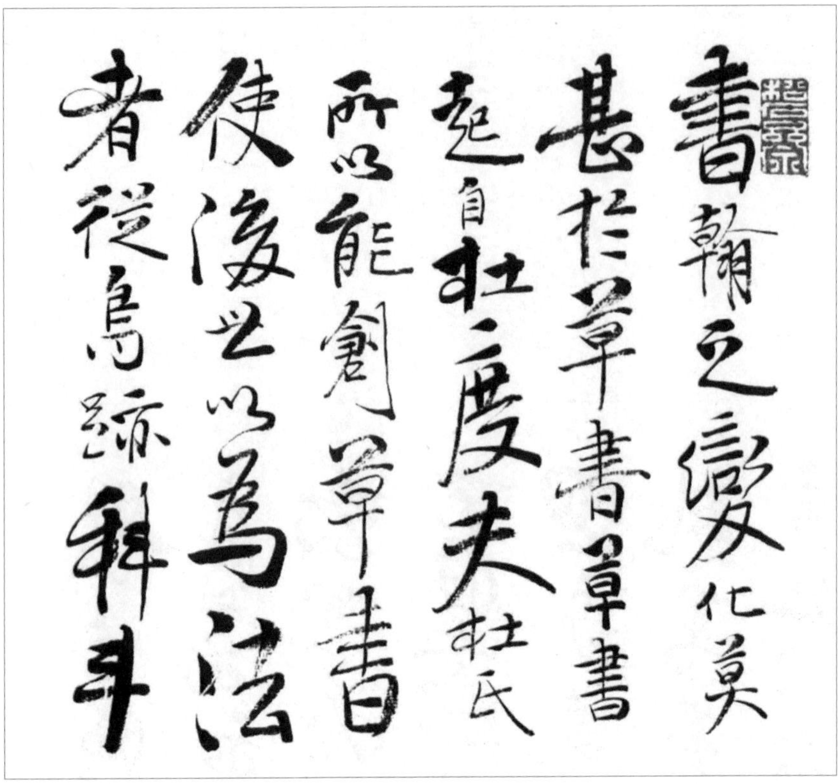

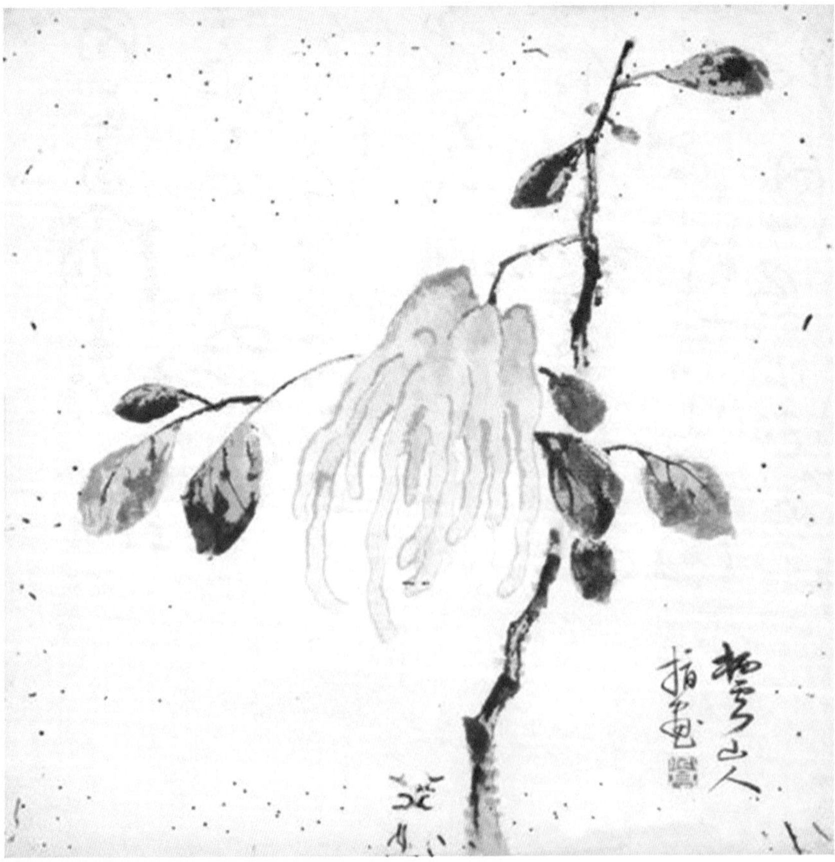

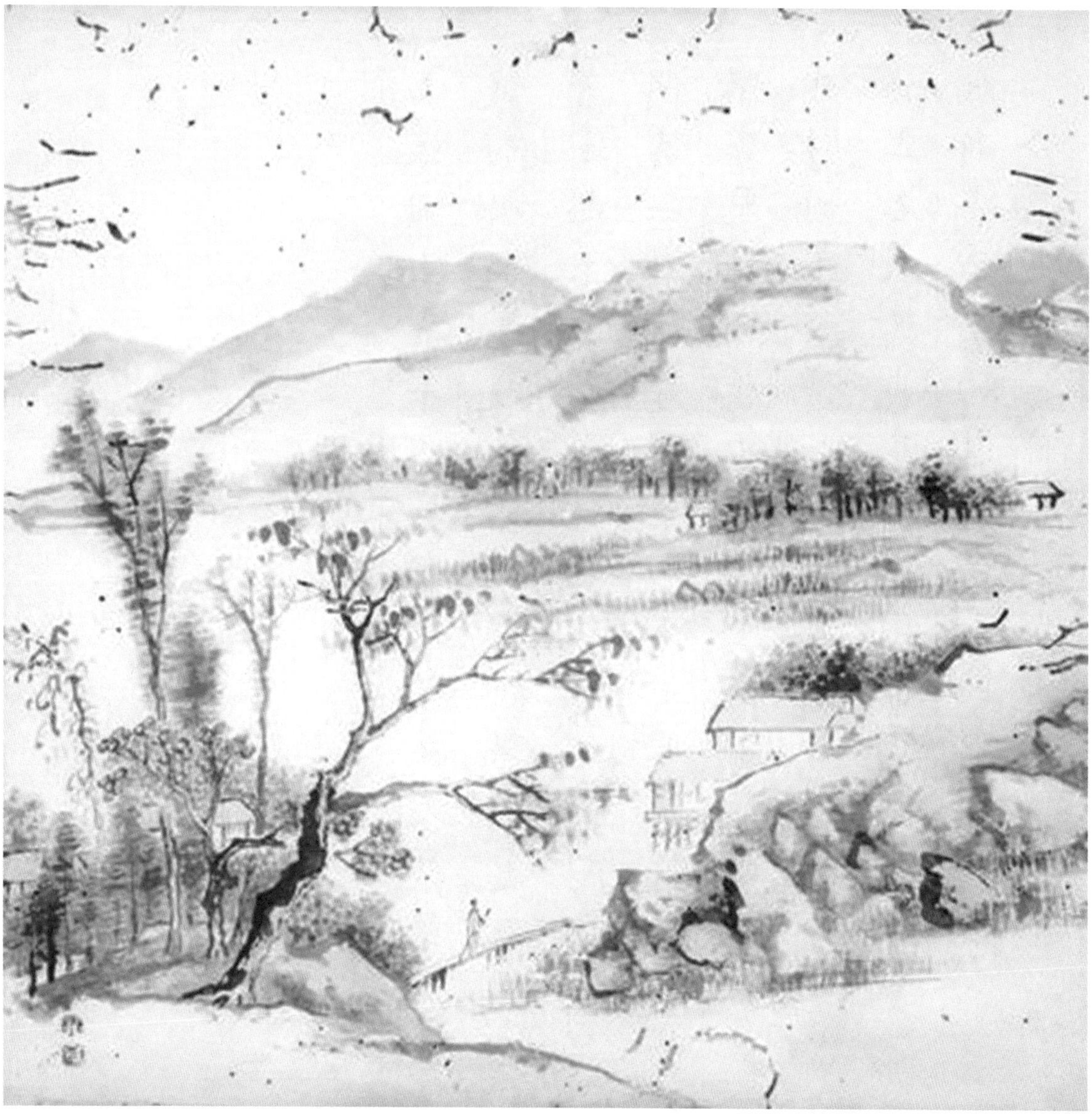

唐琏先生指画山水

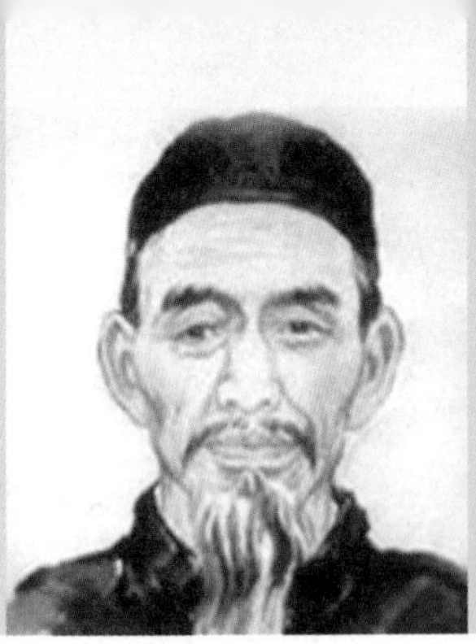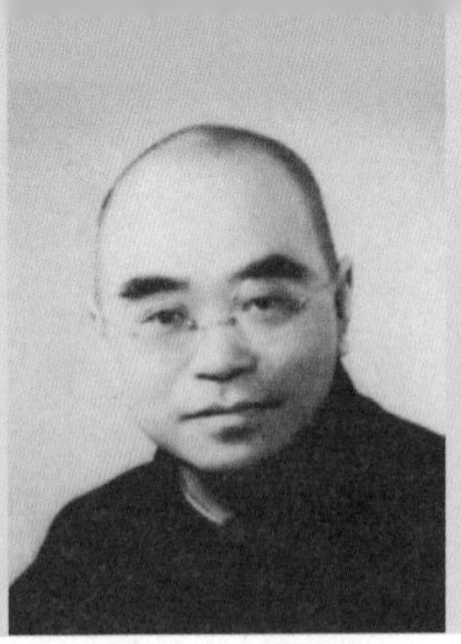

王漾酣（左）
王仲奇（右）

王漾酣生卒年不詳安徽歙縣人歙縣志王漾酣傳載鄉試兩次未遂乃棄舉子業研習經史子集獨精于醫名益著遠近求醫者皆歸之稱新安王氏醫學名著江浙皖贛間其子王仲奇（一八二一—一九四五）十五歲隨父學醫一九二三年舉家遷杭州後又移居上海中醫臨床醫學家對中醫内外科别具心得尤以治温熱病著稱有豐富的臨床經驗海上名人傳載其名成為當時中國名醫之一被尊為近代新安醫家的傑出代表

王漾酣先生处方手迹 →1

王漾酣先生处方手迹↓2

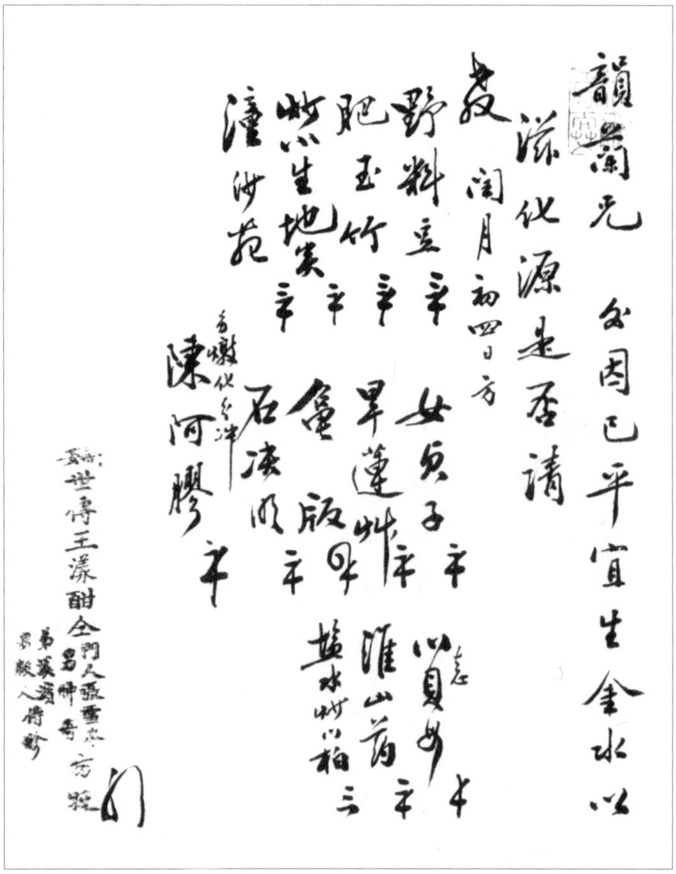

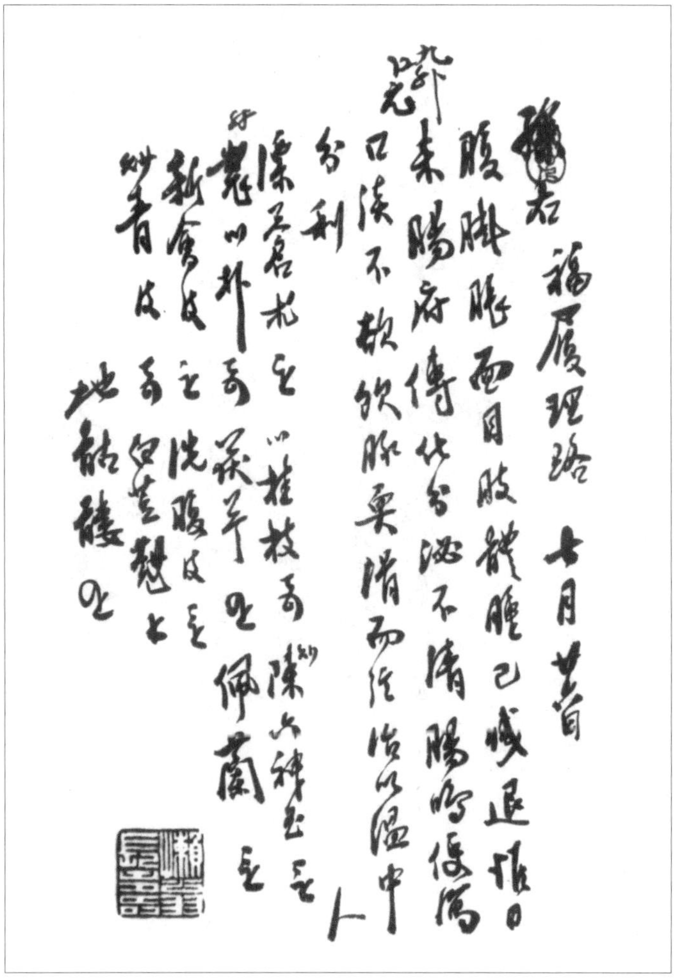

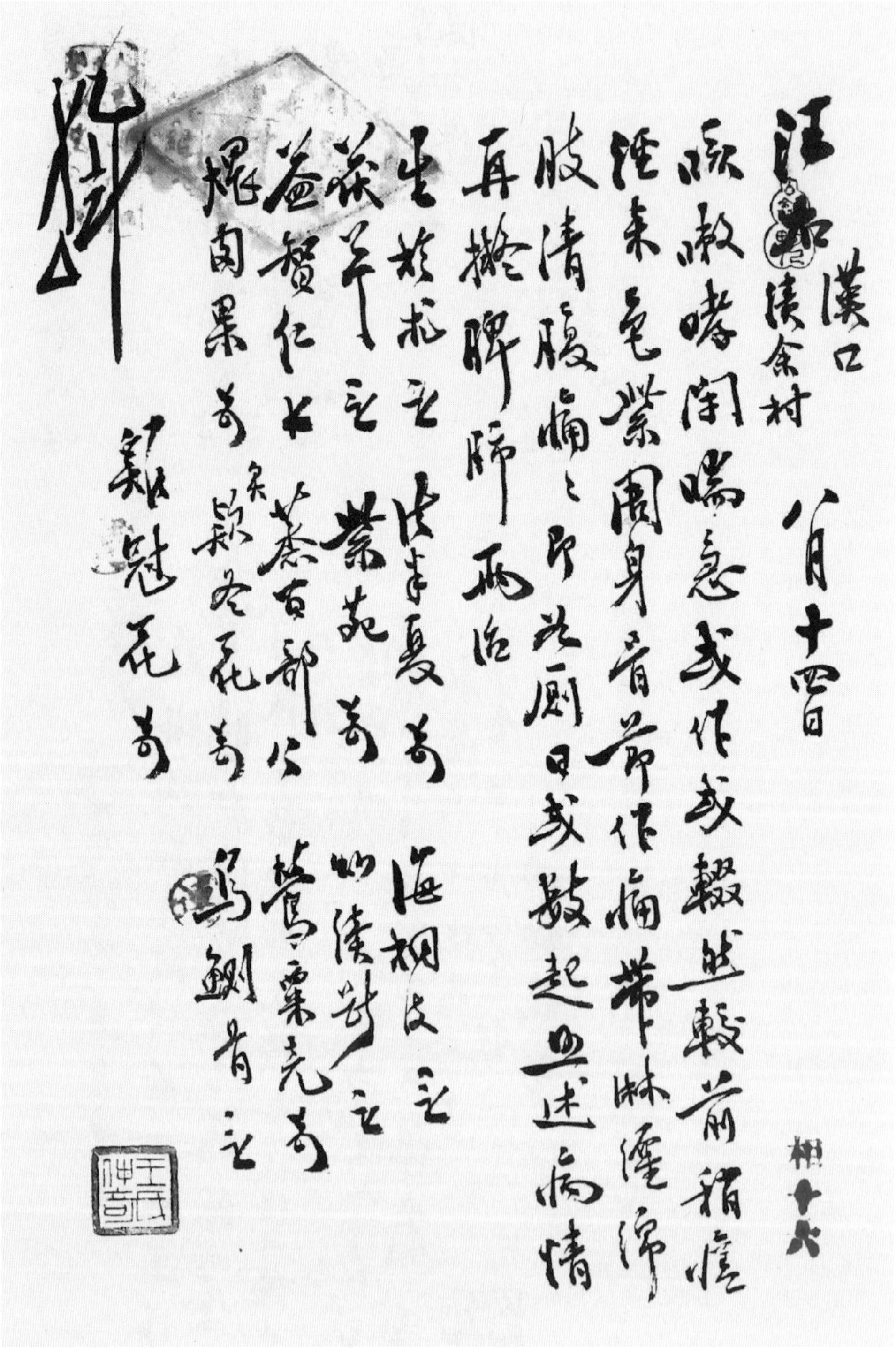

柑十六
汪右 汉口 渍余村 八月十四日
咳嗽喀闷喘急或作或辍然辍前稍瘥
经来色紫周身骨节作痛带淋缠绵
肢清腹痛痛即欲厕日或数起兹述病情
再拟理肺两治
生於术二钱 法半夏钱半 海桐皮二钱
茯苓二钱 紫菀钱半 炒续断二钱
[illegible]仁 炙百部八分 罂粟壳钱半
[illegible]南果钱半 炙款冬花钱半 乌鲗骨二钱
鸡冠花钱半
王氏仲奇

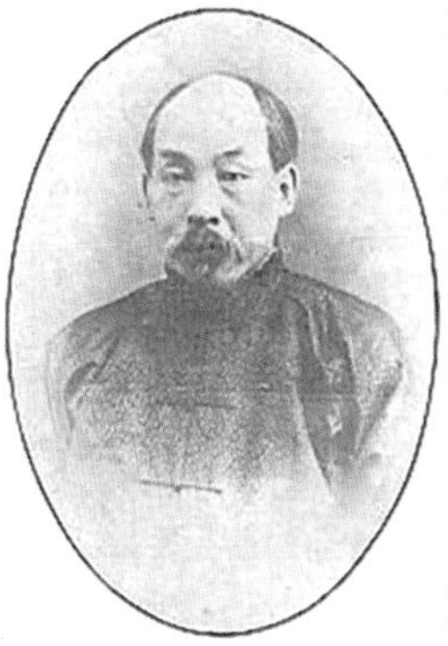

丁甘仁

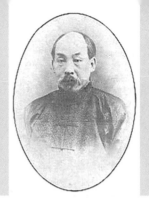

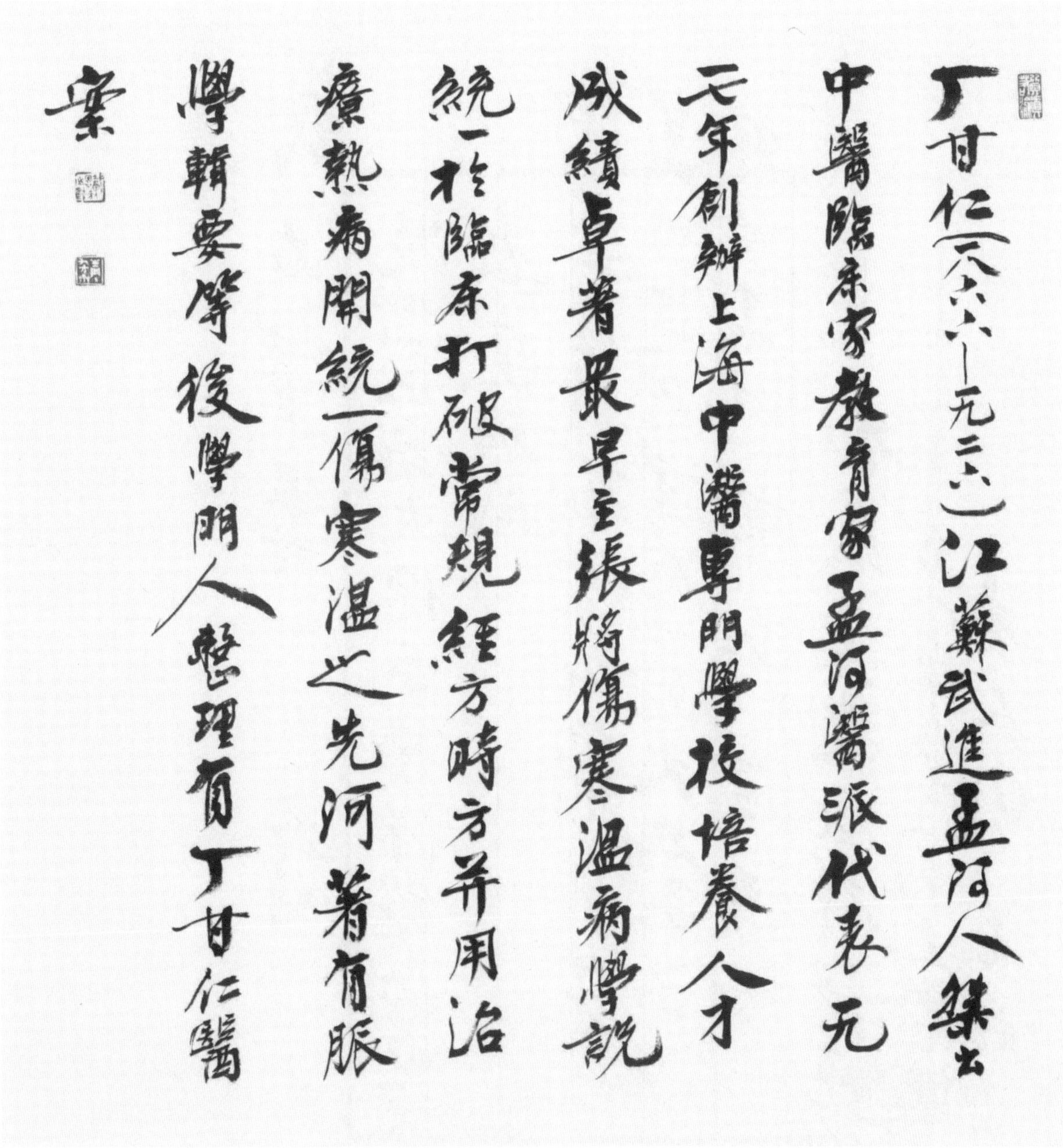
丁甘仁（一八六六—一九二六）江蘇武進孟河人傑出
中醫臨床家教育家孟河醫派代表一九
一七年創辦上海中醫專門學校培養人才
成績卓著最早主張將傷寒溫病學說
統一於臨床打破常規經方時方并用治
療熱病開統一傷寒溫之先河著有脈
學輯要等後學明人整理有丁甘仁醫
案

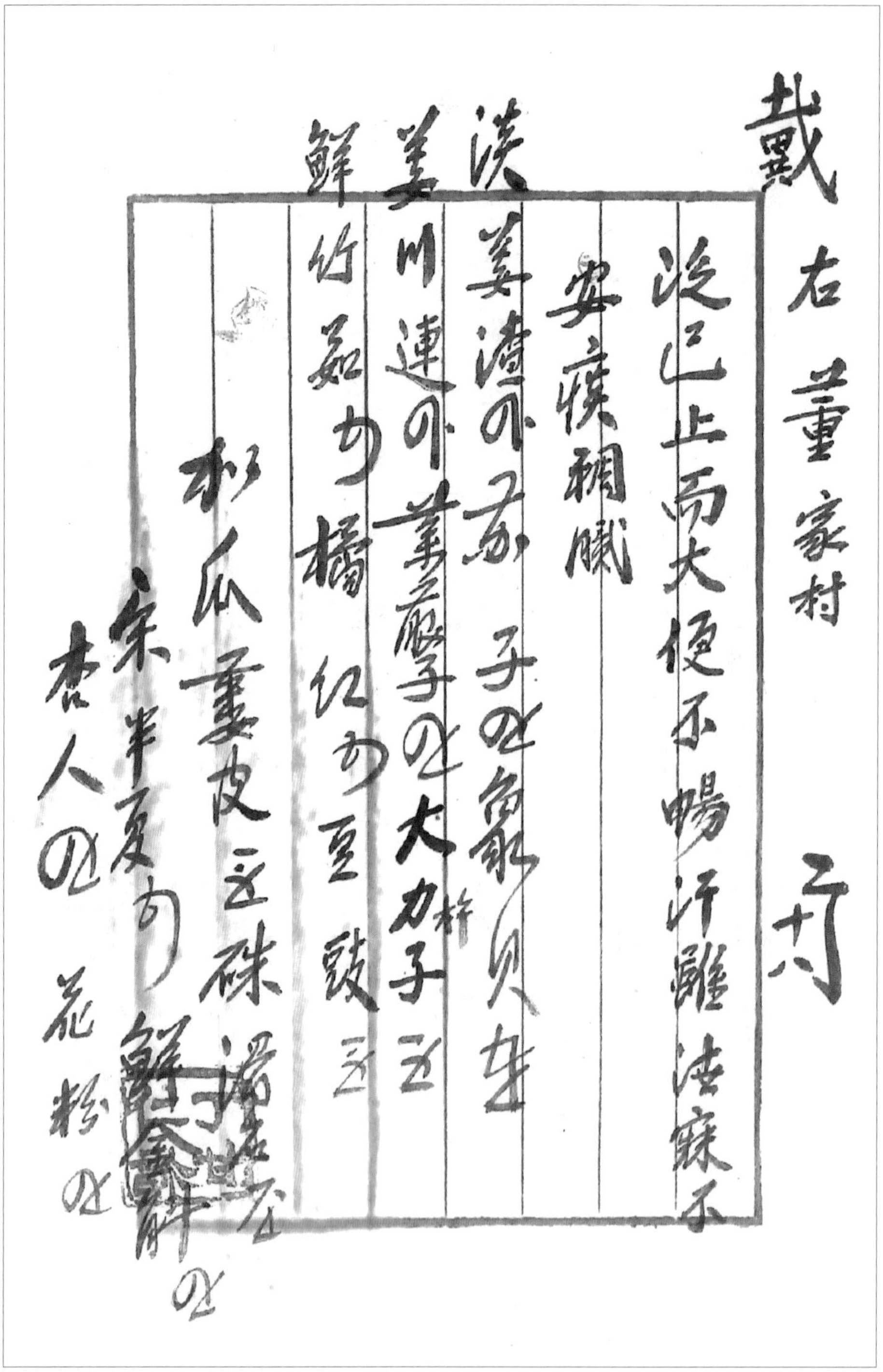
戴右　董家村　　方
泄已止而大便不畅　汗虽法麻不
安　疾稍减
淡姜渣　苏子　象贝
姜川连　薤　大力子
鲜竹茹　橘红　豆豉
丝瓜　姜皮　珠
宋半夏　鲜
杏人　花粉

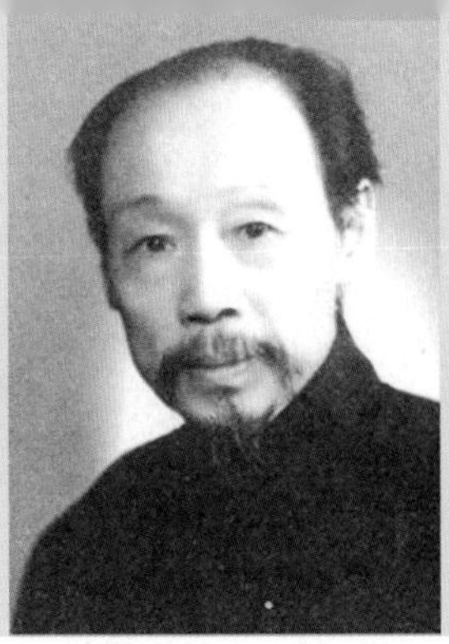

萧龙友

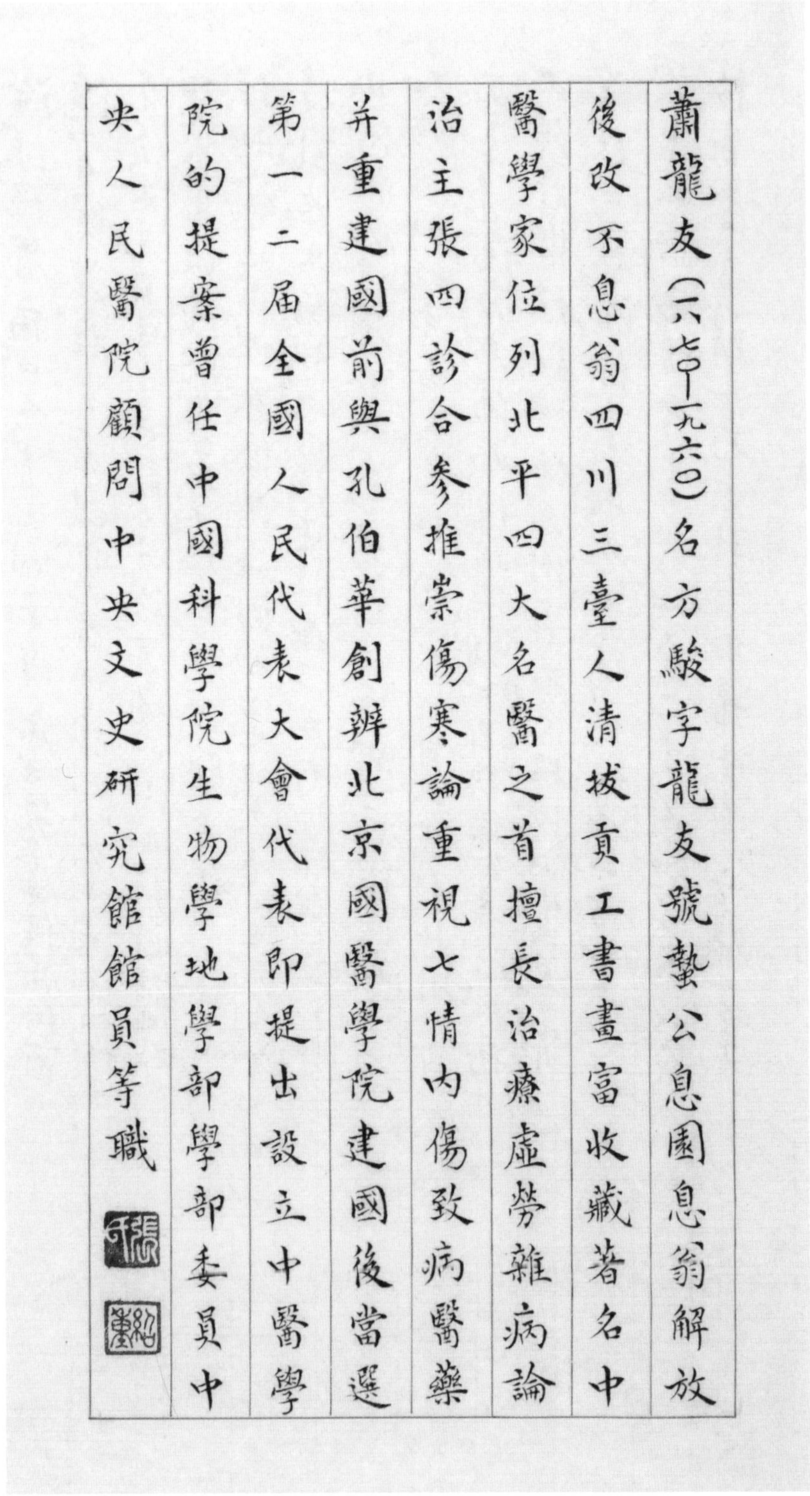
蕭龍友（一八七〇—一九六〇）名方駿字龍友號蟄公息園息翁解放後改不息翁四川三臺人清拔貢工書畫富收藏著名中醫學家位列北平四大名醫之首擅長治療虛勞雜病論治主張四診合參推崇傷寒論重視七情內傷致病醫藥并重建國前與孔伯華創辦北京國醫學院建國後當選第一二屆全國人民代表大會代表即提出設立中醫學院的提案曾任中國科學院生物學地學部學部委員中央人民醫院顧問中央文史研究館館員等職

據述病情初由右耳輔車作痛牽及腦後筋日
久不愈後將牙拔其痛乃止自是而目障鼻衄
牙癰等症齊作至癰潰膿後逐日鍼刺出血後因
變為頭痛神昏衝氣不納近胃處及左右脅處先
後作痛起臥不寧病已經年服藥罔效統觀所見外
證純係胃病口為胃之門戶牙床尤為胃經脈絡所
繞胃實齦腫胃虛齦糜痛而牽腦火上炎牙拔
牙後又見目障鼻衄等證蓋陽明之脈繞絡於目故
凡陽明多治陽明鼻根上接太陽經脈鼻孔下夫陽明
經脈全屬所謂傷陽絡則衄血也日久牙癰刺血過
多氣為之動故氣不納近腰處及左右脇作痛又皆陽
明脈所絡之處故斷為胃病但胃為陽土病
不能制水故牙為之癰肝開竅於目土受制於木故目
為之障陽明太陽兩經相絡故又見頭痛鼻衄久病
必歸於腎故精神倦怠衝氣不納治宜養胃
陰扶正氣謹從葉氏養胃湯法加減一方呈
教未知於病情有當萬一否也千里求方不敢藏
拙草此多請 高明斟酌為幸 方駿草上

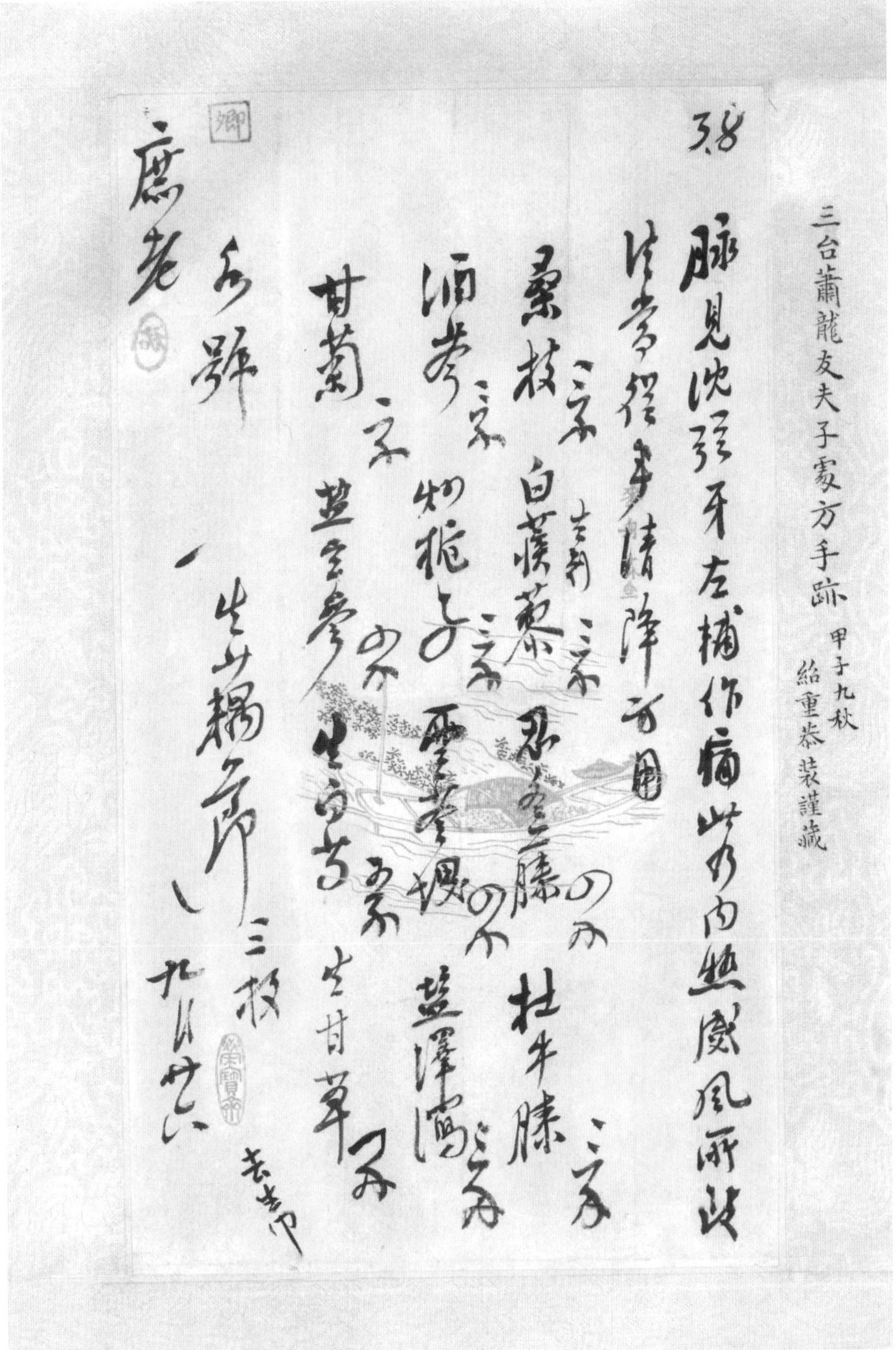
三台蕭龍友夫子處方手跡 甲子九秋 紹重恭裝謹藏

38

脈見沈弦牙左輔作痛此乃內熱感風所致

法當從手清降可用

桑枝 二錢 白蒺藜 去刺 三錢 忍冬藤 四錢 杜牛膝 二錢

酒芩 二錢 炒梔子 三錢 霜桑葉 四錢 鹽澤瀉 三錢

甘菊 二錢 鹽玄參 四錢 生白芍 三錢 生甘草 一錢

引 鮮 生山藕節 三枚

庶老 九月廿六

萧龙友先生古松图轴

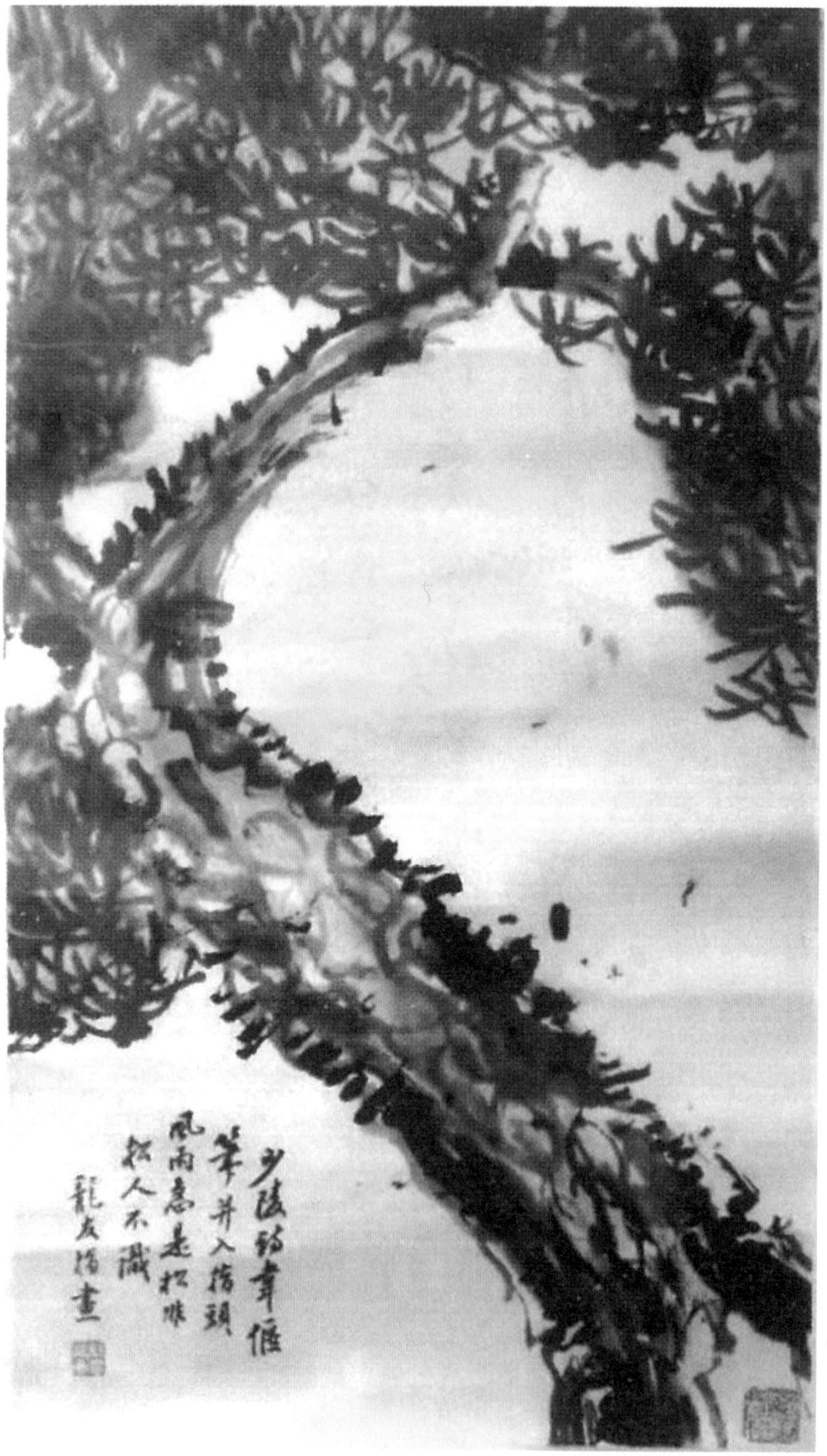

（右）# 夏应堂

（左）# 夏理彬

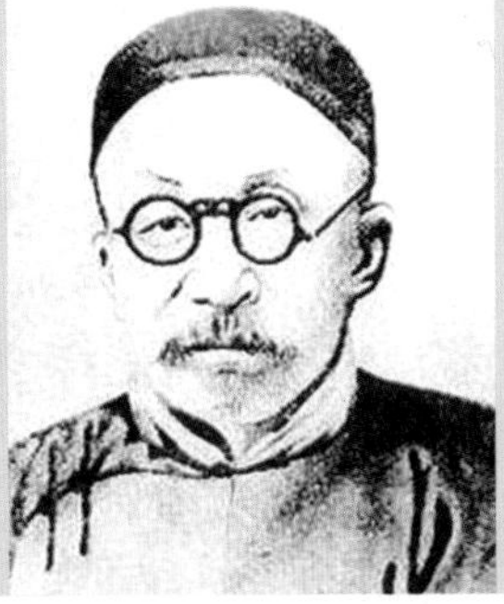

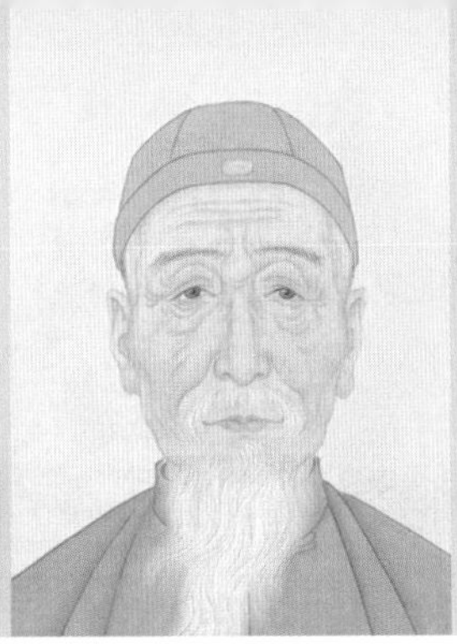

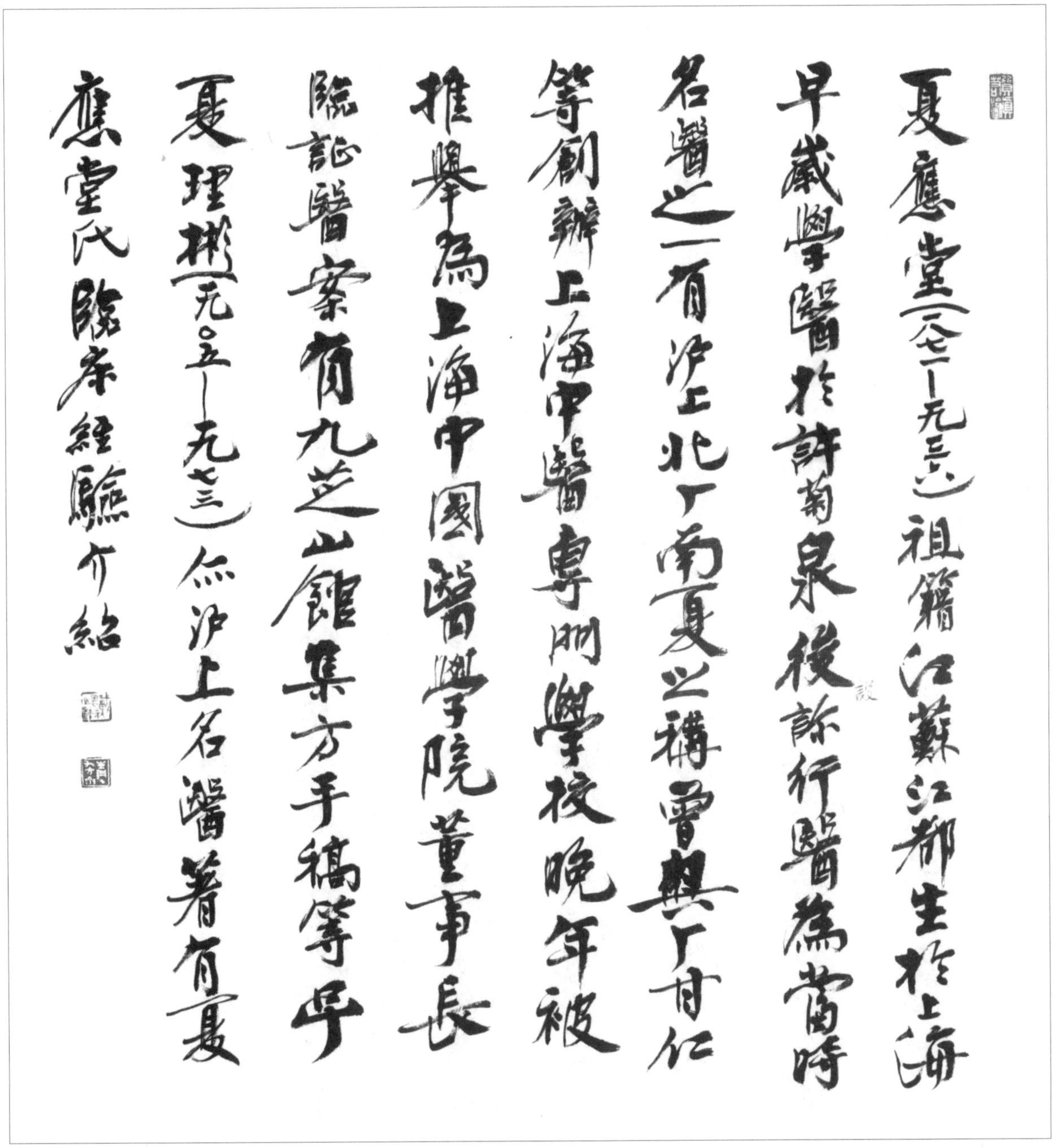
夏應堂（一八七一—一九三六）祖籍江蘇江都生於上海
早歲學醫於許菊泉後設診行醫為當時
名醫之一有滬上北丁南夏之稱曾與丁甘仁
等創辦上海中醫專門學校晚年被
推舉為上海中國醫學院董事長
臨證醫案有九芝山館集方手稿等學
夏理彬（一九〇五—一九七三）系滬上名醫著有夏
應堂氏臨床經驗介紹

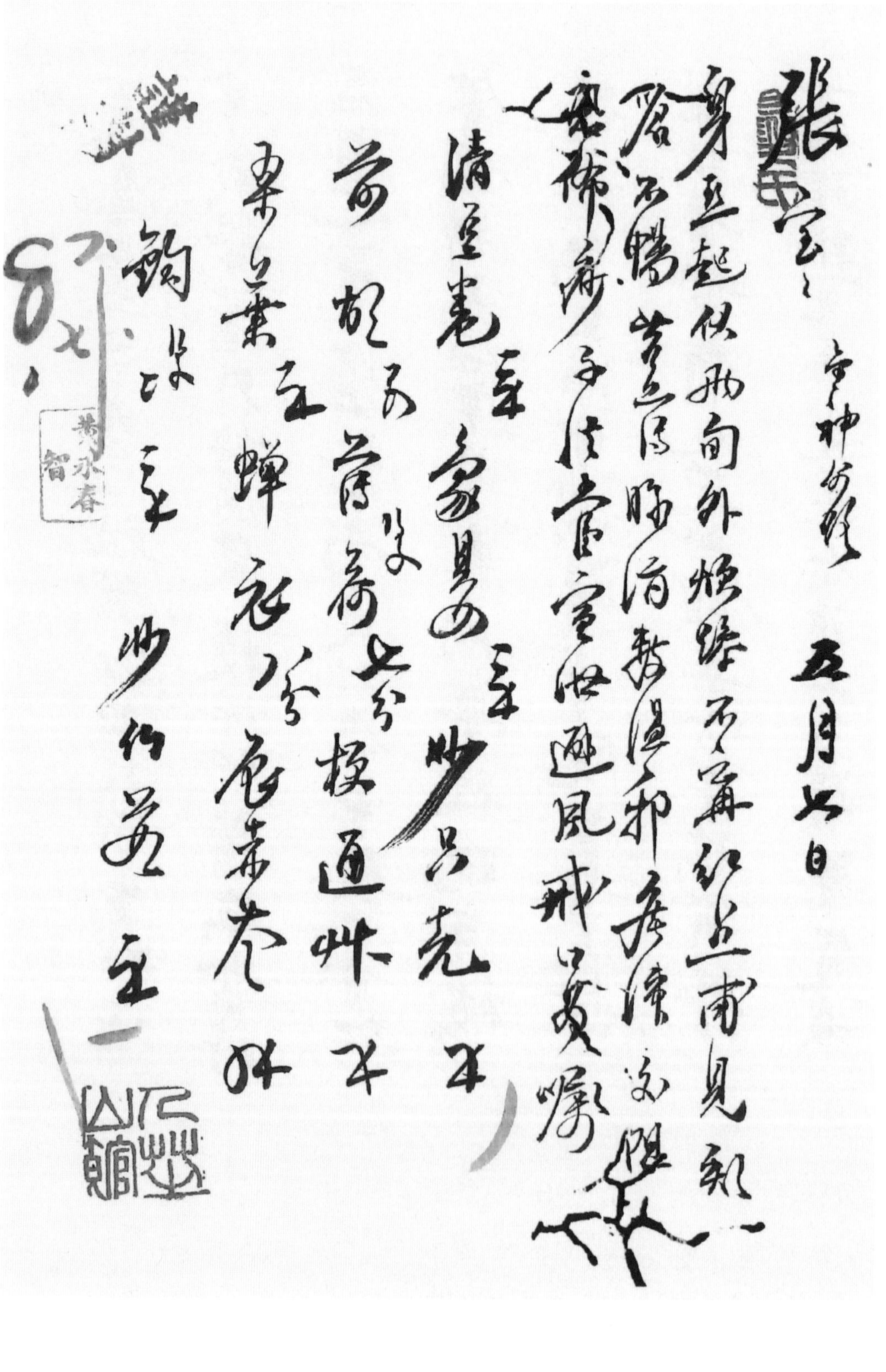

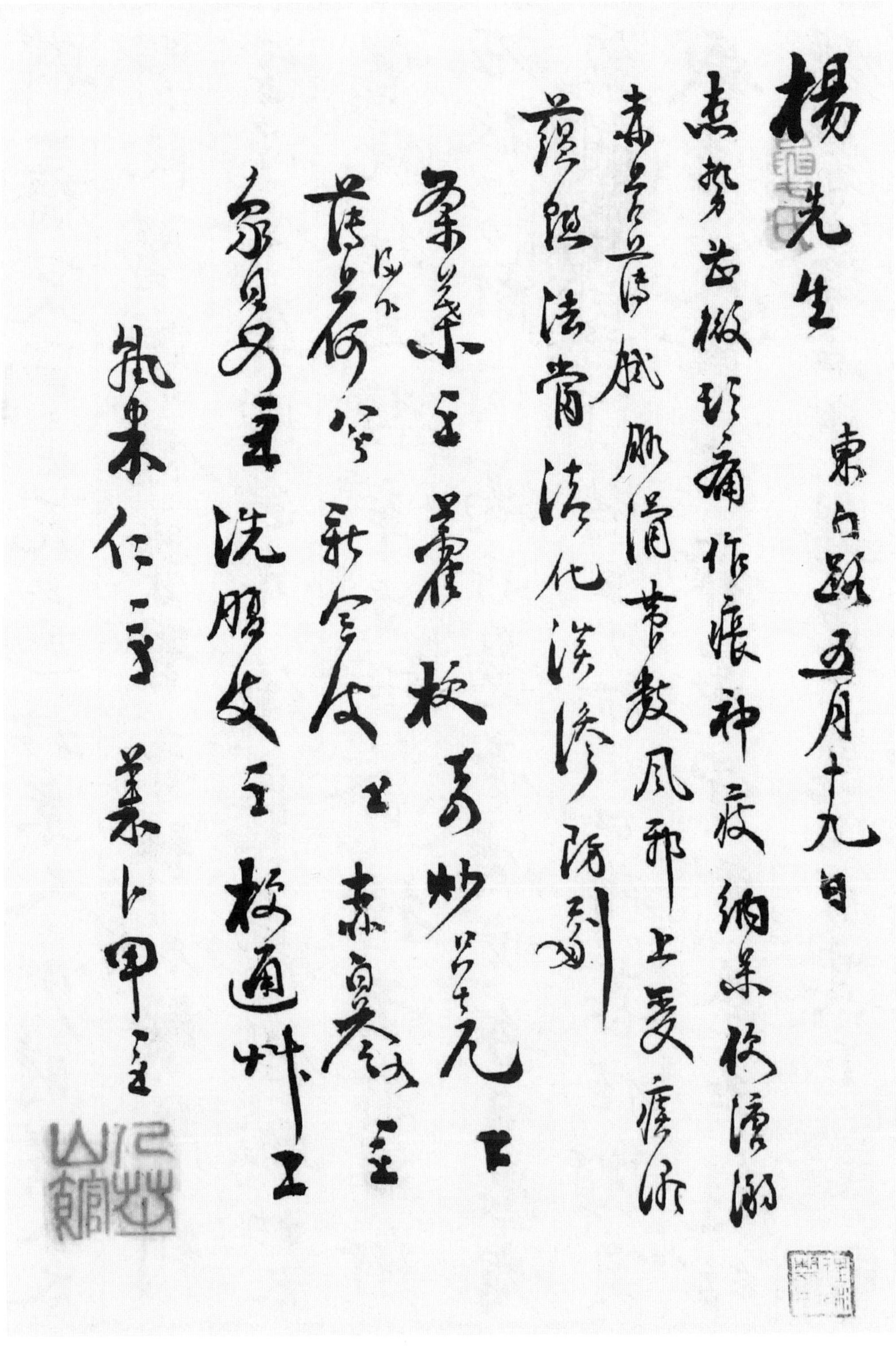

楊先生　東白頭　五月十九日
熱勢若微，頭痛作脹，神疲，納呆，便溏溺
赤，是屬濕熱，脈滑黃數，風邪上受，瘧疾
隱隱，法當清化滲濕防瘧

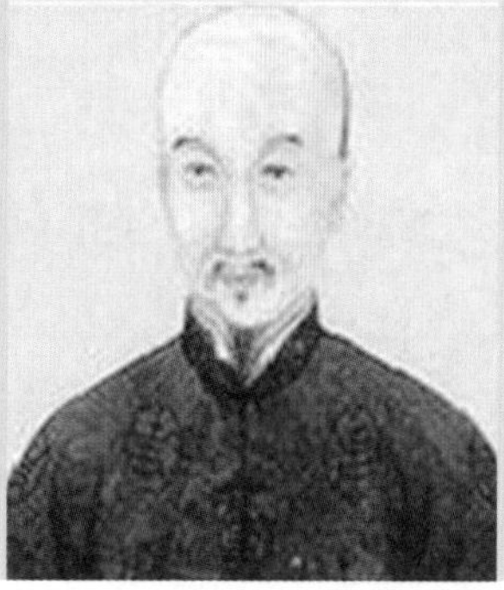

韩一斋

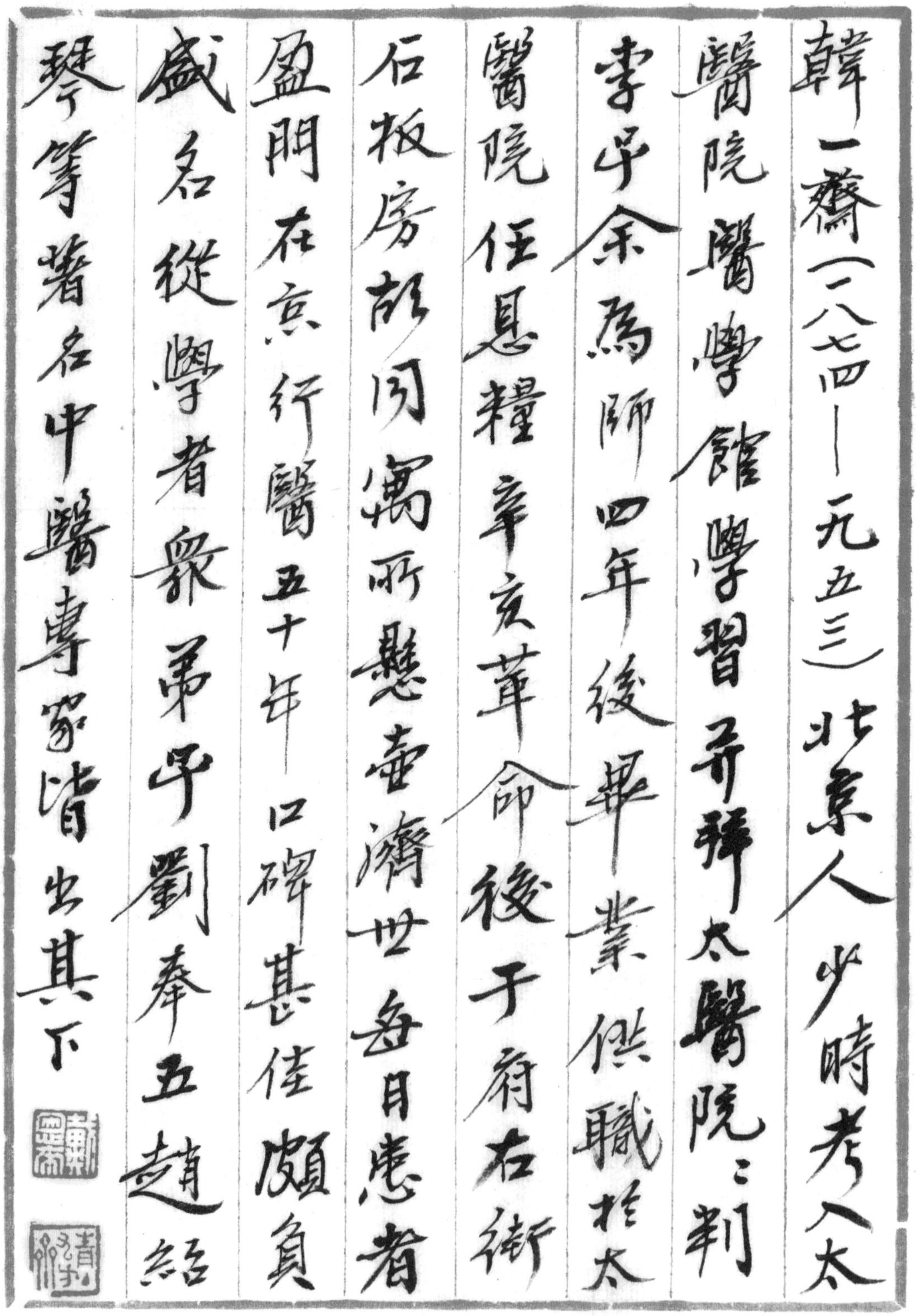

韓一齋（一八七四—一九五三）北京人少時考入太醫院醫學館學習并拜太醫院〻判李子余為師四年後畢業供職於太醫院任恩糧辛亥革命後于府右街石板房胡同寓所懸壺濟世每日患者盈門在京行醫五十年口碑甚佳頗負盛名從學者眾弟子劉奉五趙紹琴等著名中醫專家皆出其下

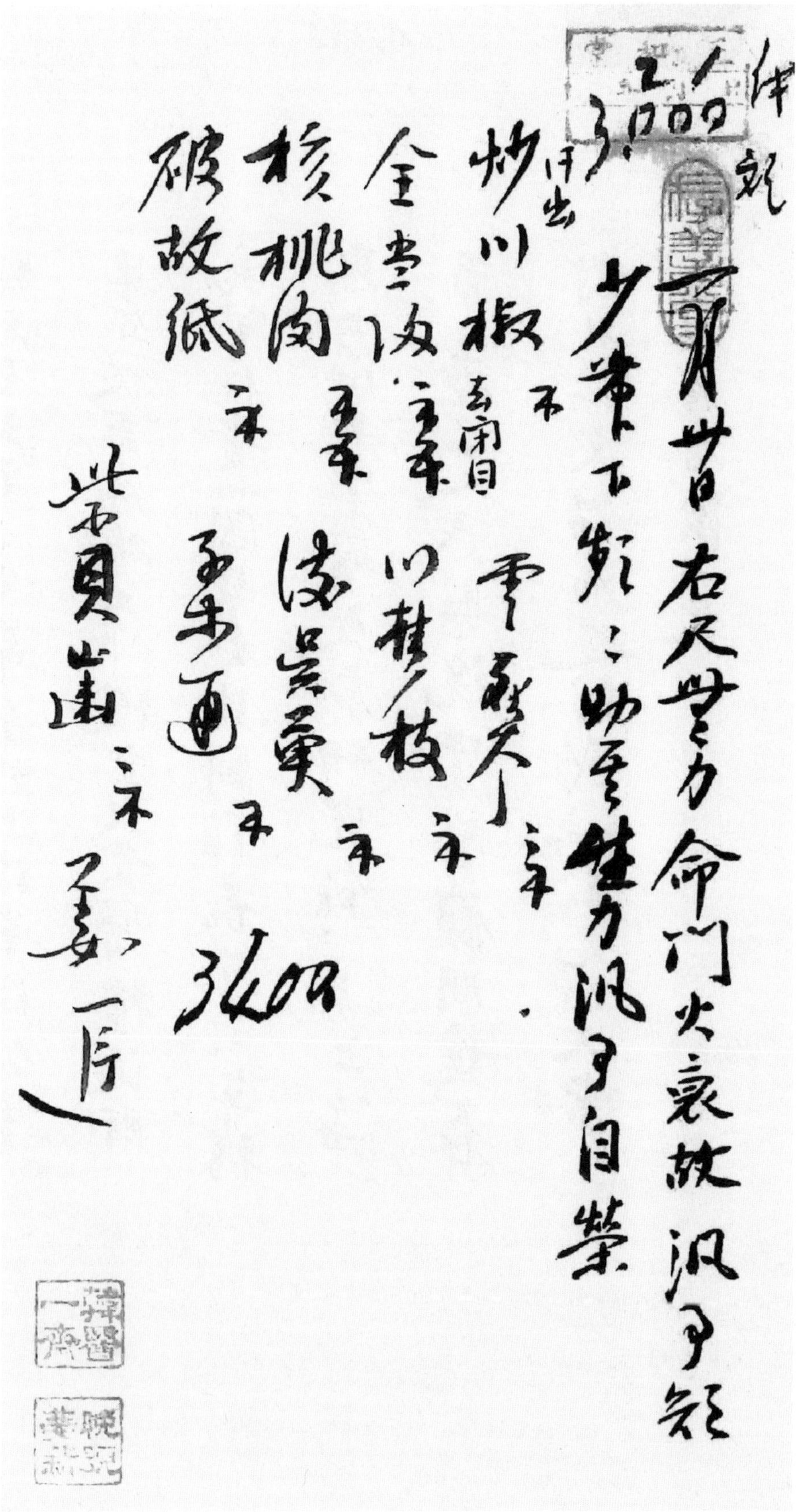

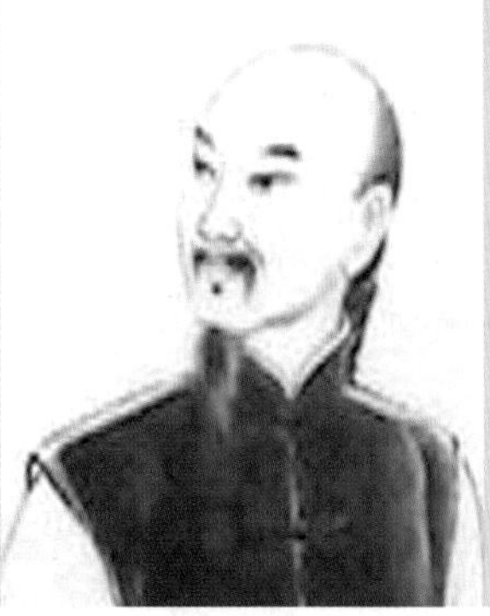

梁少甫

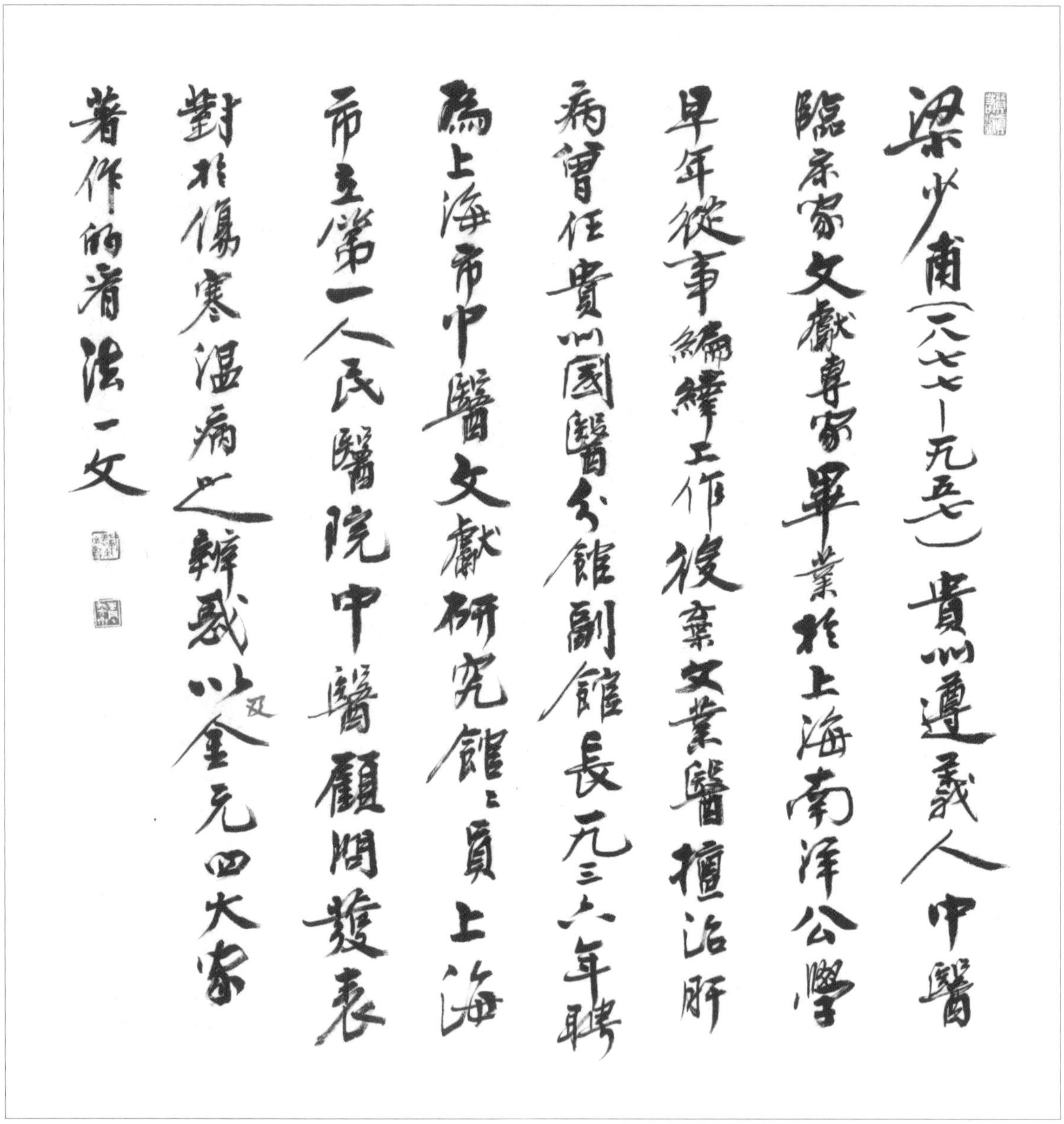

梁少甫（一八七七—一九五七）貴州遵義人中醫
臨床家文獻專家畢業於上海南洋公學
早年從事編輯工作後棄文業醫擅治肝
病曾任貴州國醫分館副館長一九三六年聘
為上海市中醫文獻研究館館員上海
市立第一人民醫院中醫顧問發表
對於傷寒溫病之辨識以及金元四大家
著作的看法一文

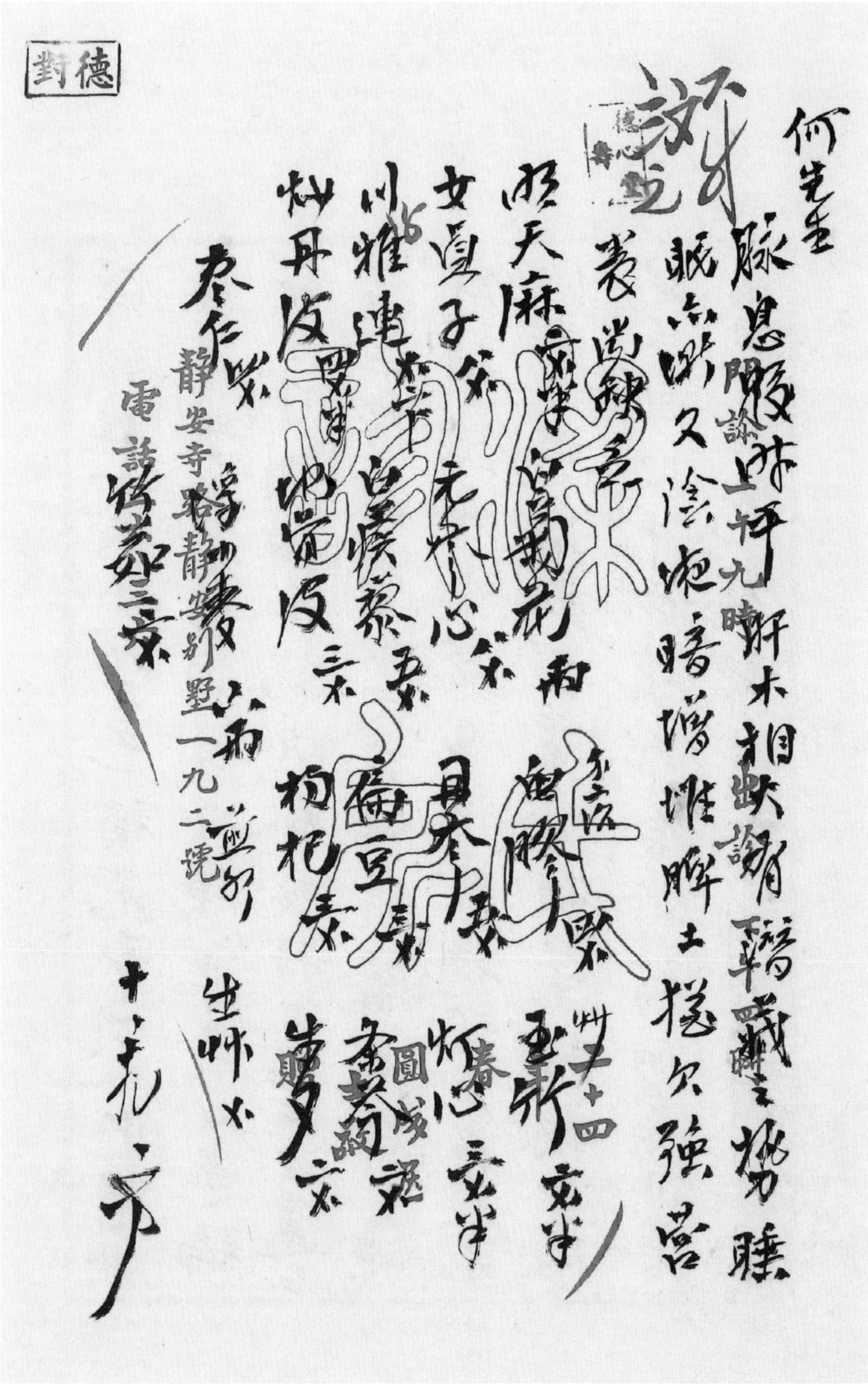
德對
何先生
門診上午九時
下午四時
靜安寺路靜安別墅一九二號
電話

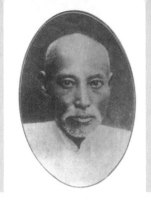

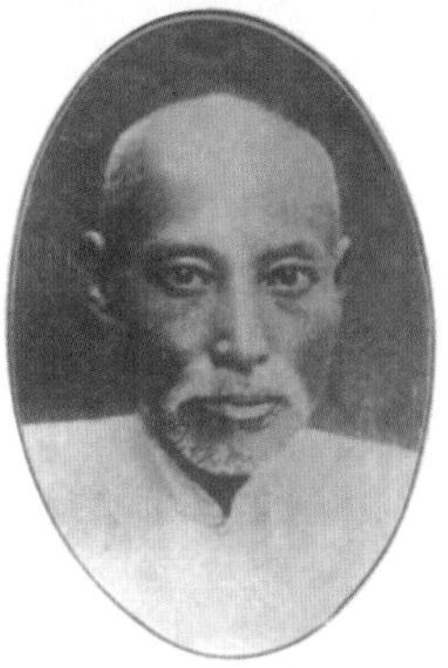

恽铁樵

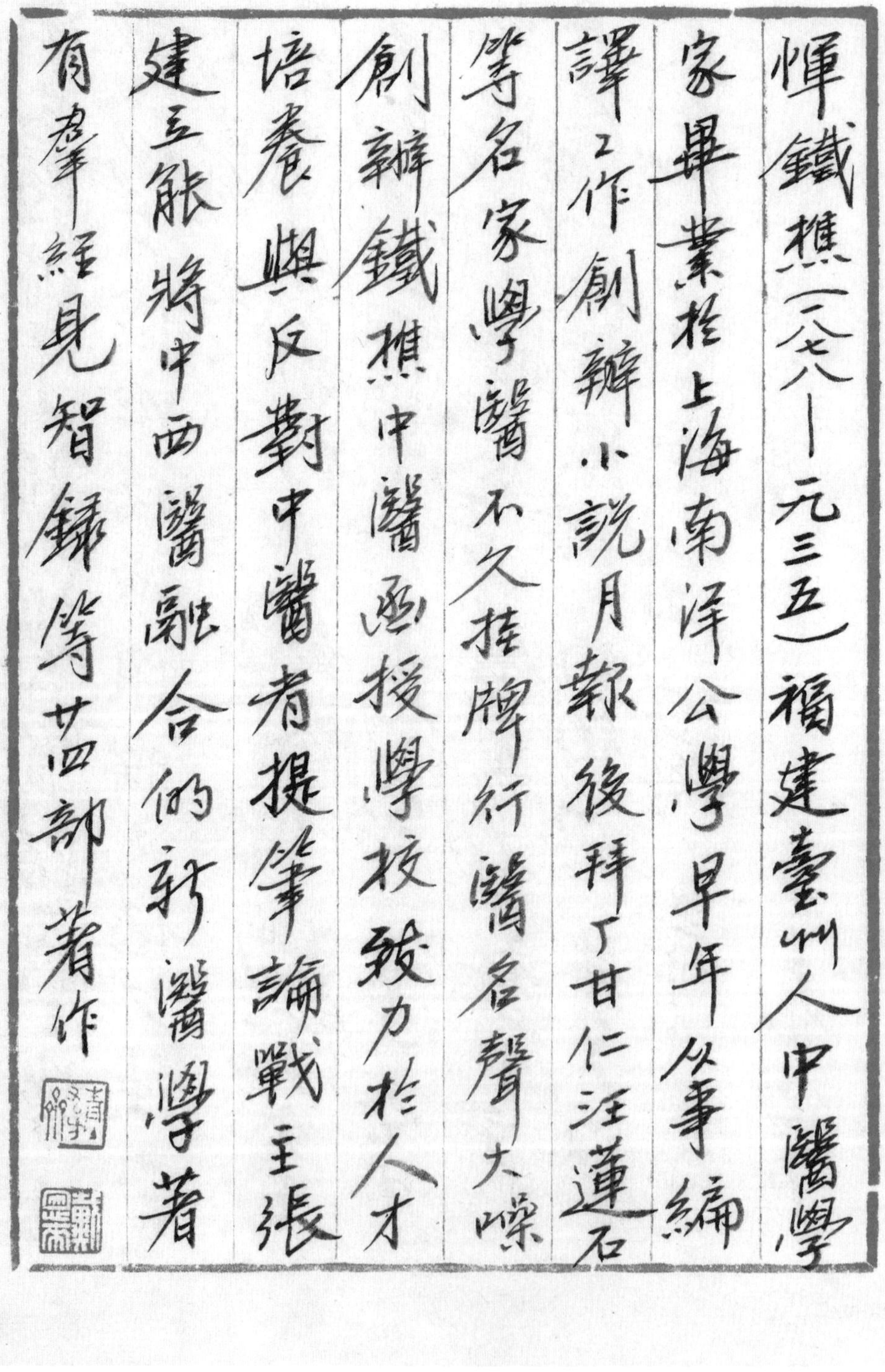

惲鐵樵（一八七八—一九三五）福建臺州人中醫學家畢業於上海南洋公學早年從事編譯工作創辦小說月報後拜丁甘仁汪蓮石等名家學醫不久掛牌行醫名聲大噪創辦鐵樵中醫函授學校致力於人才培養與反對中醫者提筆論戰主張建立能將中西醫融合的新醫學著有群經見智錄等廿四部著作

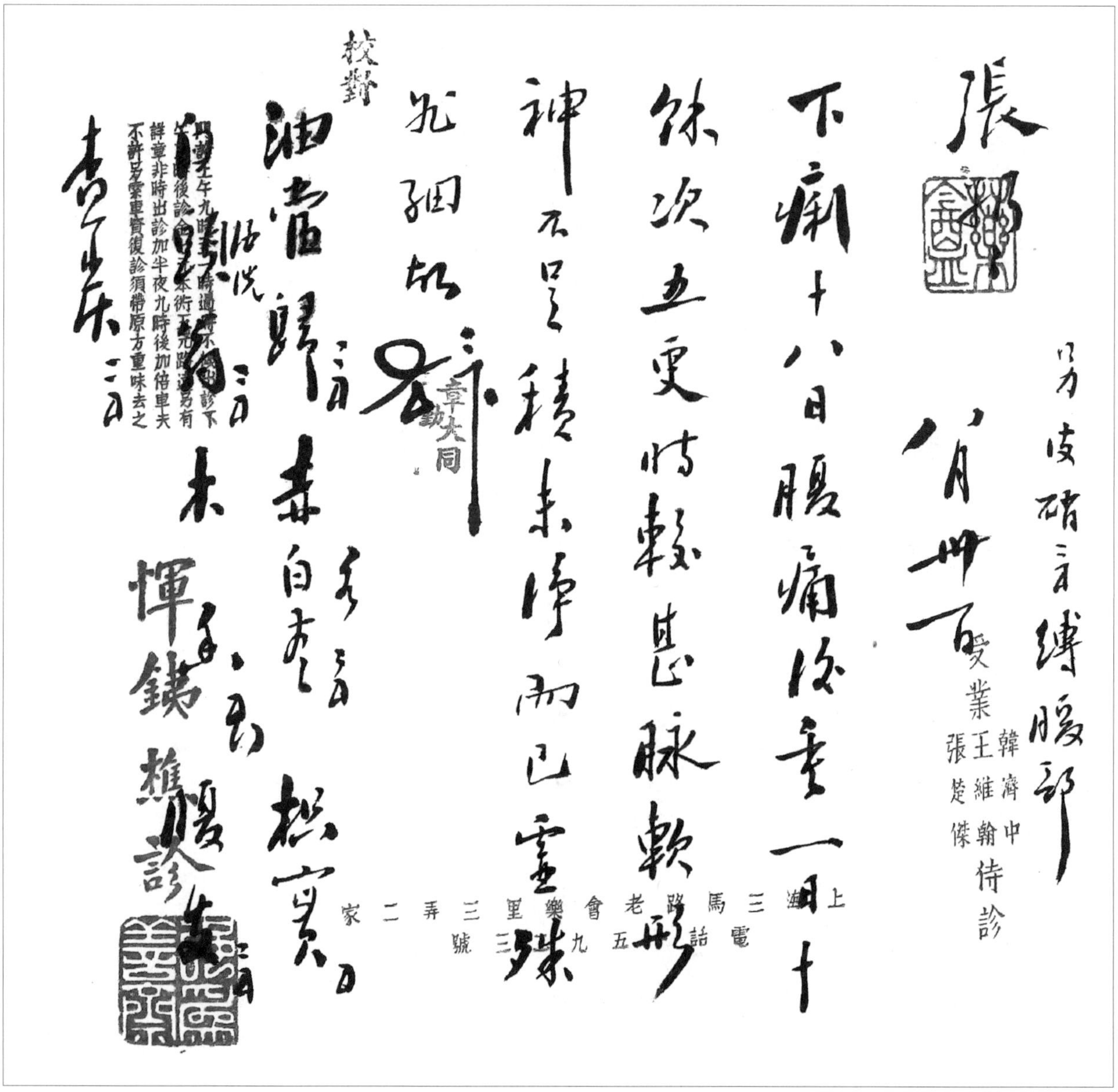

張 男

皮硝三錢 縛腹部

八月卅一日

受業 韓濟中 王維翰 張楚傑 侍診

下痢十八日，腹痛後重，一日十餘次，五更時較甚，脈數，形神不足，積未淨而已虛殊，先細切[illegible]

油當歸三錢 赤白芍各三錢 枳實一錢 煨木香[illegible] 青皮一錢

校對

章大同

惲鐵樵診

上海三馬路老會樂里三弄二家

電話九五三三號

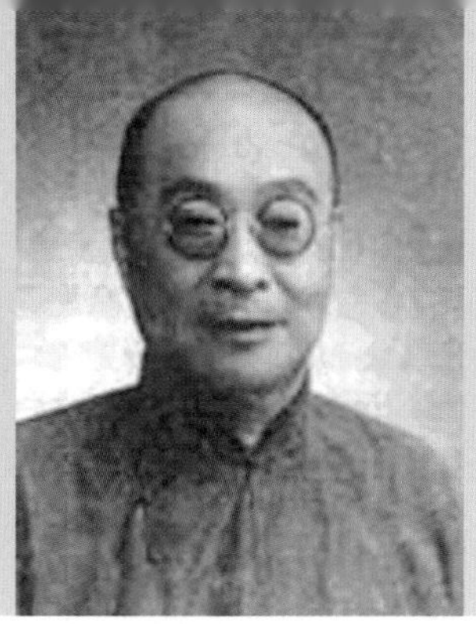

施今墨

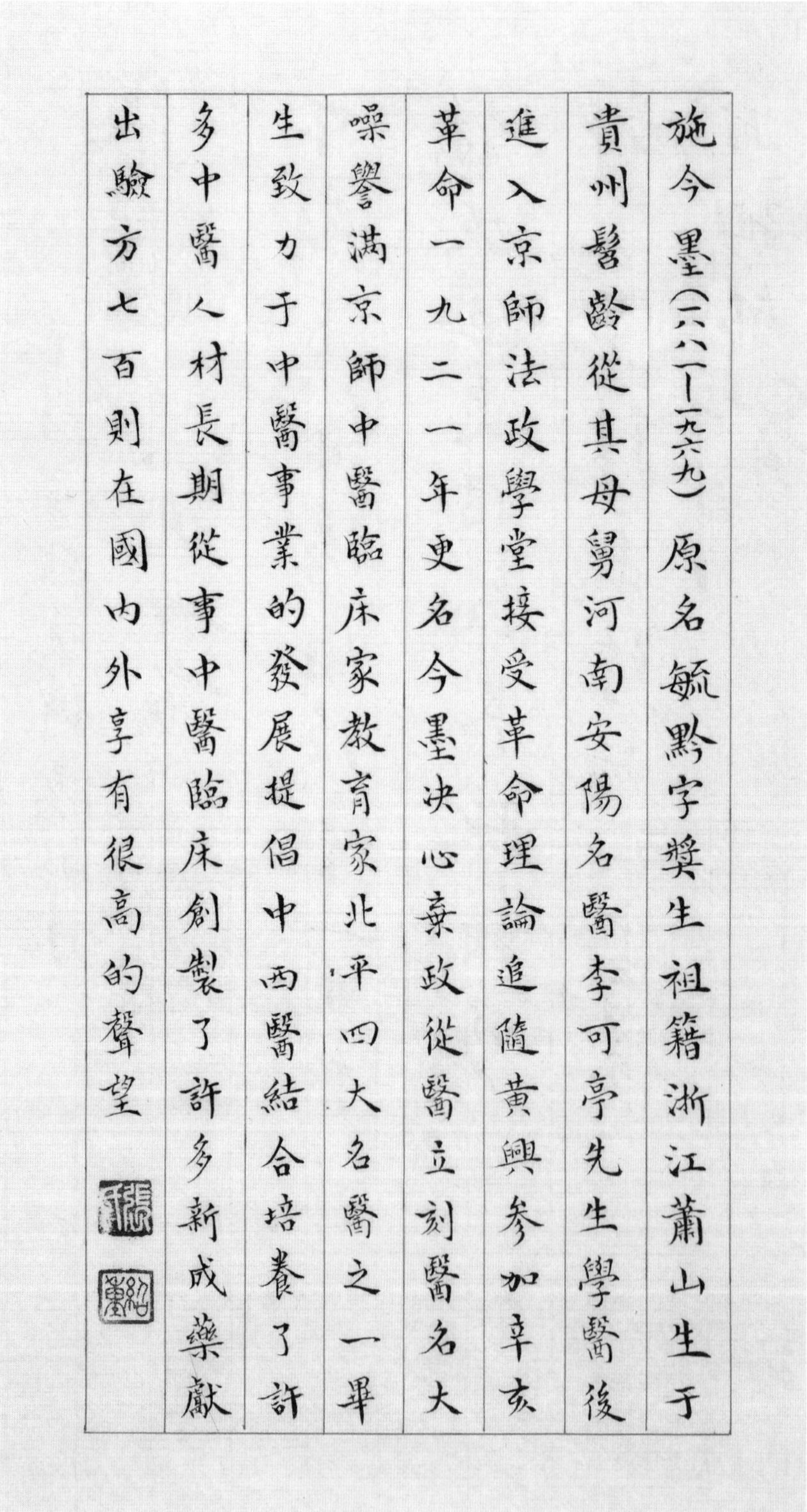

施今墨(一八八一—一九六九)原名毓黔字獎生祖籍浙江蕭山生于貴州髫齡從其母舅河南安陽名醫李可亭先生學醫後進入京師法政學堂接受革命理論追隨黃興參加辛亥革命一九二一年更名今墨決心棄政從醫立刻醫名大噪譽滿京師中醫臨床家教育家北平四大名醫之一畢生致力于中醫事業的發展提倡中西醫結合培養了許多中醫人材長期從事中醫臨床創製了許多新成藥獻出驗方七百則在國內外享有很高的聲望

施今墨先生行书立轴

泛科学为未能解决更何赖研究新理再求进步耶此作有西画数术但图塞责免过而已得我求进也肯努力改革现代医学学会运用其一切技术工具适时我古老医药求不合科学部分及近世迷信唯心粗浅奥难明之术语尽去取存经论精华陆行经验编成丛说专册与西医学说完全配合法使集体探讨互相印证更进而难阐幽克而求新窍见人能登医药之神室擎峰造极合中西医学之广搜萃中西医师之脑力彼此蒙上善不使之疾痛以为全人类服务方不愧为新中国所培养产生尖端科学之新医学是乃我全国全体中西医学界之职责也已

松雪同志正谬

一九六三年夏录一九六一年旧稿于上海辖泉道舍三一年馆

施今墨

第一行多的字画于下遠
新明无西四字

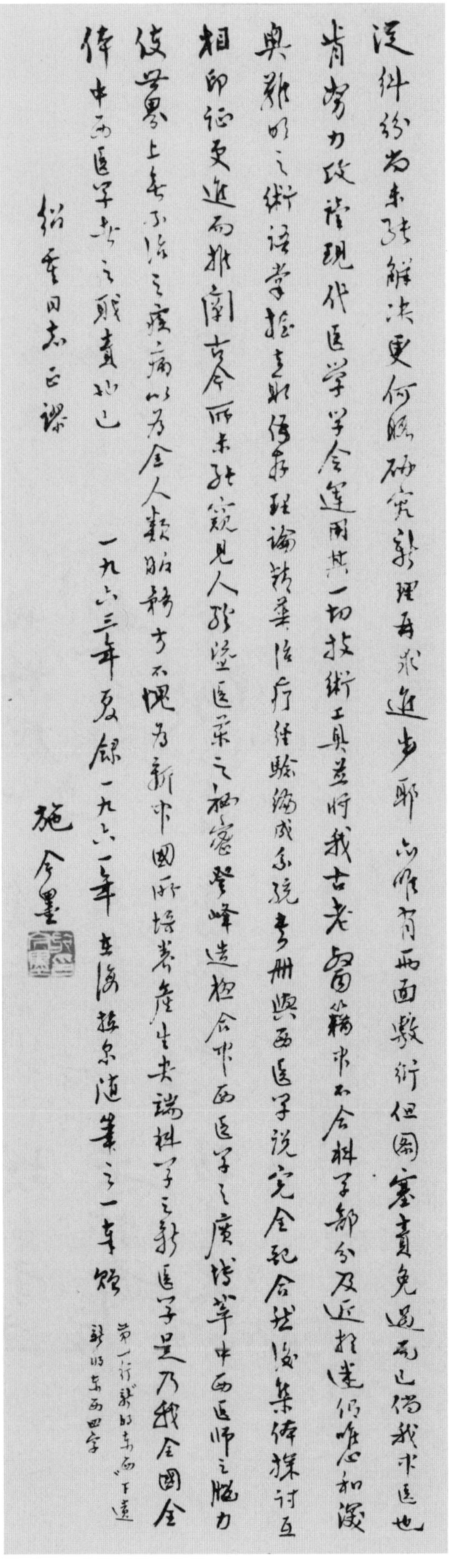

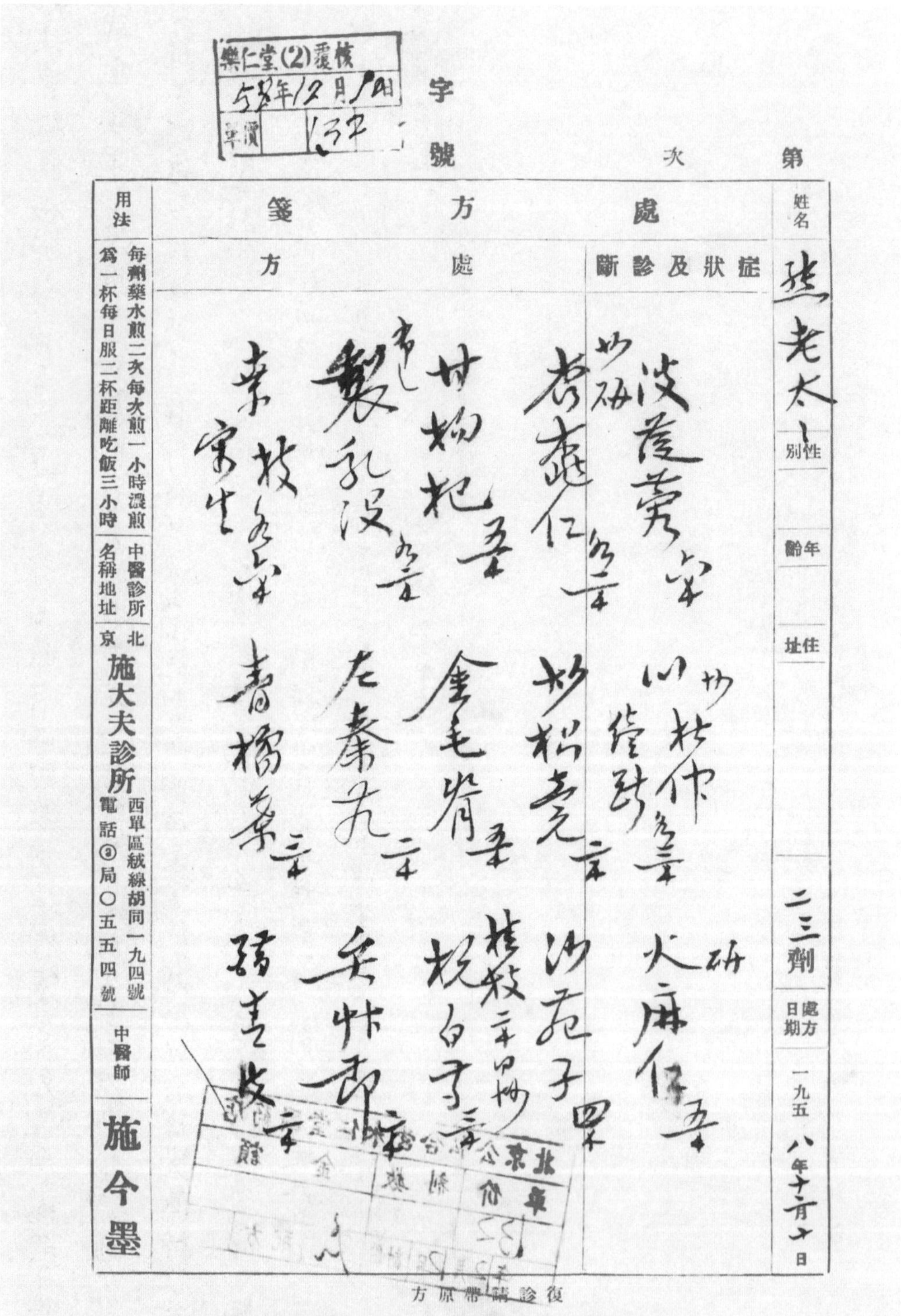

樂仁堂(2)覆核
年12月1日
單價
第 次 字 號
處方箋
姓名 張老太太
性別
年齡
住址
症狀及診斷
處方
二三劑
處方日期 一九五八年十月十日
甘枸杞 三錢
製乳沒 各二錢
炒杜仲
炒松節 三錢
金毛脊 三錢
左秦艽 三錢
青橘葉 三錢
火麻仁 研
沙苑子
用法 每劑藥水煎二次每次煎一小時濃煎為一杯每日服二杯距離吃飯三小時
中醫診所名稱地址 北京 施大夫診所 西單區絨線胡同一九四號 電話②局〇五五四號
中醫師 施今墨
北京公私合營樂仁堂
復診請帶原方

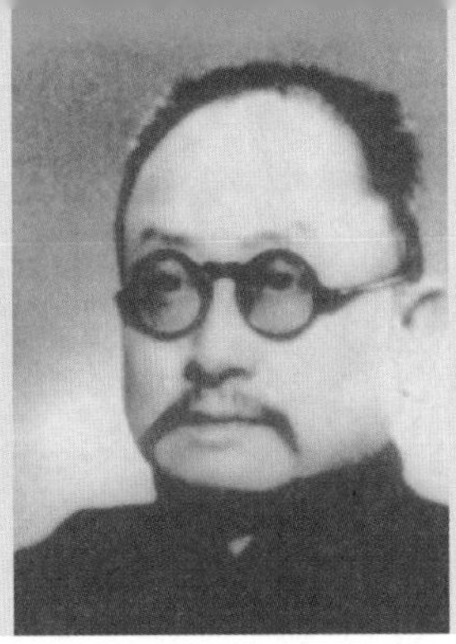

汪逢春

汪逢春（一八八四—一九四九）名朝甲字鳳椿號逢春江蘇吳縣人受業于吳中名醫艾步蟾老先生壯歲來京懸壺京都數十年為北平四大名醫之一學術上擅長時令病及胃腸病對于濕溫病多有闡發中醫臨床家教育家畢生熱心于中醫教育事業提倡在職教育獎掖後學為培養中醫人材做出了貢獻一九四二年曾創辦國藥會館講習班一九三八年國醫職業公會成立被選為會長創辦北京醫藥月刊著有中醫病理學等

汪鳳椿先生爲紹重所處湯方手迹

甲子夏
紹重謹誌

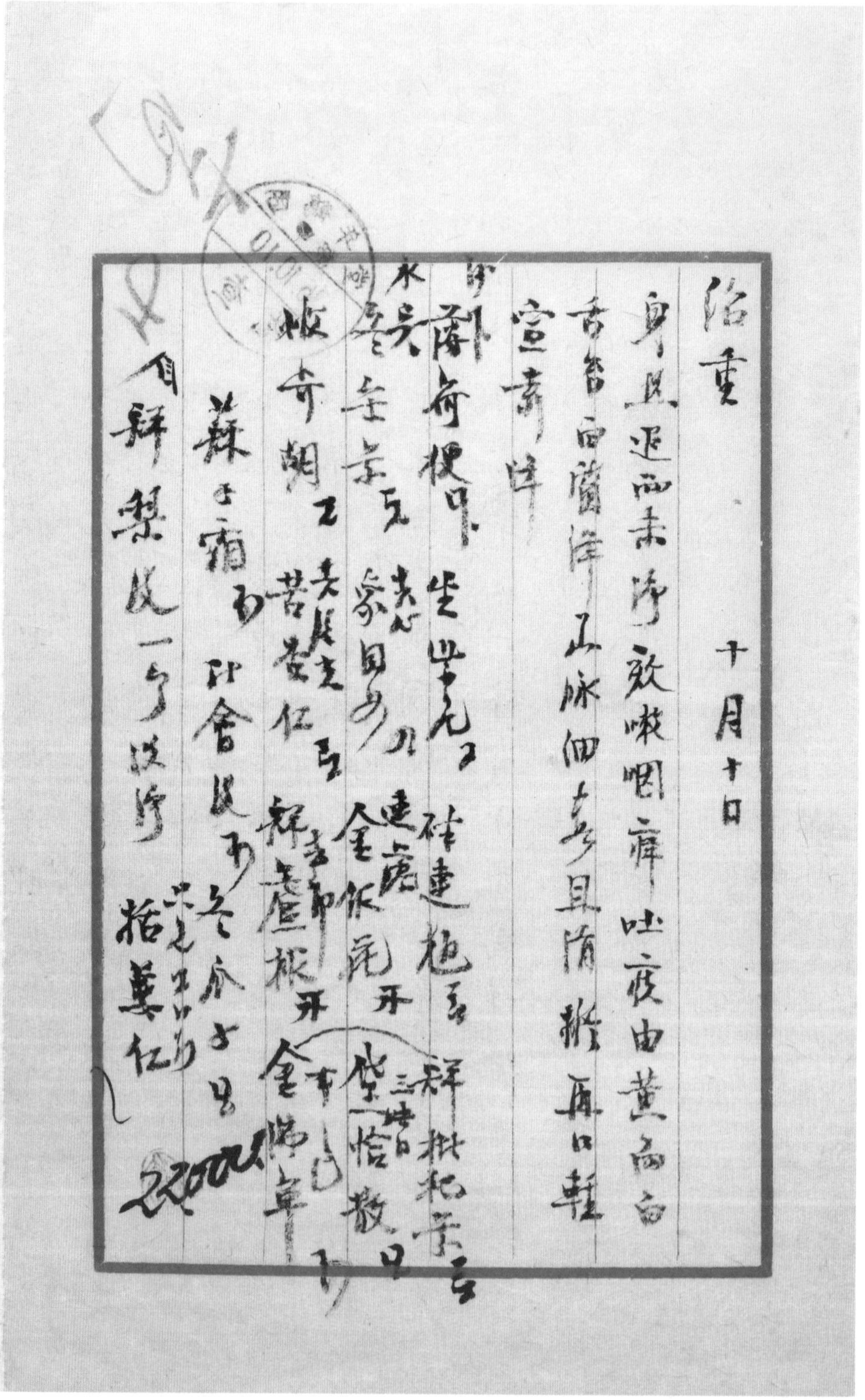
紹重　　十月十日
身熱退而未淨，欬嗽咽痒，吐痰由黃而白，
舌苔白膩，脈細弦且滑，擬再以輕
宣肅降

御曾小姐　月九日

面浮周身風疹作癢無數不至舌絳無苔而膩脈細弦而滑數以清解運脾

連翹三錢　紫草三錢　炙紫菀三錢

忍冬藤四錢　地丁草五錢　川萆薢三錢

防風

赤芍三錢　全當歸三錢　赤苓皮四錢

白蘚皮三錢　焦薏米三錢　赤小豆三錢　絲瓜絡三錢

料豆衣三錢　方通草五錢　建麯三錢

自備蘋果一枚連皮去核切片

濤秘

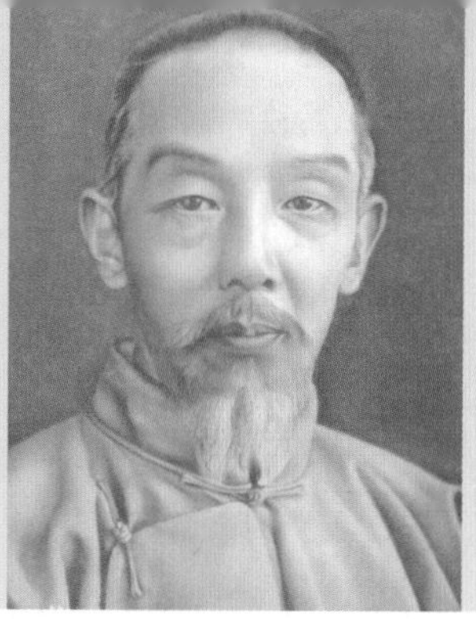

孔伯华

孔伯華（一八八五—一九五五）山東曲阜人 中醫學家 北平四大名醫之一 曾與蕭龍友合辦北平國醫學院并任院長 建國後任衛生部顧問 中華醫學會中西醫學術交流委員會副主任 第二屆全國政協委員 學術上主張治病必求其本 臨床上注重溼熱 以善治溫病著稱 更以善用石膏而被醫林所折服 著有時齋醫話 傳染病八種證治晰疑等

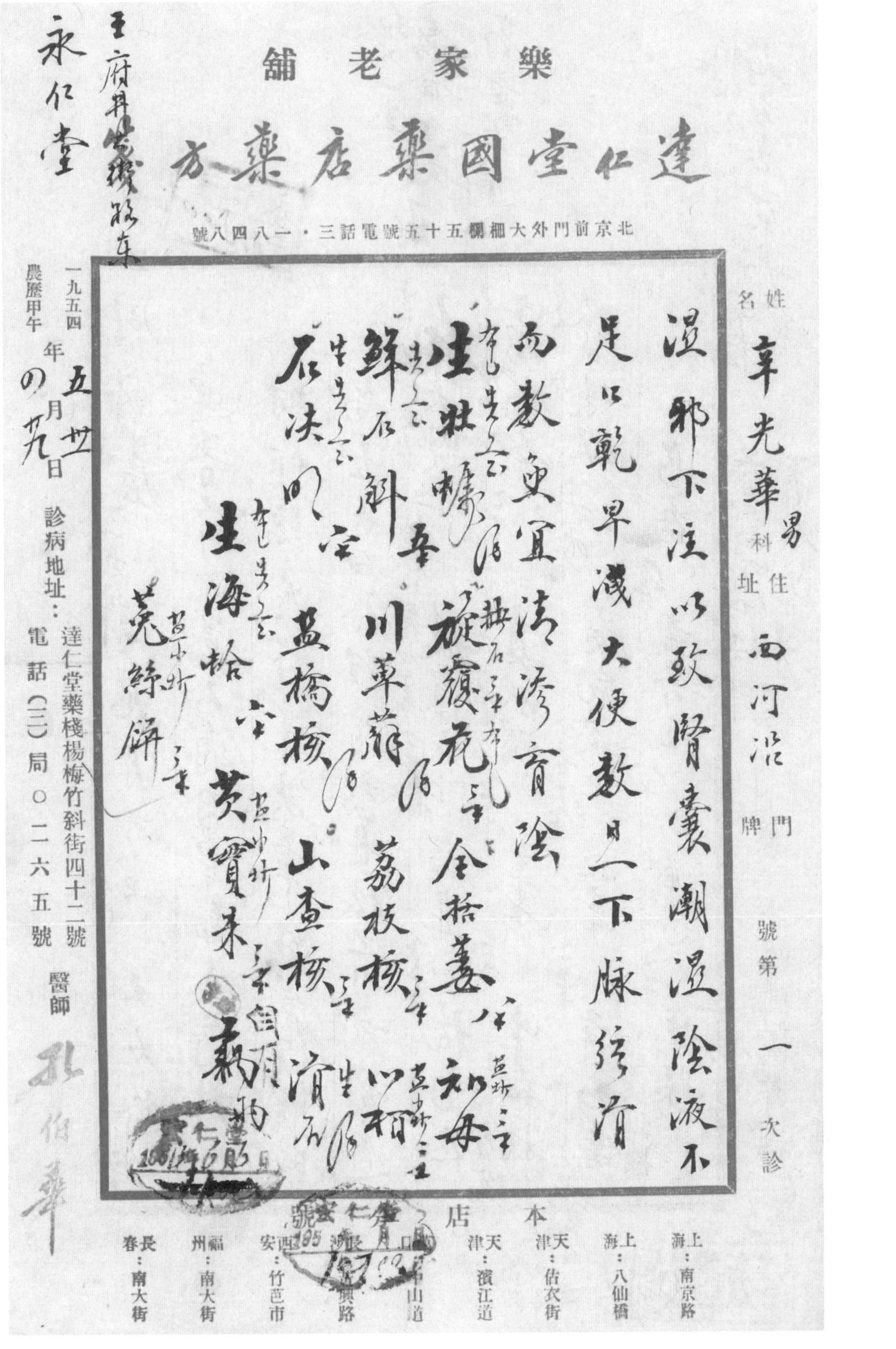

樂家老舖
達仁堂國藥店藥方
北京前門外大柵欄五十五號電話三・一八四八號

姓名 辛光華 男 科
住址 西河沿 門牌 號
第一次診

濕邪下注以致腎囊潮濕陰液不足以乾早溲大便數日一下脉弦滑而數更宜清滲育陰

生牡蠣（先煎） 旋覆花（布包）三錢 全栝蔞 六錢 知母（鹽水炒）三錢
鮮石斛（先煎） 川萆薢 四錢 荔枝核 三錢 川柏（鹽水炒）三錢
石決明（生，先煎）八錢 盐橘核 四錢 山查核 三錢 滑石 四錢
生海蛤（先煎）八錢 芡實米（鹽水炒）三錢 藕
菟絲餅（鹽水炒）三錢

王府井 永仁堂

一九五四年五月廿日
農曆甲午四月廿九日

診病地址：達仁堂藥棧楊梅竹斜街四十二號
電話(三)局〇一二六五號
醫師 孔伯華

本店
上海：南京路
上海：八仙橋
天津：估衣街
天津：濱江道
[illegible]口：中山道
[illegible]：[illegible]路
西安：竹笆市
福州：南大街
長春：南大街

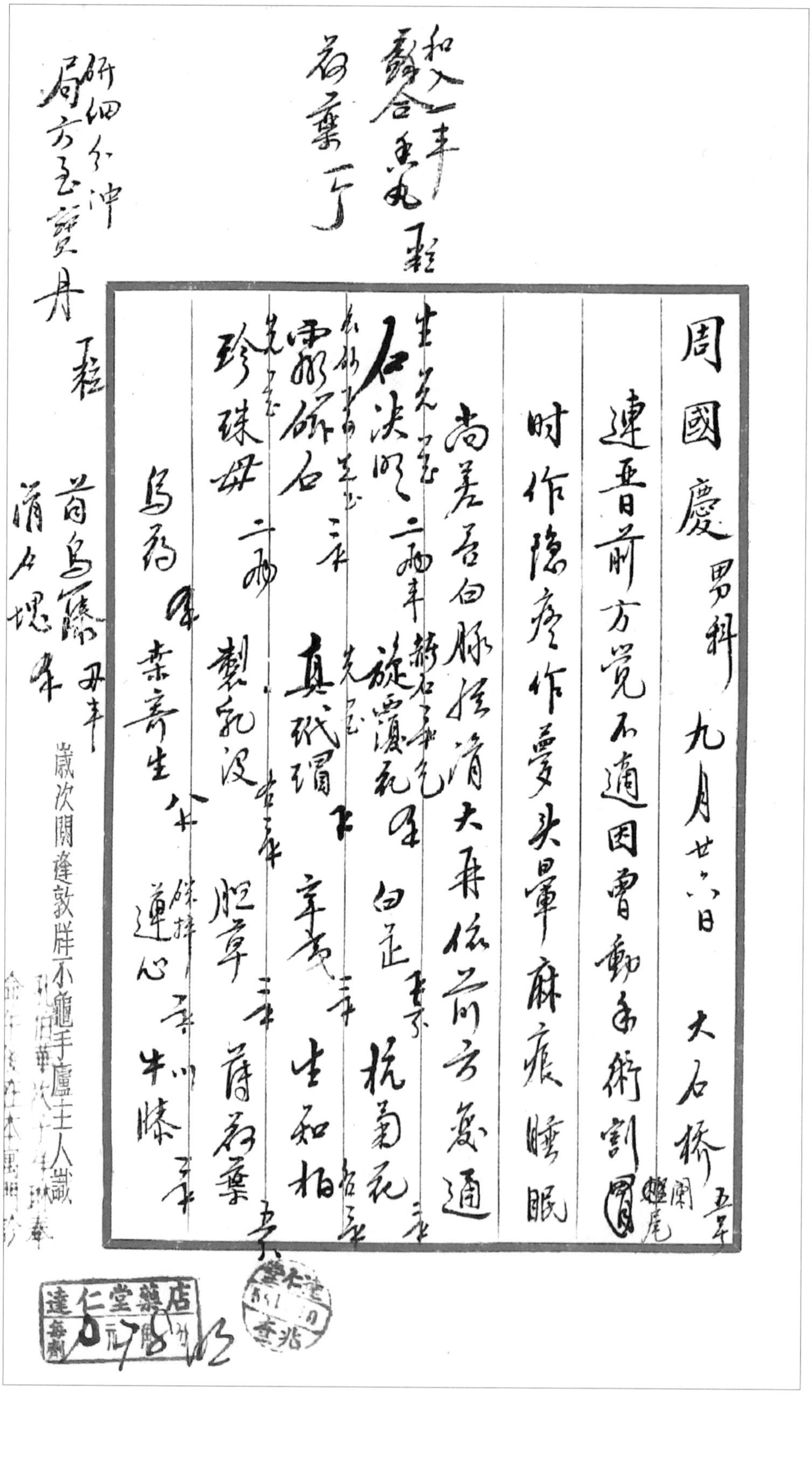
周國慶 男科 九月廿六日 大石桥 五年
連吾前方覺不適因曾動手術割闌尾
时作隱疼作憂頭暈麻痕睡眠
尚差舌白脉弦滑大再依前方變通
生石决明 二兩 先煎 旋覆花 三錢 赭石 包 白芷 一錢 杭菊花 三錢
霜磁石 三錢 真玳瑁 三錢 辛夷 三錢 生知柏 各三錢
珍珠母 二兩 製乳沒 各一錢 桔梗 三錢 荷葉 一錢
烏藥 三錢 桑寄生 八錢 蓮心 一錢 川牛膝 三錢
和入蘇合香丸 一粒
荷葉 一个
研细分冲 局方至寳丹 一粒
首烏藤 一兩 滑石塊 四錢

徐小圃

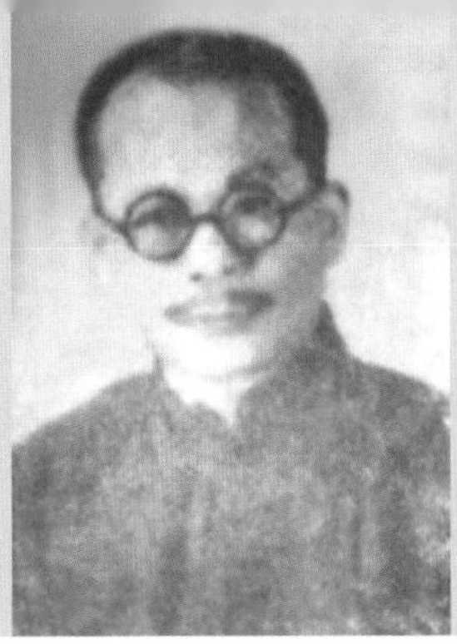

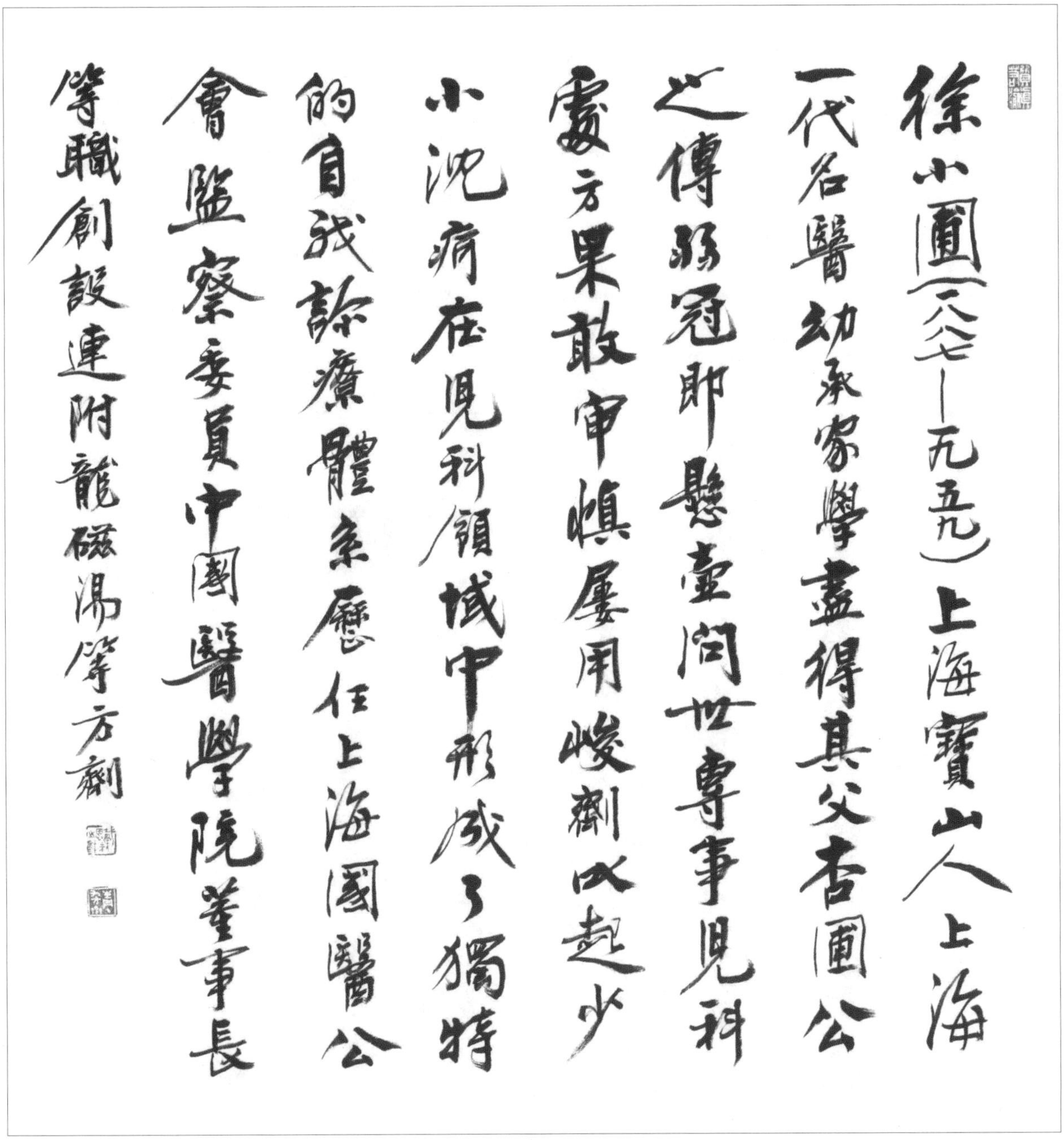
徐小圃（一八八七—一九五九）上海寶山人上海
一代名醫幼承家學盡得其父杏圃公
之傳弱冠即懸壺問世專事兒科
處方果敢審慎屢用峻劑以起少
小沉疴在兒科領域中形成了獨特
的自我診療體系歷任上海國醫公
會監察委員中國醫學院董事長
等職創設運附龍磁湯等方劑

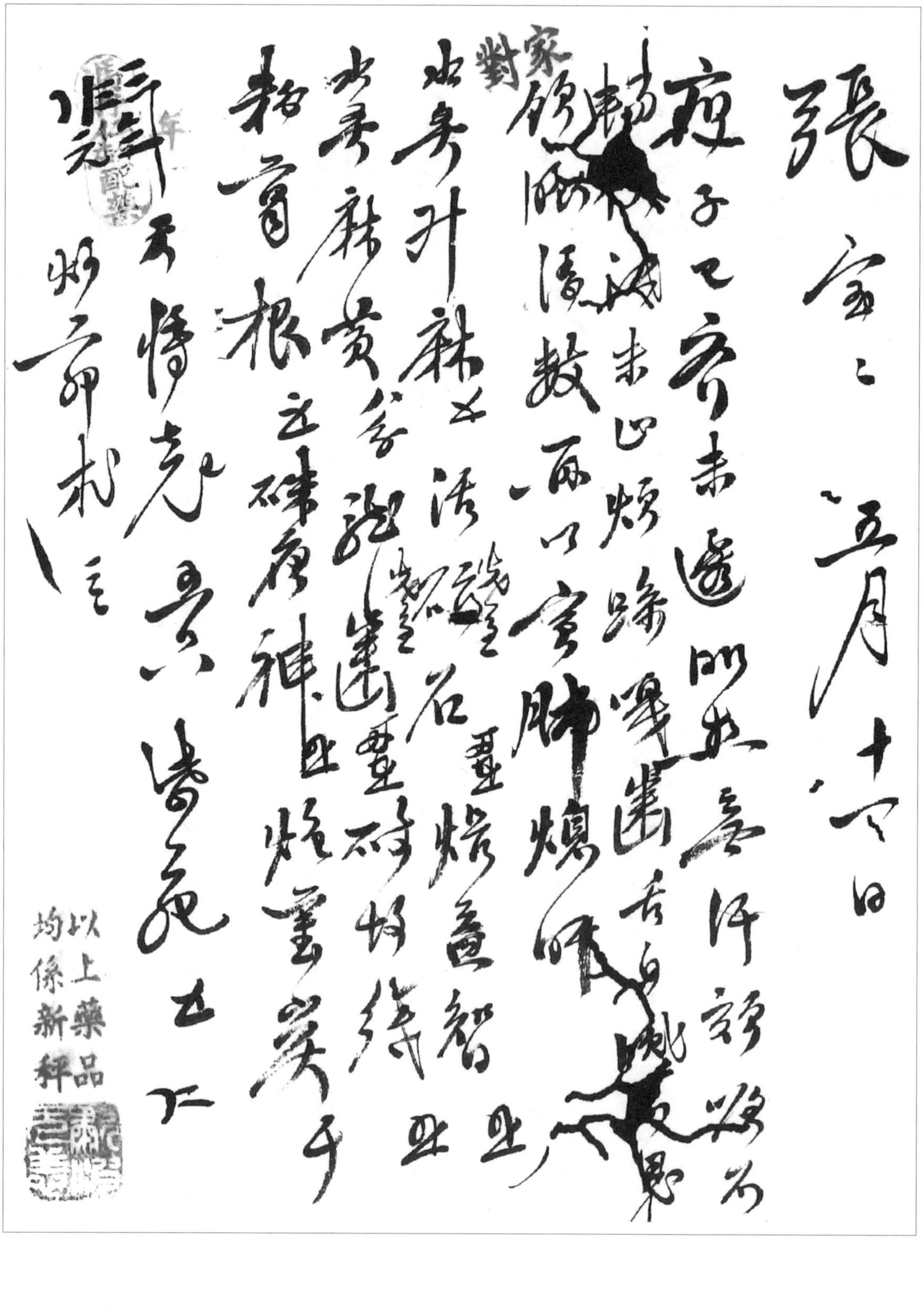
張
金二
五月十八日
以上藥品均係新秤
家對

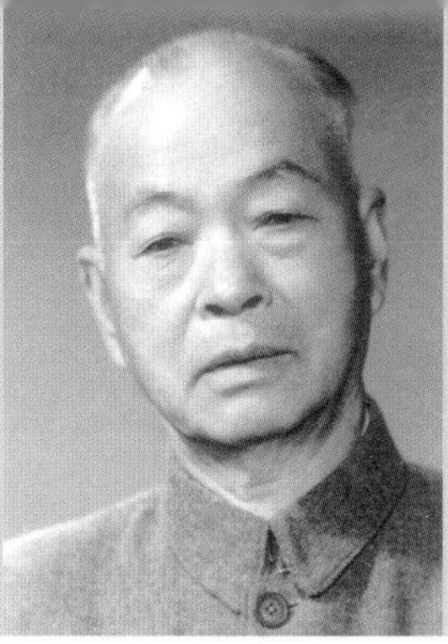

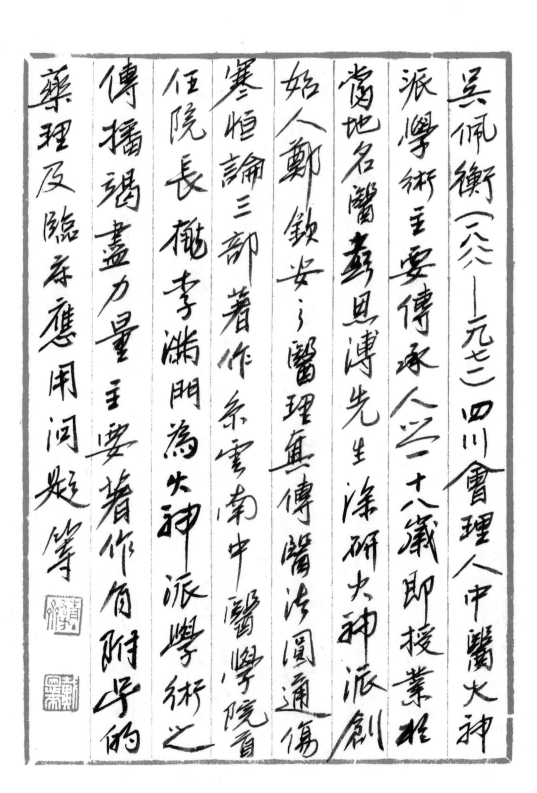

吴佩衡

吳佩衡（一八八八—一九七一）四川會理人中醫火神派學術主要傳承人之一十八歲即授業於當地名醫彭思溥先生深研火神派創始人鄭欽安之醫理真傳醫法圓通傷寒恒論三部著作系雲南中醫學院首任院長繼李淵明為火神派學術之傳播竭盡力量主要著作有附子的藥理及臨床應用問題等

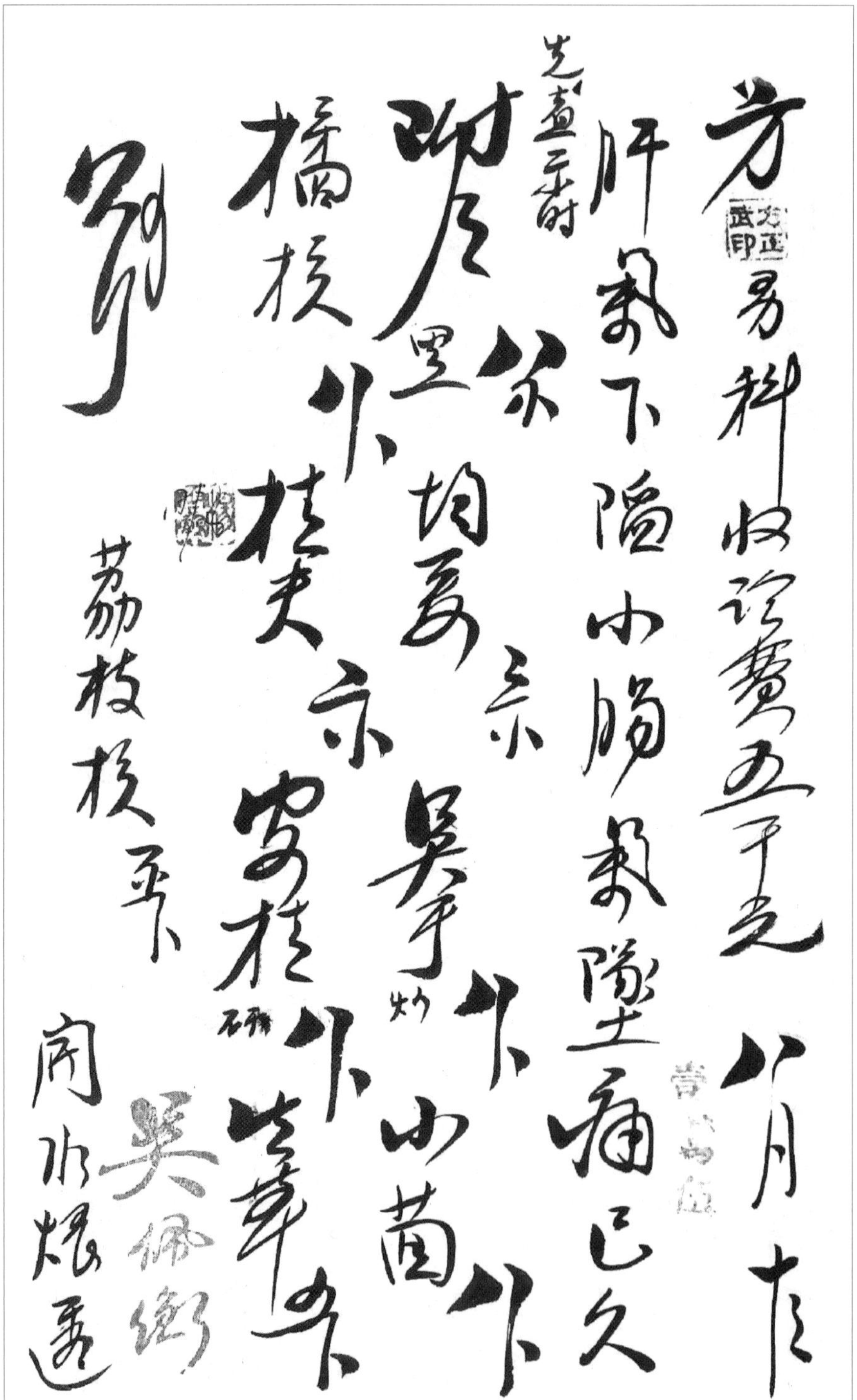

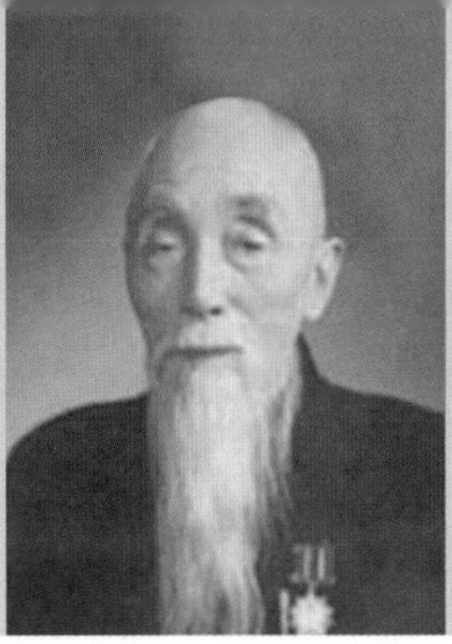

蒲辅周

蒲輔周（一八八八—一九七五）四川梓潼人，中醫臨床學家。弱冠即懸壺鄉里，一九五五年奉調進京，供職於北京中醫研究院。精於內婦兒科，尤擅治熱病，熔傷寒、溫病於一爐，經方時方合宜而施。在幾次重大傳染病的診治中，以運氣之論，獨辟蹊徑，療效卓著。一生勤于臨床，無暇著書，門人整理有蒲輔周醫案等。

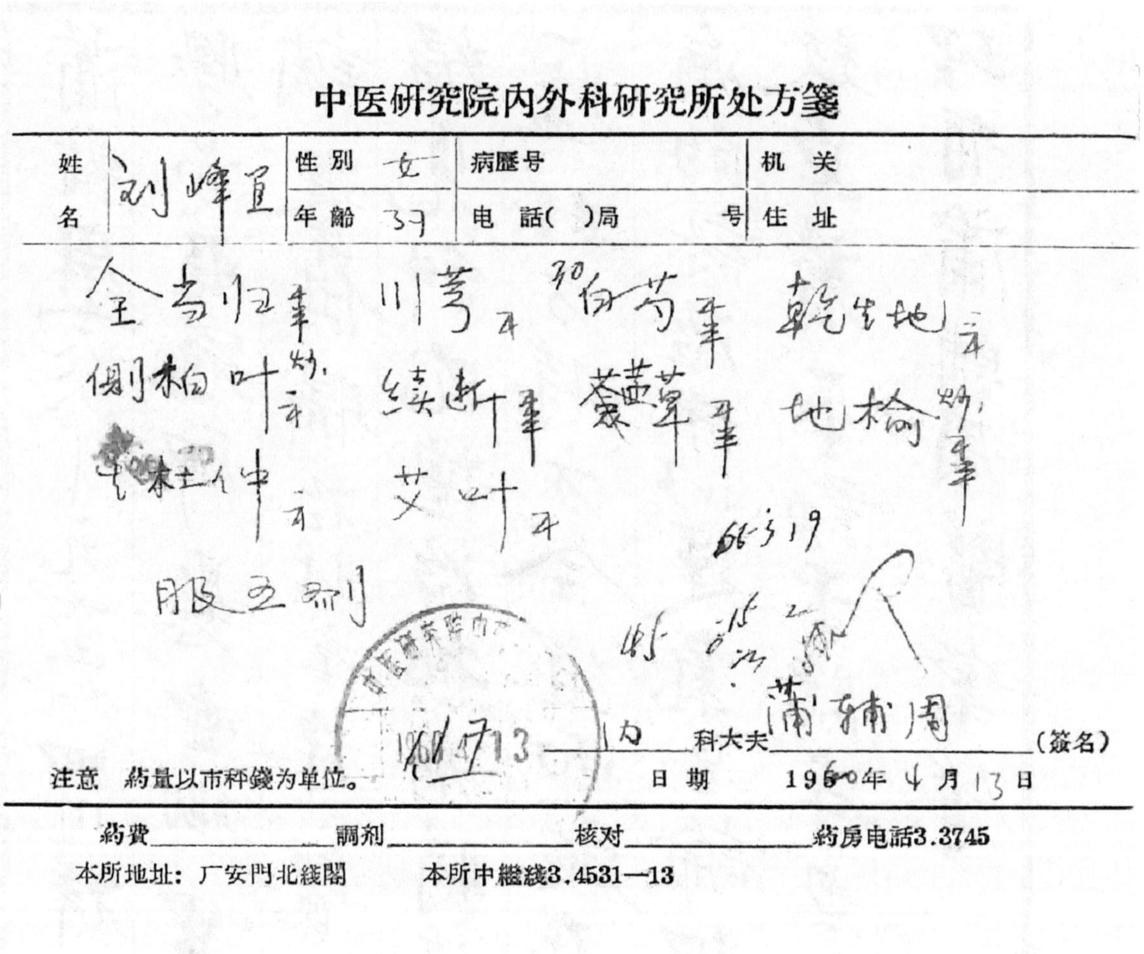

中医研究院内外科研究所处方箋

姓名	刘峰宜	性别 女	病歷号	机关
		年龄 39	电話(　)局　号	住址

全当归 二钱　川芎 一钱　白芍 二钱　乾生地 三钱

侧柏叶 炒 三钱　续断 二钱　茜草 二钱　地榆 炒 二钱

杜仲 三钱　艾叶 一钱

66·3·19

服五剂

蒲辅周 （簽名）

注意　药量以市秤錢为单位。　日期　1960年4月13日

药费＿＿＿＿调剂＿＿＿＿核对＿＿＿＿药房电話3.3745

本所地址：广安門北綫閣　本所中継綫3.4531—13

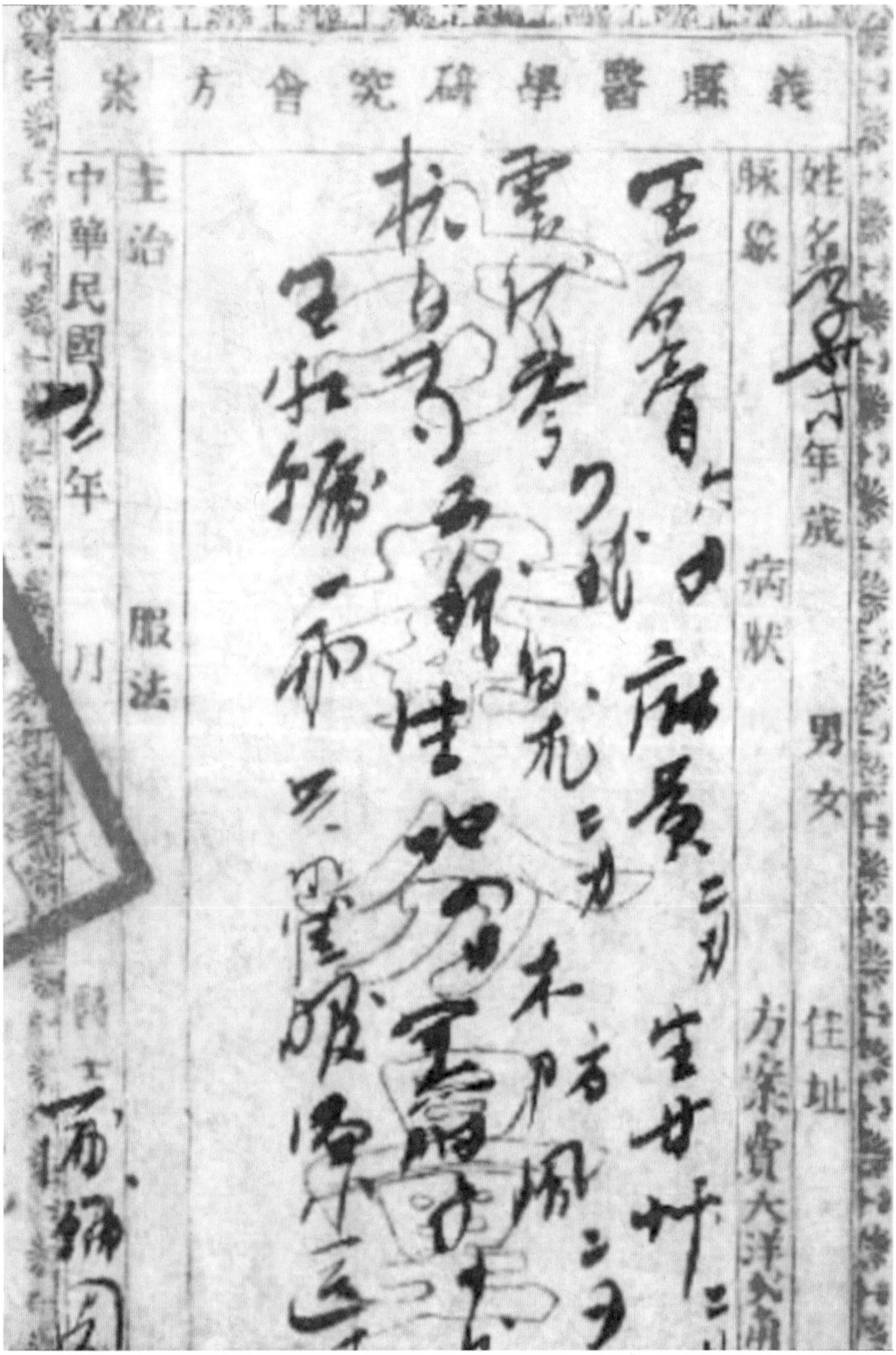
義縣醫學研究會方案
姓名
年歲
男女
住址
脈象
病狀
方案費大洋
主治
服法
中華民國 年 月
醫士

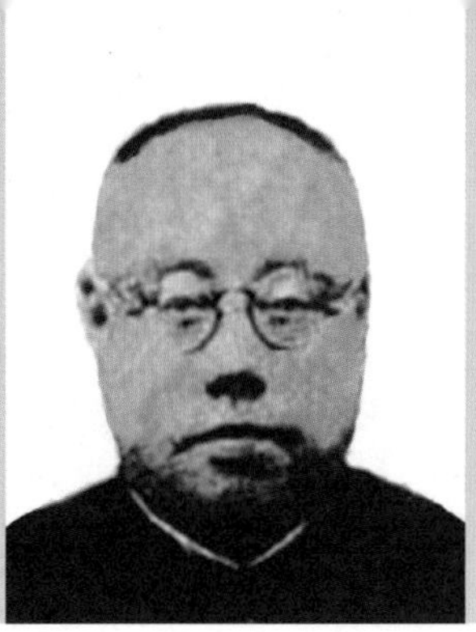

瞿文楼

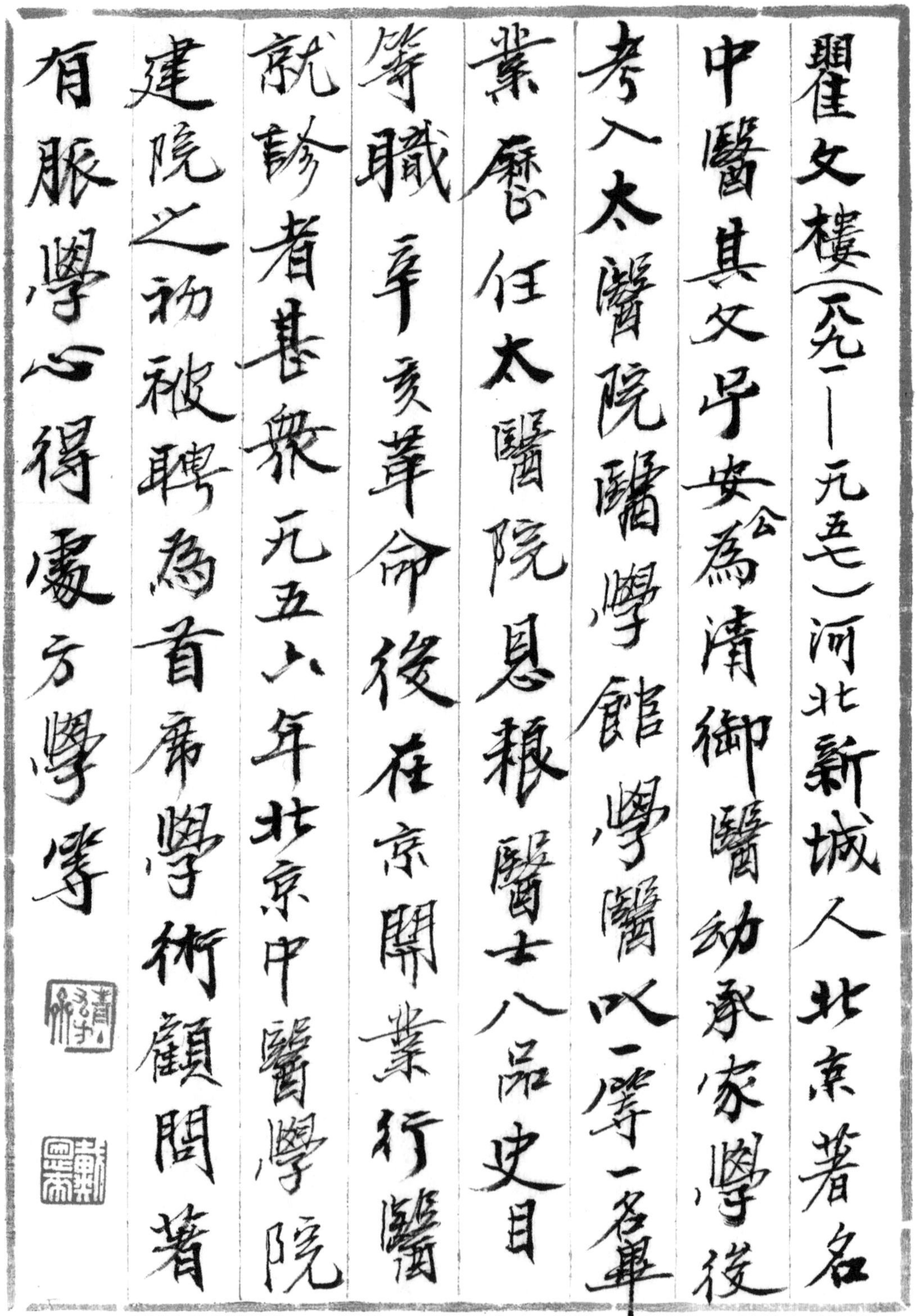
瞿文樓（一八九一—一九五七）河北新城人北京著名中醫其父子安公為清御醫幼承家學後考入太醫院醫學館學醫以一等一名畢業歷任太醫院恩糧醫士八品吏目等職辛亥革命後在京開業行醫就診者甚衆一九五六年北京中醫學院建院之初被聘為首席學術顧問著有脈學心得處方學等

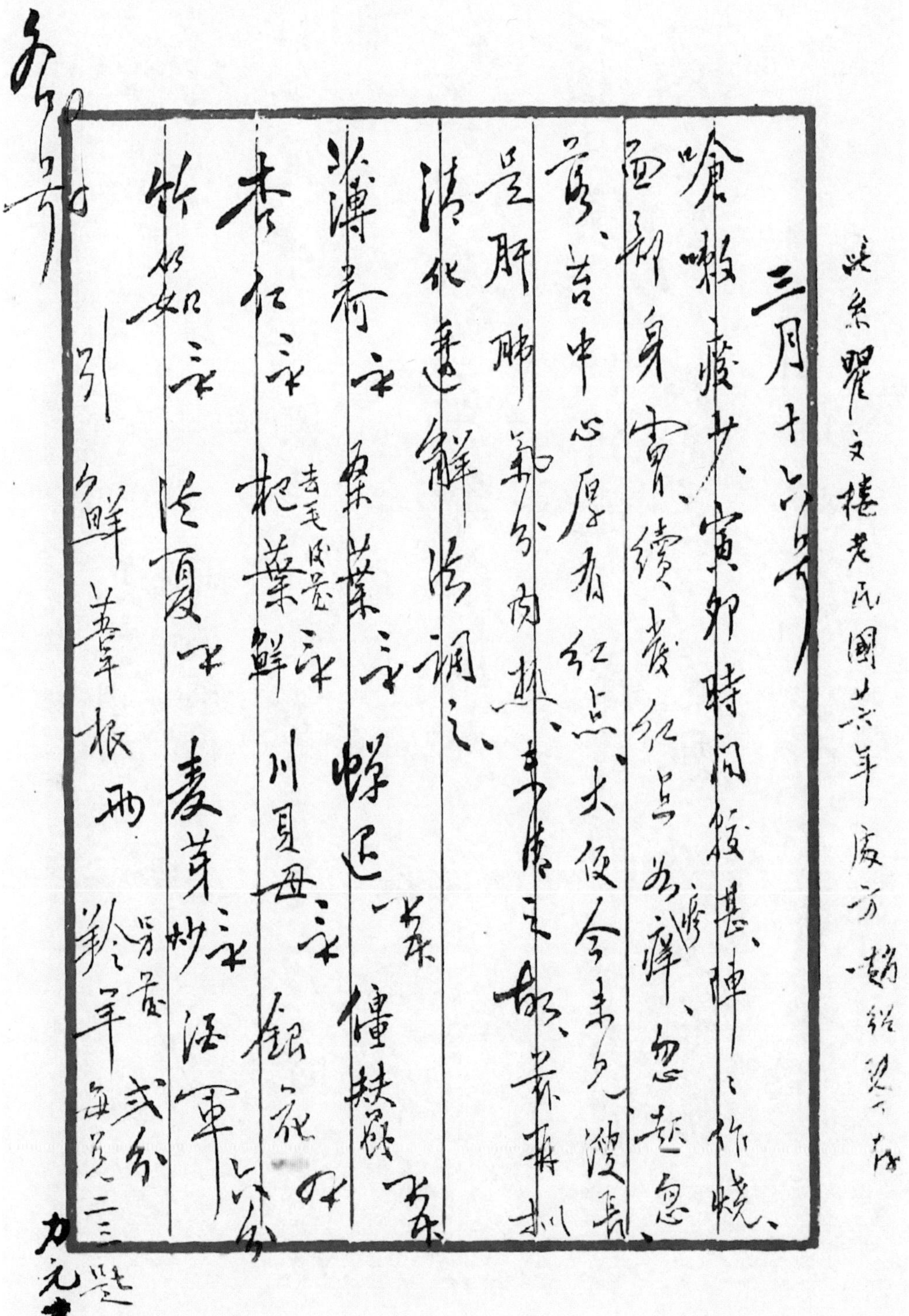
此系瞿文楼老民國廿六年處方 趙紹琴敬識

三月十六日

咳嗽痰多，寅卯時間發甚，陣陣作嗆，

面部身背續發紅點為疹癢，忽起忽

落，舌中心厚有紅點，大便今未見，溲長，

是肝肺氣分內熱未清之故，兹再擬

清化透解法調之。

薄荷三錢 桑葉三錢 蟬退一錢 僵蠶三錢

杏仁三錢 枇杷葉（去毛包煎）三錢 鮮川貝母三錢 銀花四錢

竹茹三錢 法夏一錢 麥芽炒三錢 法半六分

引 鮮蘆根一兩 羚羊（另煎）二分 每兒二三

知母

九元

瞿文楼

QUWENLOU

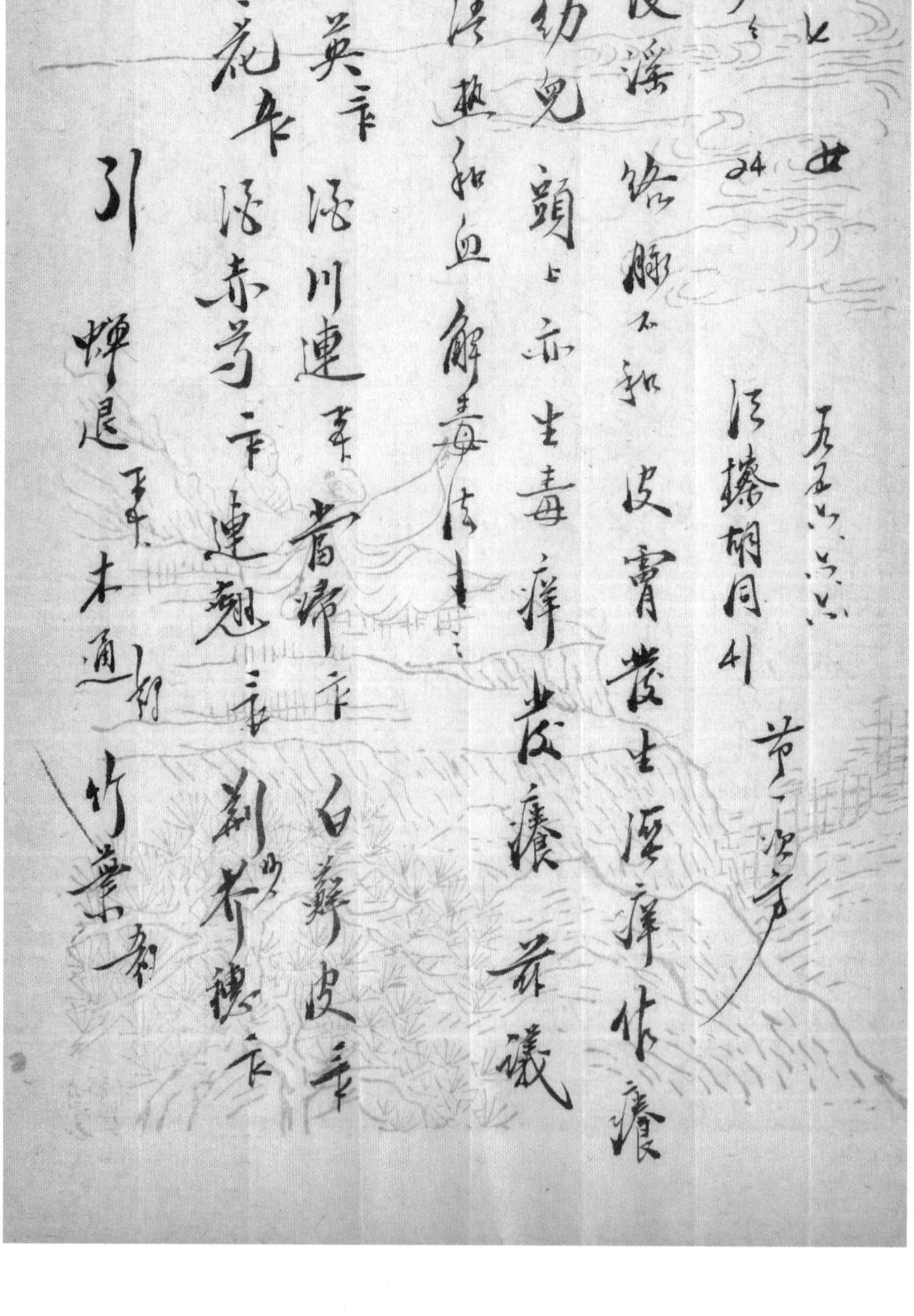
三七一七 廿
李少太太 24 陳榛胡同41 第一次方
五月六、六、六
濕熱漫淫 絡脈不和 皮膚發生濕痒作癢
哺乳幼兒 頭上亦生毒痒 瘡囊 亦議
化濕清熱和血解毒清之
蒲公英三錢 酒川連半錢 當歸三錢 白鮮皮三錢
忍冬花四錢 酒赤芍三錢 連翹三錢 荊芥穗一錢炒
引 蟬退一錢 木通一錢 竹葉一錢

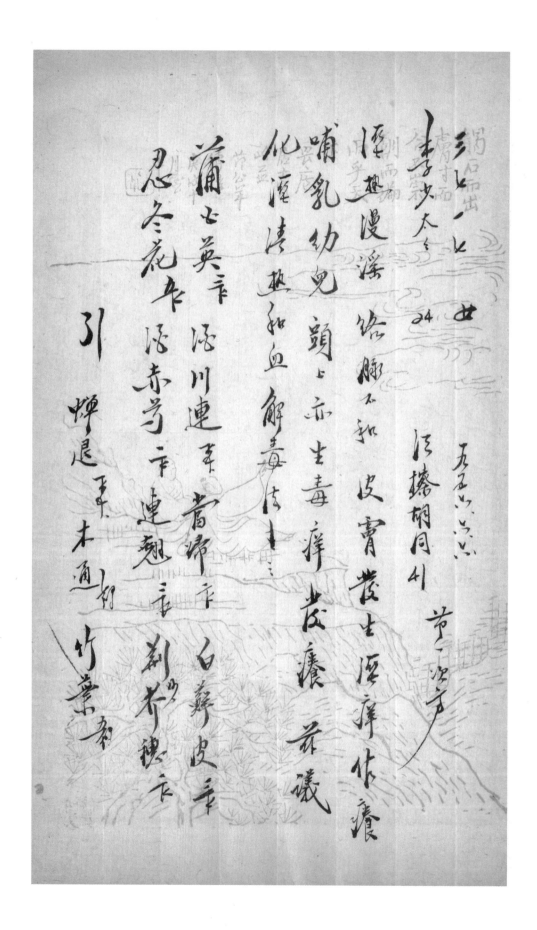

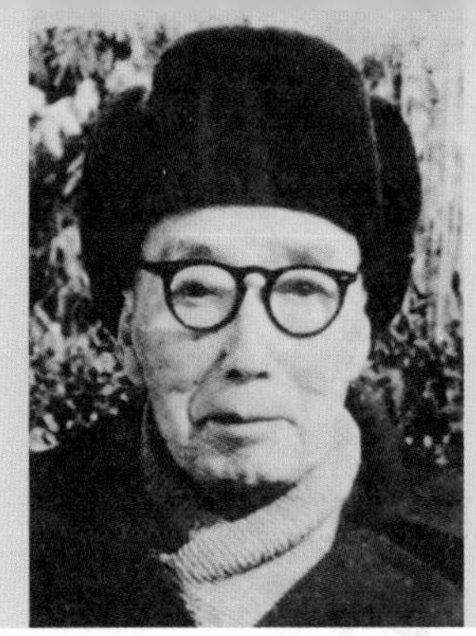

李斯炽

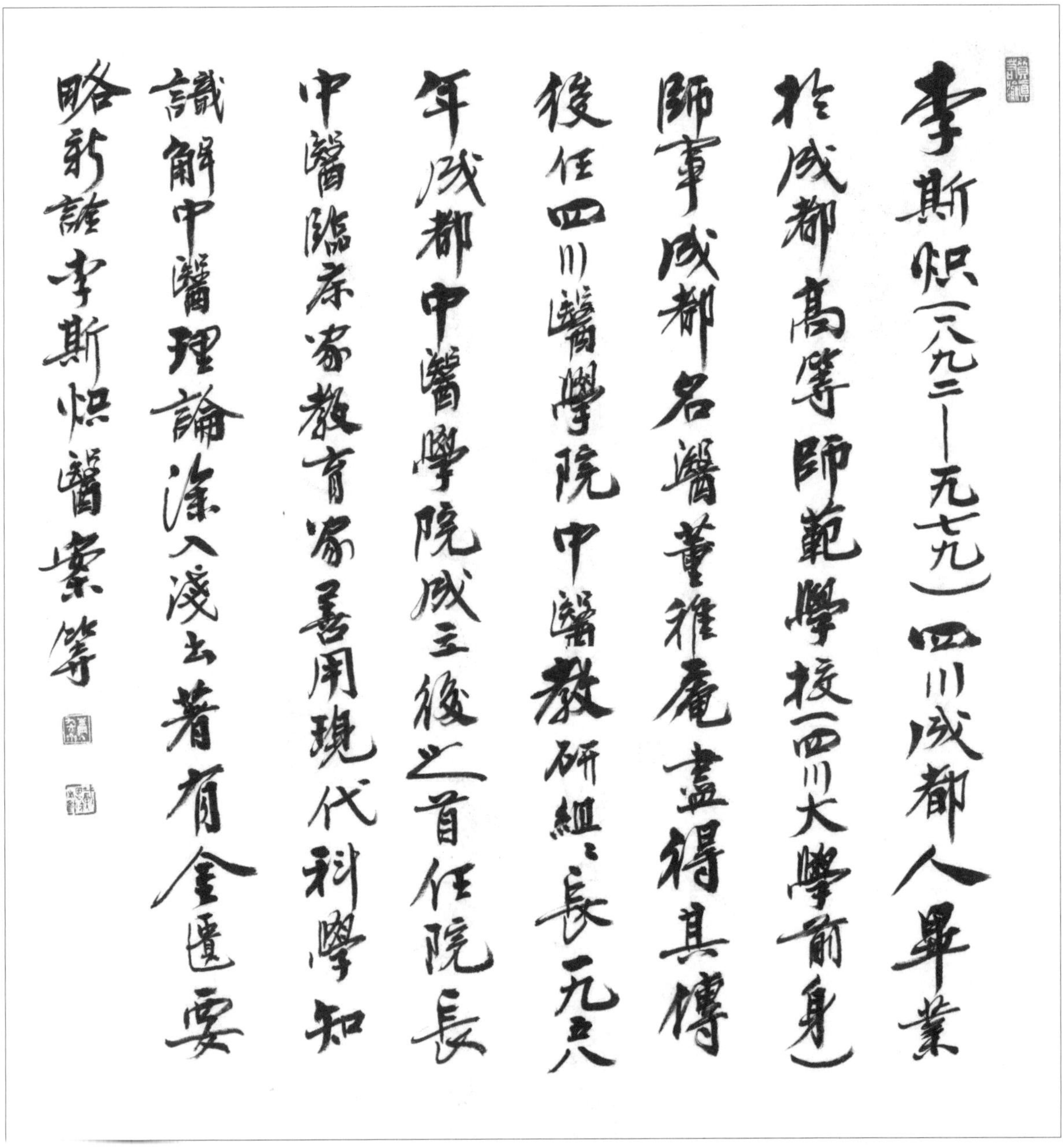
李斯炽（一八九二—一九七九）四川成都人畢業
於成都高等師範學校（四川大學前身）
師事成都名醫董稚庵盡得其傳
後任四川醫學院中醫教研組、長一九五八
年成都中醫學院成立後之首任院長
中醫臨床家教育家善用現代科學知
識解中醫理論深入淺出著有金匱要
略新詮李斯炽醫案等

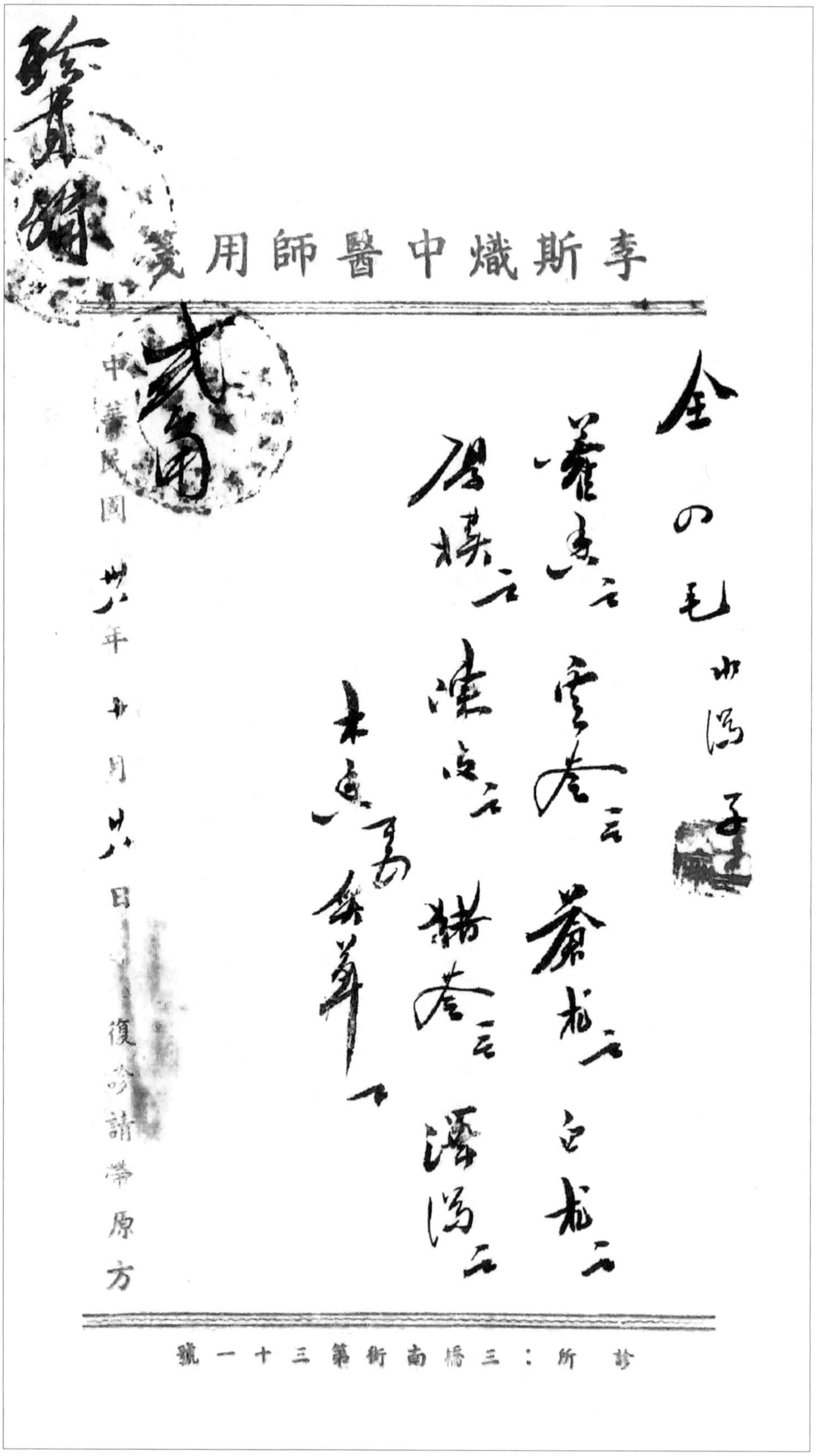

李斯熾中醫師用箋

中華民國卅八年十月廿八日

復診請帶原方

診所：三橋南街第三十一號

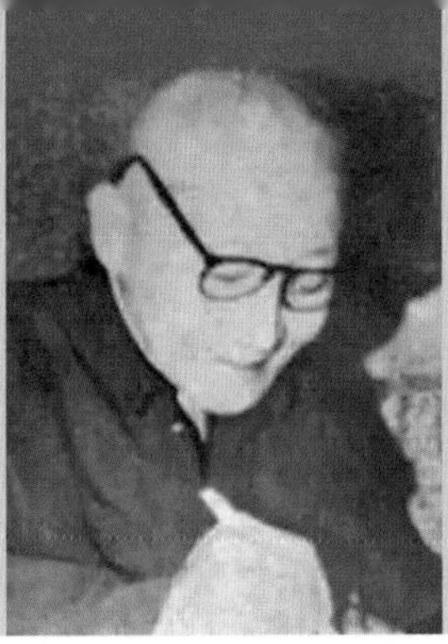

刘树农

劉樹農（一八九五—一九八五）江蘇淮安人祖傳七代世醫十七歲隨堂伯父小泉公學醫後又從師於淮安名醫應金臺先生擅長內兒科曾被譽為活瘟神民國九年開始獨立行醫門庭若市醫名遠播一九五六年上海中醫學院成立擔任院務委員金匱教研組主任等職教書育人樂此不疲著有劉樹農醫論選等

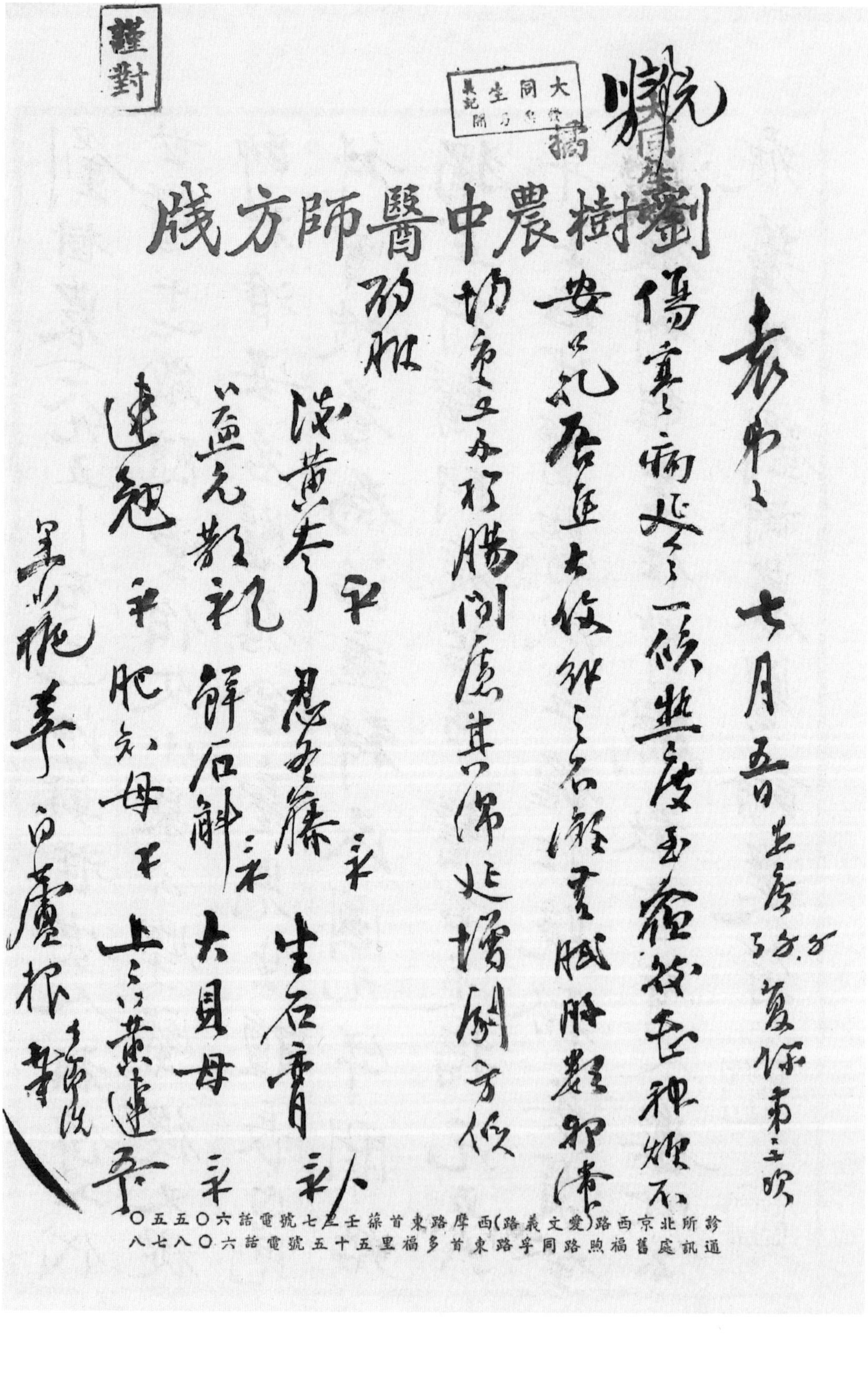
謹對
大同生
劉樹農中醫師方箋
診所北京西路(愛文義路)西摩路東首葆壬里七號電話六〇五五〇
通訊處舊福煦路同孚路東首多福里五十五號電話六〇八七八

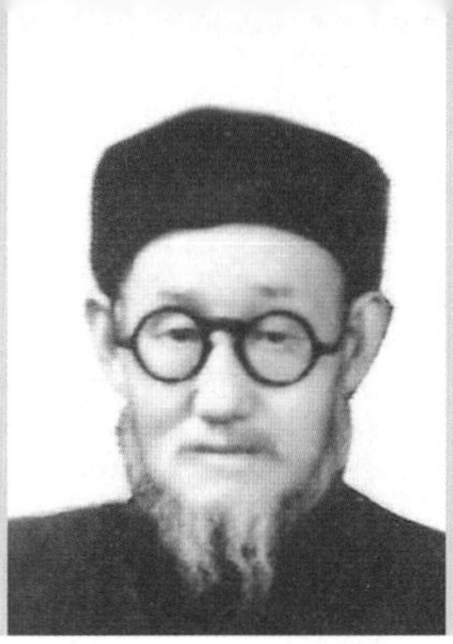

甘惠廷

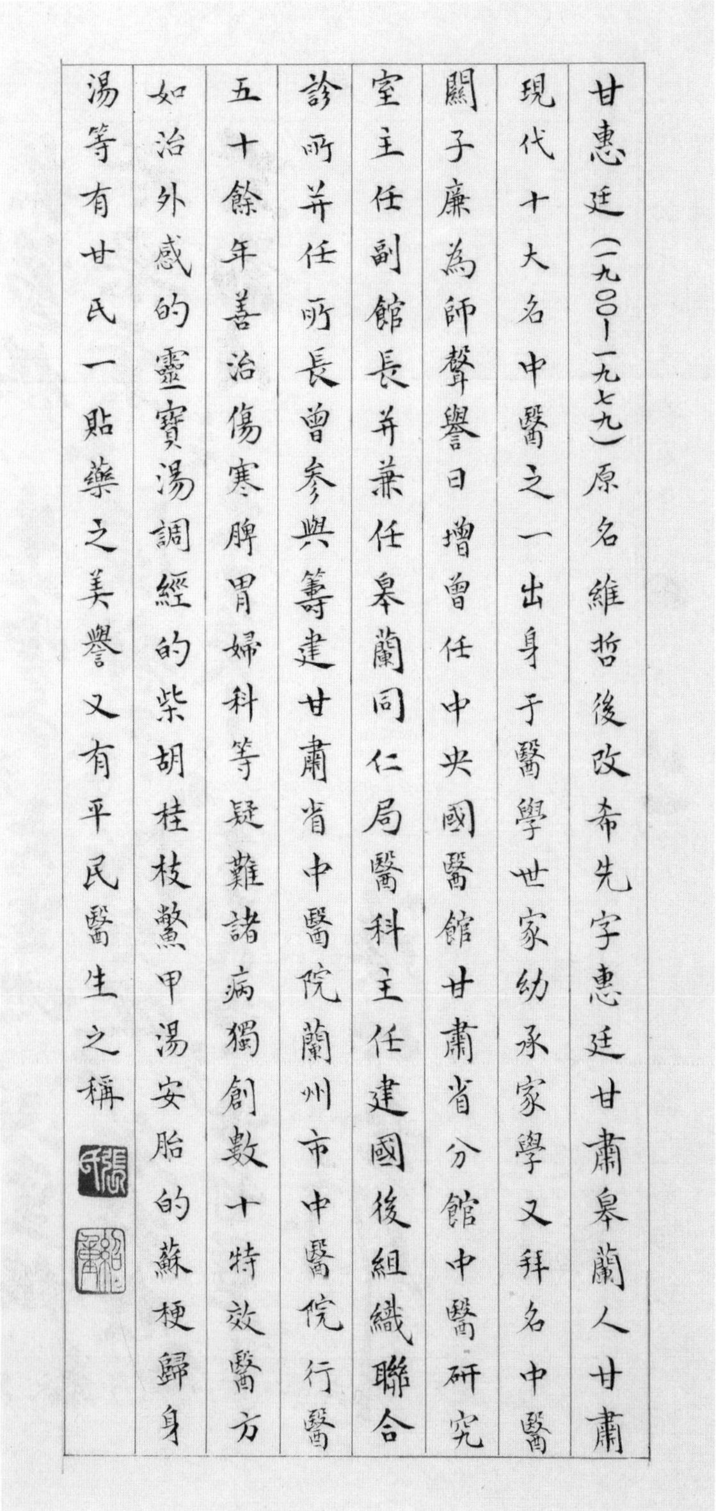

甘惠廷（一九〇〇—一九七九）原名維哲後改希先字惠廷甘肅皋蘭人甘肅現代十大名中醫之一出身于醫學世家幼承家學又拜名中醫關子廉為師聲譽日增曾任中央國醫館甘肅省分館中醫研究室主任副館長并兼任皋蘭同仁局醫科主任建國後組織聯合診所并任所長曾參與籌建甘肅省中醫院蘭州市中醫院行醫五十餘年善治傷寒脾胃婦科等疑難諸病獨創數十特效醫方如治外感的靈寶湯調經的柴胡桂枝鱉甲湯安胎的蘇梗歸身湯等有甘氏一貼藥之美譽又有平民醫生之稱

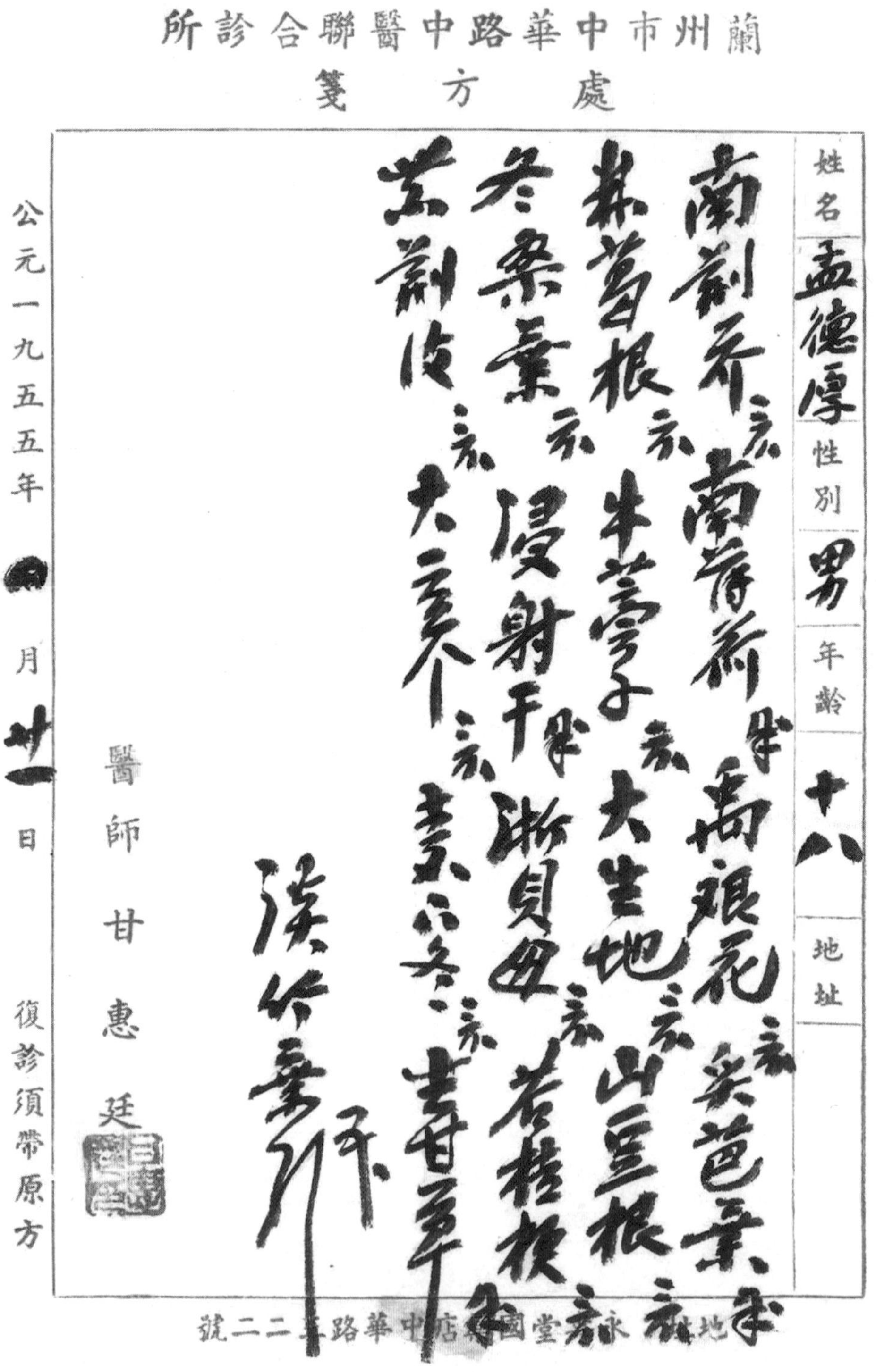

蘭州市中華路中醫聯合診所
處方箋

姓名 孟德厚　性別 男　年齡 十八　地址

南劉寄三钱　南薄荷半　扁豆花三钱　鮮荷葉半

粉葛根三钱　牛蒡子三钱　大生地三钱　山豆根三钱

冬桑葉三钱　白射干半　浙貝母三钱　苦桔梗三钱

[illegible]劉伎三钱　大元參三钱　寸麥冬三钱　生甘草

淡竹葉

醫師 甘惠廷

公元一九五五年四月廿一日

復診須帶原方

地址 永和堂國藥店 中華路三二二號

秦伯未

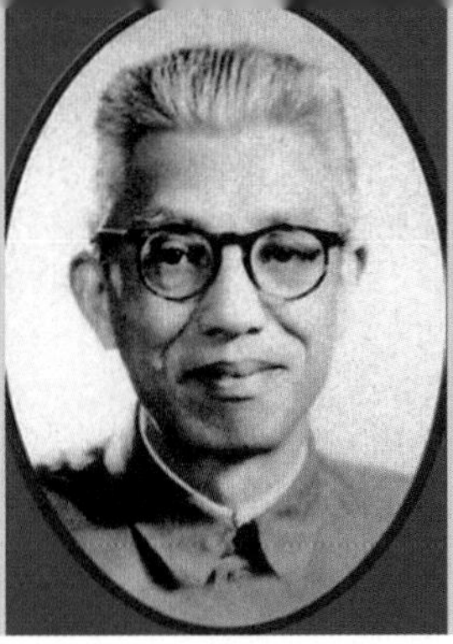

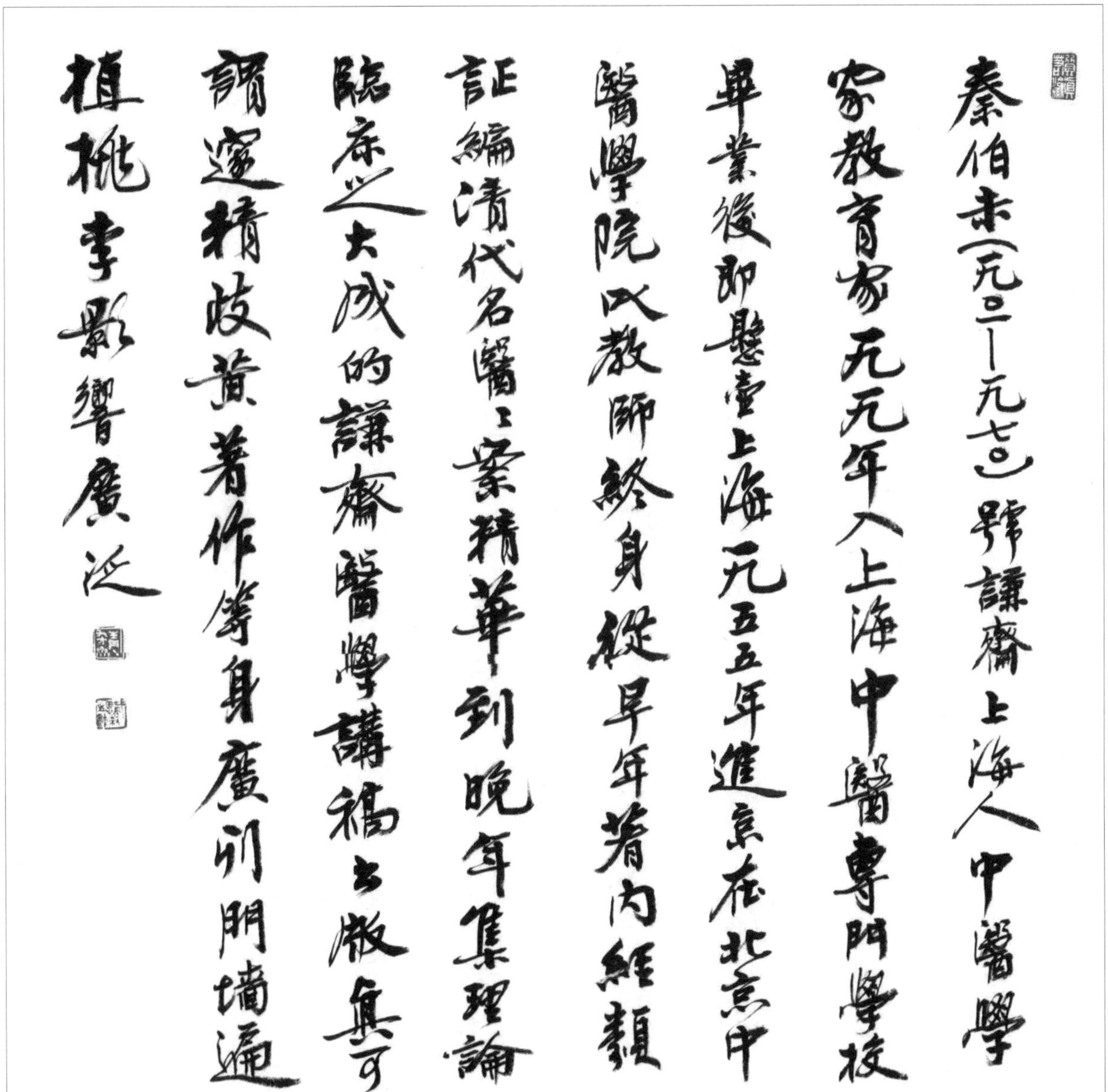
秦伯未（一九〇一—一九七〇）號謙齋上海人中醫學
家教育家一九一九年入上海中醫專門學校
畢業後即懸壺上海一九五五年進京在北京中
醫學院以教師終身從早年著内經類
証編清代名醫醫案精華到晚年集理論
臨床之大成的謙齋醫學講稿之微真可
謂邃精岐黄著作等身廣開門墻遍
植桃李影響廣泛

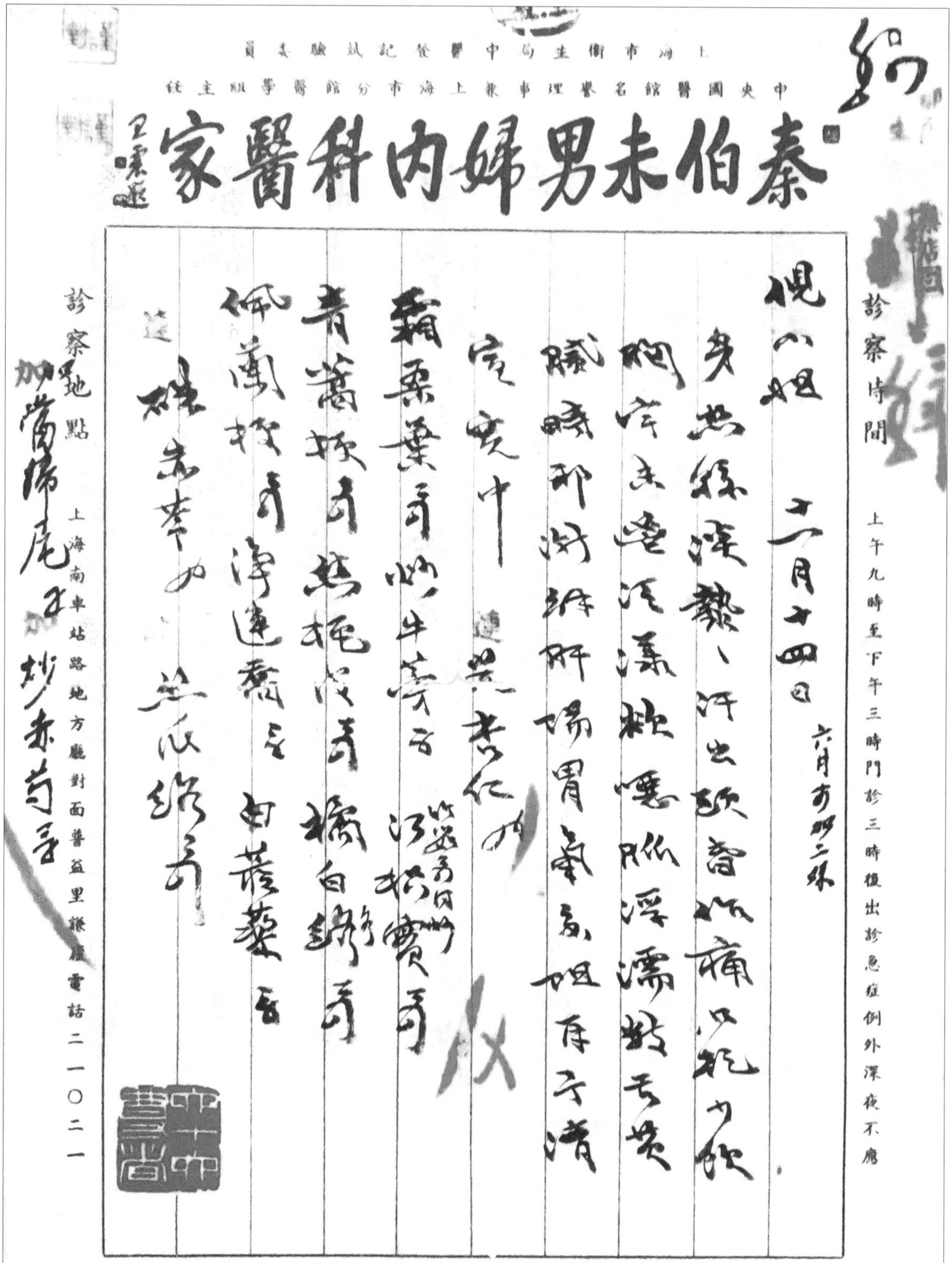

上海市衛生局中醫登記試驗委員
中央國醫館名譽理事兼上海市分館醫學組主任

秦伯未男婦内科醫家

診察時間 上午九時至下午三時門診 三時後出診 急症例外 深夜不應

倪小姐 二月廿四日

身熱綿綿，汗出頗多，頭痛口乾少飲，胸宇未適，泛漾欲嘔，脈浮濡數，舌黃膩，時邪襲於肺胃，氣分阻而不清。宜表中兼芳化。

六月廿四二次

霜桑葉三錢 炒牛蒡二錢 江枳實二錢（竹茹錢半同炒）

青蒿梗三錢 枳殼二錢 橘白錢半

佩蘭梗二錢 淨連翹三錢 白蒺藜三錢

雞蘇散四錢 絲瓜絡三錢

加 當歸尾三錢 加 炒赤芍三錢

診察地點 上海南車站路地方廳對面普益里謙廬 電話二一〇二一

門人 楊永釗 唐忠義 趙耀光 湯君捷 羽克敦 夏振良 鄧德輝 姚慮尚 陳明鏞 張守中 倪本青 李樹秀 劉耕唐 傅常之 徐佑生 吳昌年 侍診

秦伯未先生花卉扇面 1
秦伯未先生隶书扇面 2

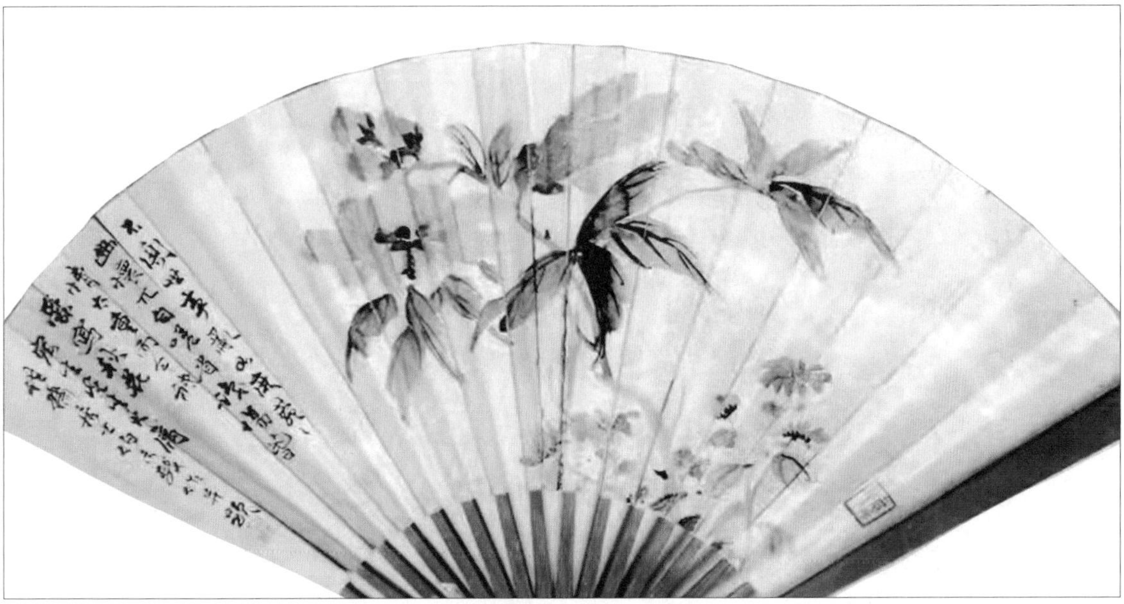

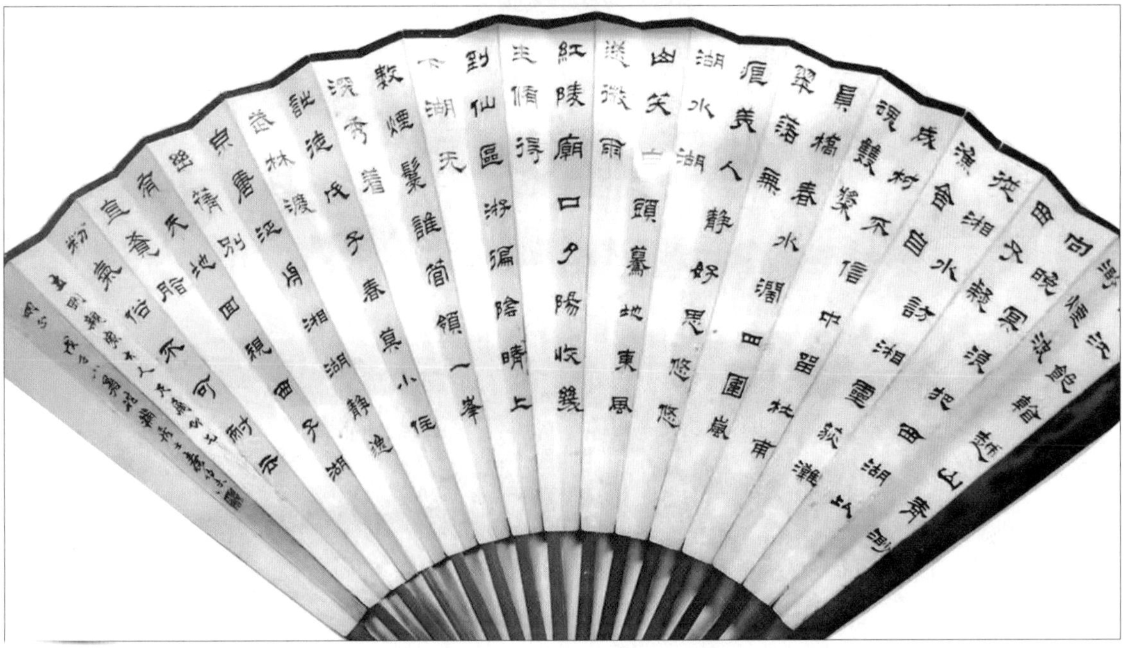

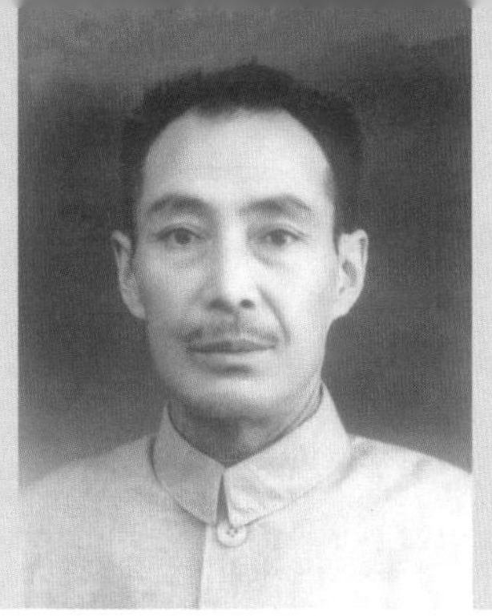

董静庵

董靜菴(一九〇一—一九七三)甘肅廣河縣人甘肅現代十大名中醫之一上世紀三四十年代醫名漸起一九五一年與名中醫牛孝威柯興參等組建中醫聯合診所一九五五年成立蘭州市中醫門診部一九五八年擴建為蘭州市中醫院并任副院長主張辨證論治和專方治專病相結合提倡以少御多藥力專一對常見急慢性傳染病和內傷雜病法古滙今自創方如馬鞭湯和龜龍丸和多種結核病雷擊散預防流行性感冒地丁湯治各種急性炎症每獲奇效晚年治病多出奇方以奏奇功

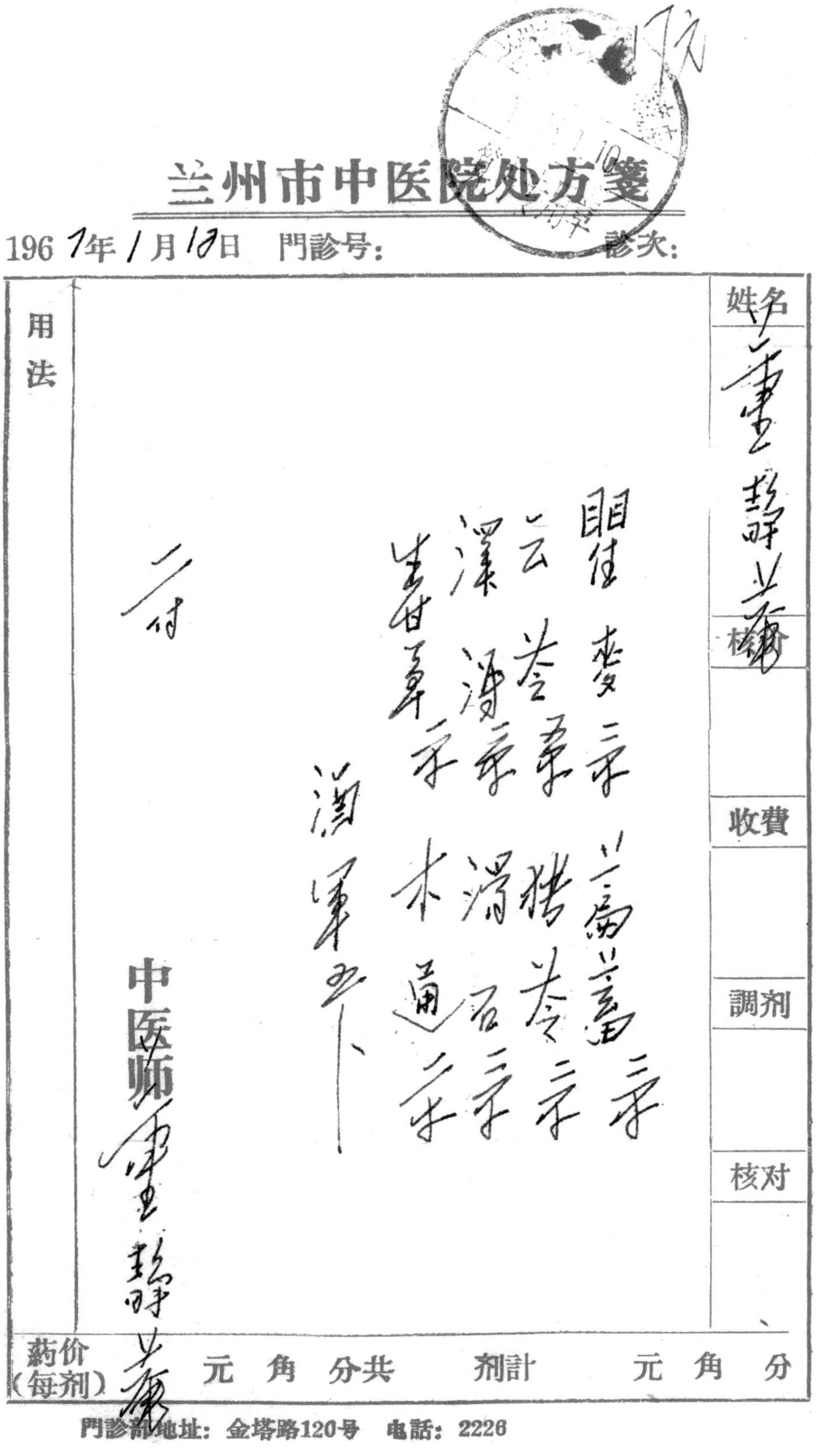

兰州市中医院处方箋

196 7年 1月 18日　門診号：　　診次：

姓名　董静菴

核价

收費

調剂

核对

用法

瞿麦三钱　萹蓄三钱
云苓三钱　猪苓三钱
泽泻三钱　滑石三钱
生甘草一钱　木通二钱
酒军五分

二付

中医师　董静菴

药价（每剂）　元　角　分共　　剂計　　元　角　分

門診部地址：金塔路120号　电話：2226

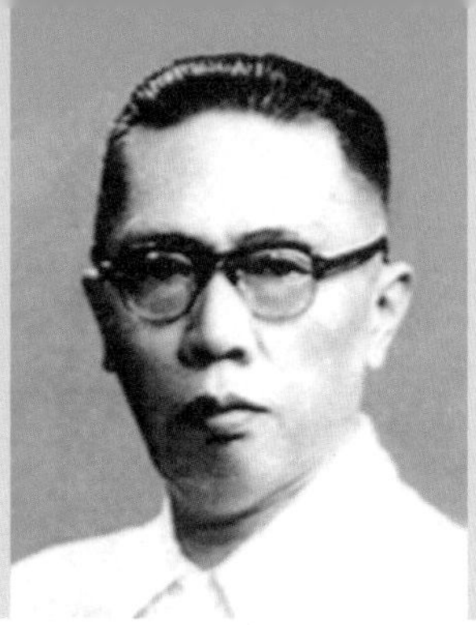

程门雪

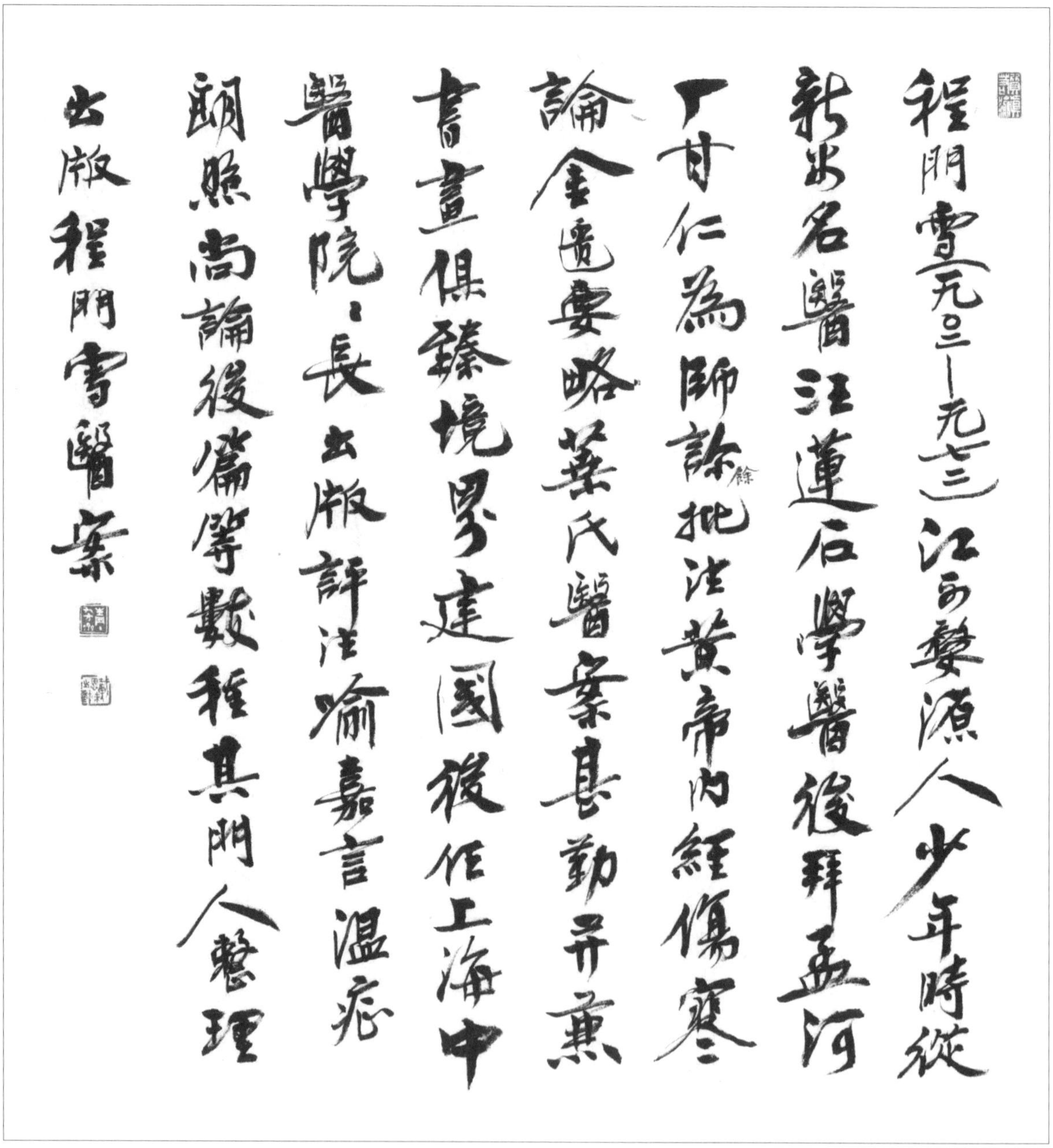
程門雪(一九〇二—一九七二)江西婺源人少年時從
新安名醫汪蓮石學醫後拜孟河
丁甘仁為師餘批注黃帝內經傷寒
論金匱要略葉氏醫案甚勤并兼
書畫俱臻境界建國後任上海中
醫學院院長出版評注喻嘉言溫疫
顧照尚論後篇等數種其門人整理
出版程門雪醫案

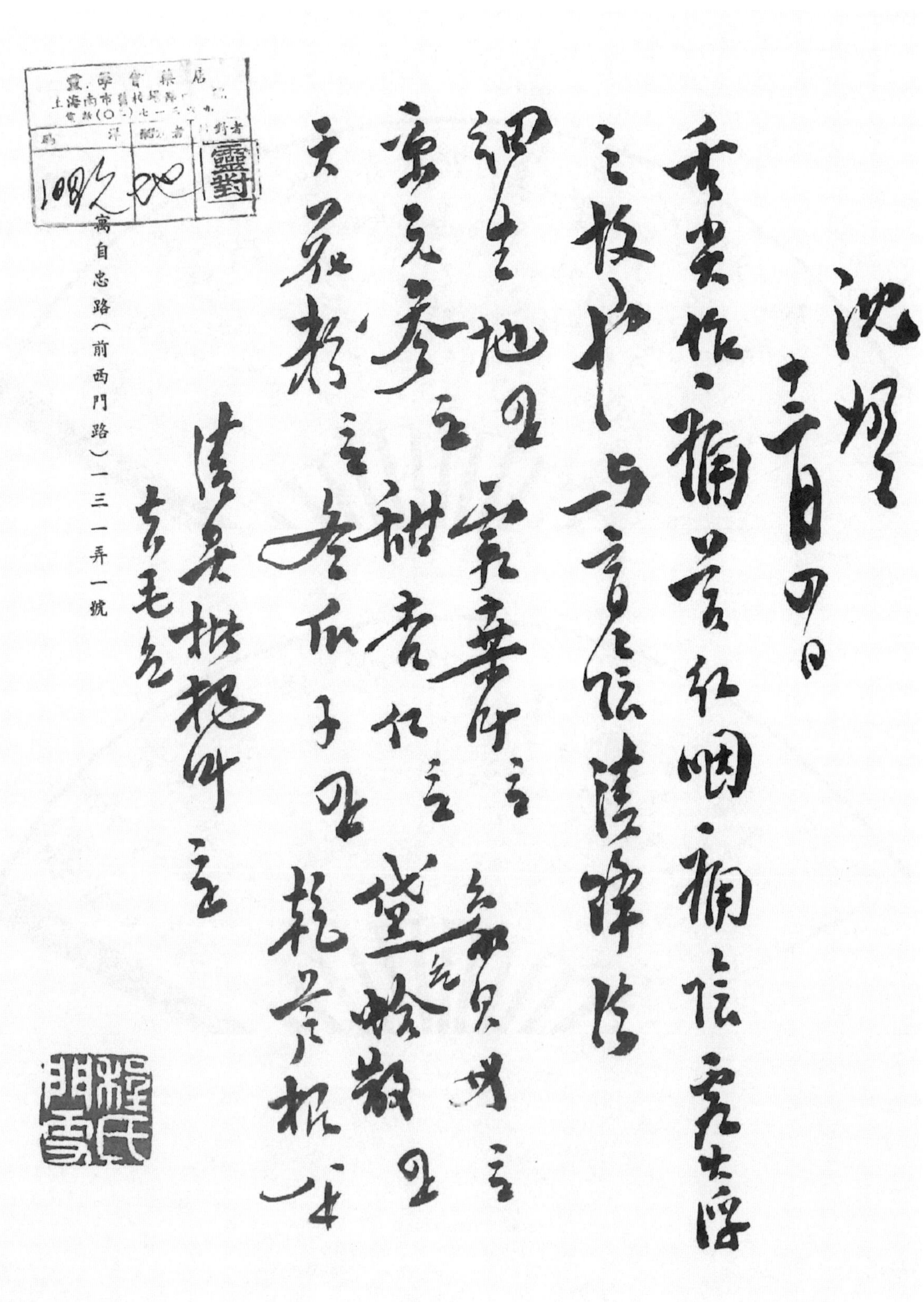
靈學會藥局
寓自忠路（前西門路）一三一弄一號
程氏門雪

程门雪先生行书成扇（正）↓1
程门雪先生行书成扇（反）↓2

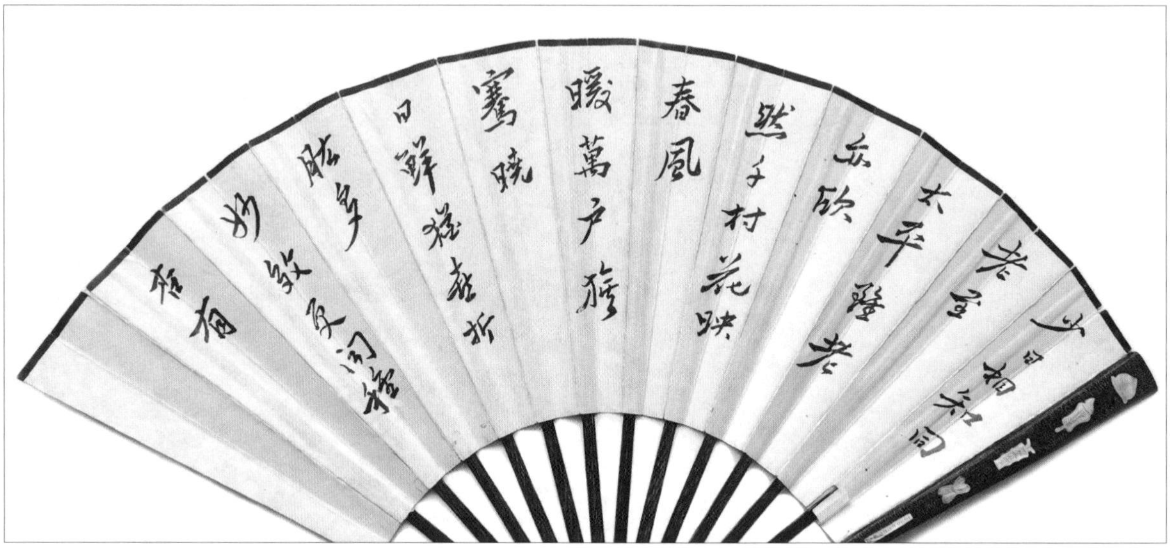

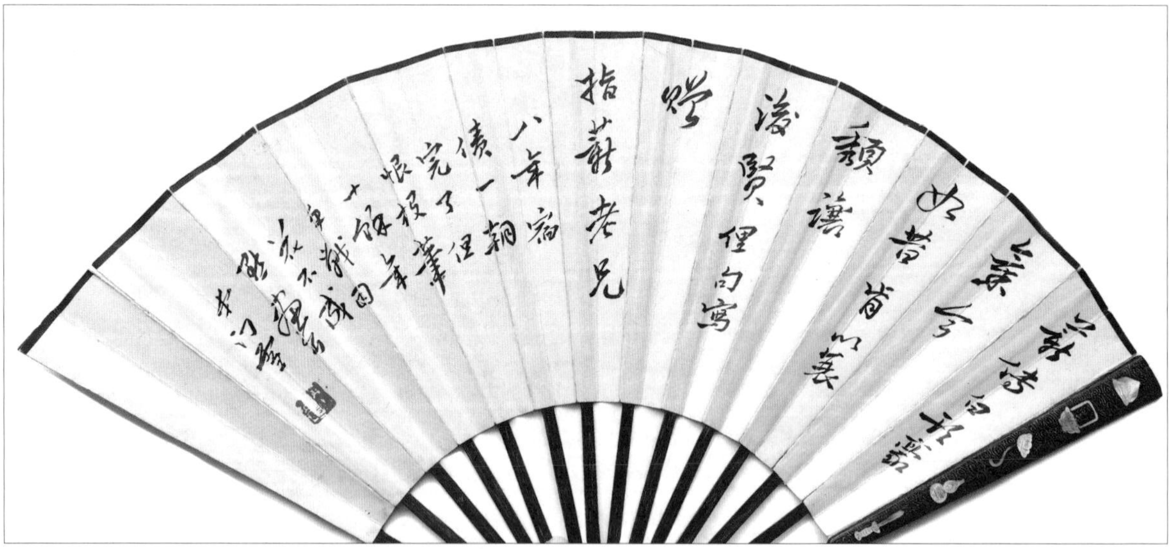

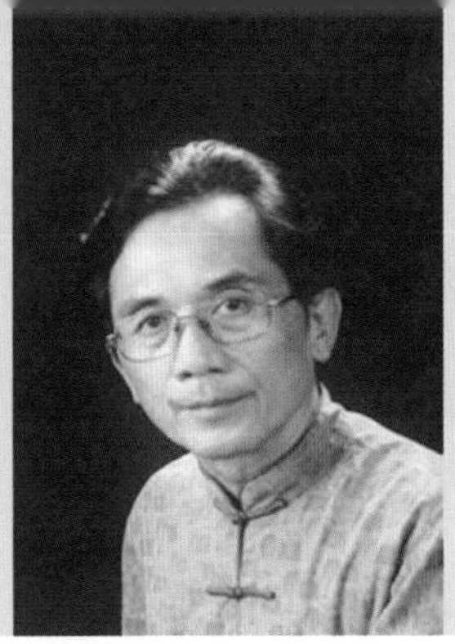

黄文东

黃文東（一九〇二—一九八一）江蘇吳江人幼承庭
訓攻讀古典經史十四歲考入上海中醫
專門學校受業於孟河名醫丁甘仁門下
一九二一年以首屆名列第一畢業建國後
不久歷任上海中醫學院內科學教研
室主任附屬醫院內科主任上海中醫學
院院長著述甚豐主編全國中醫院校中
醫內科學門人整理有黃文東醫案

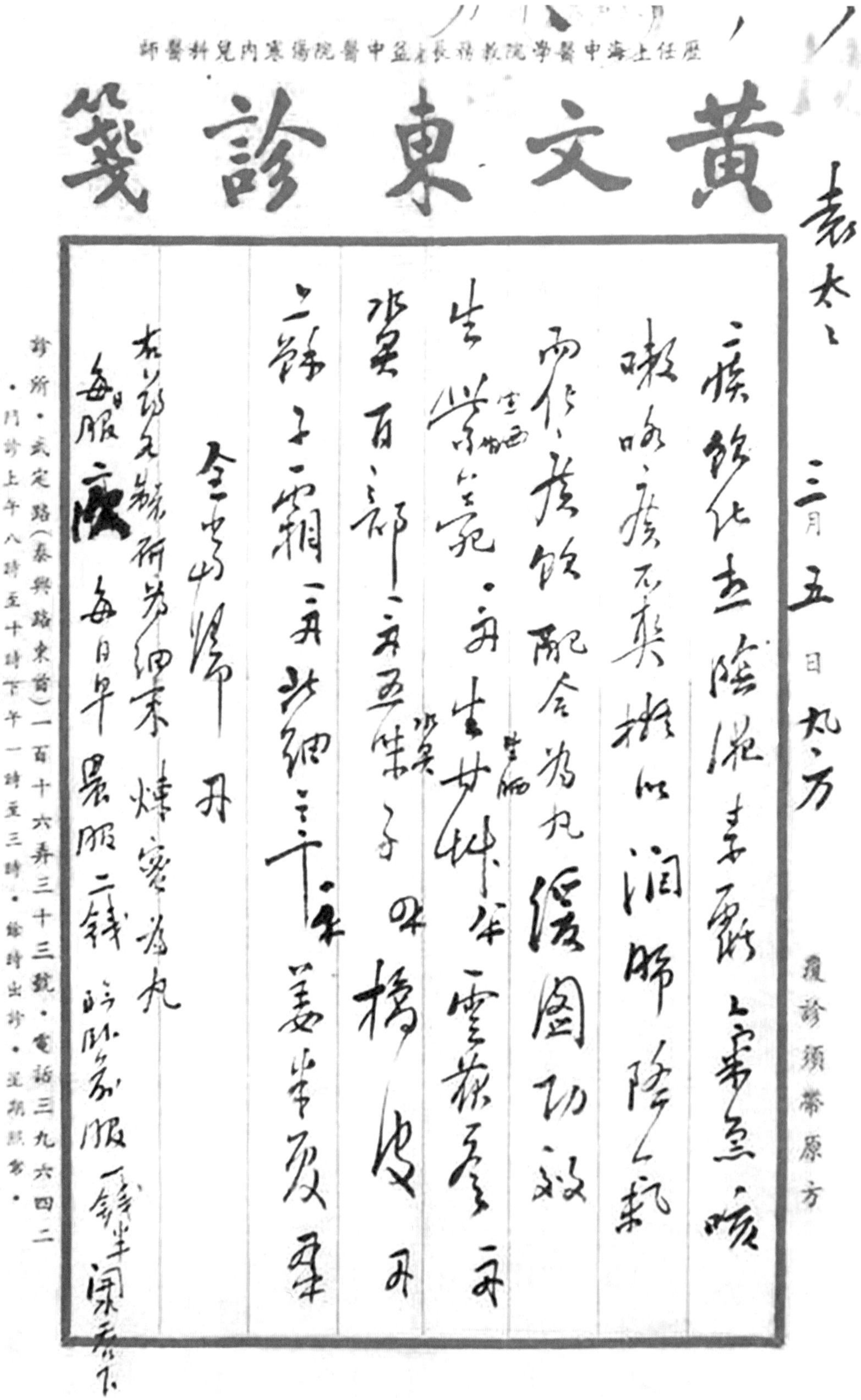

歷任上海中醫學院教務長兼益中醫院傷寒內兒科醫師

黃文東診箋

袁太太　三月五日　丸方

痰飲化熱，陰液耗傷，常患咳嗽，咳痰不爽，擬以潤肺陰，養而化痰飲，配合為丸，緩圖功效。

生紫菀（生曬）一兩　生甘草五錢　雲茯苓一兩

炙百部一兩五錢　炙蘇子四錢　橘皮一兩

二陳子一兩　北細辛三錢　薑半夏一兩

金水六君丹

右藥先將前藥研為細末，煉蜜為丸

每服　每日早晨服二錢，臨臥前服一錢半，開水送下

診所・武定路（泰興路東首）一百十六弄三十三號・電話三九六四二・門診上午八時至十時下午一時至三時・餘時出診・星期照常・

覆診須帶原方

包天白

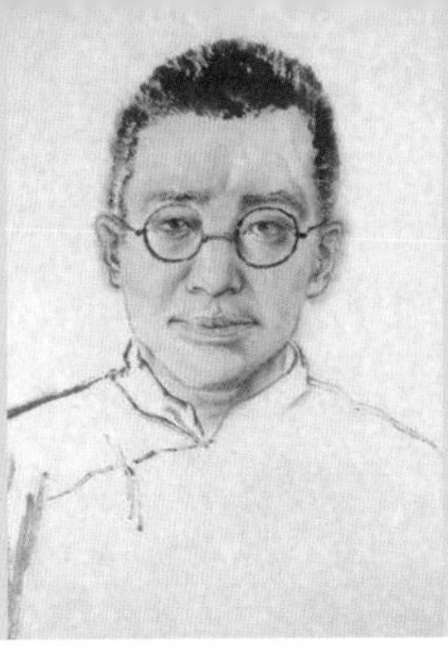

包天白（一九〇二—一九八六）福建上杭人早年就讀於江蘇公學中學部同時從文識生公學醫一九一八年入神州醫藥專門學校為首屆畢業生繼之在上海中醫專門學校中國醫學院任教一九三五年從朱小南文學創建上海新中國醫學院任首期教務長創辦新中醫研究社復轉教於上海中國醫學院病逝於從臺灣回鄉途中

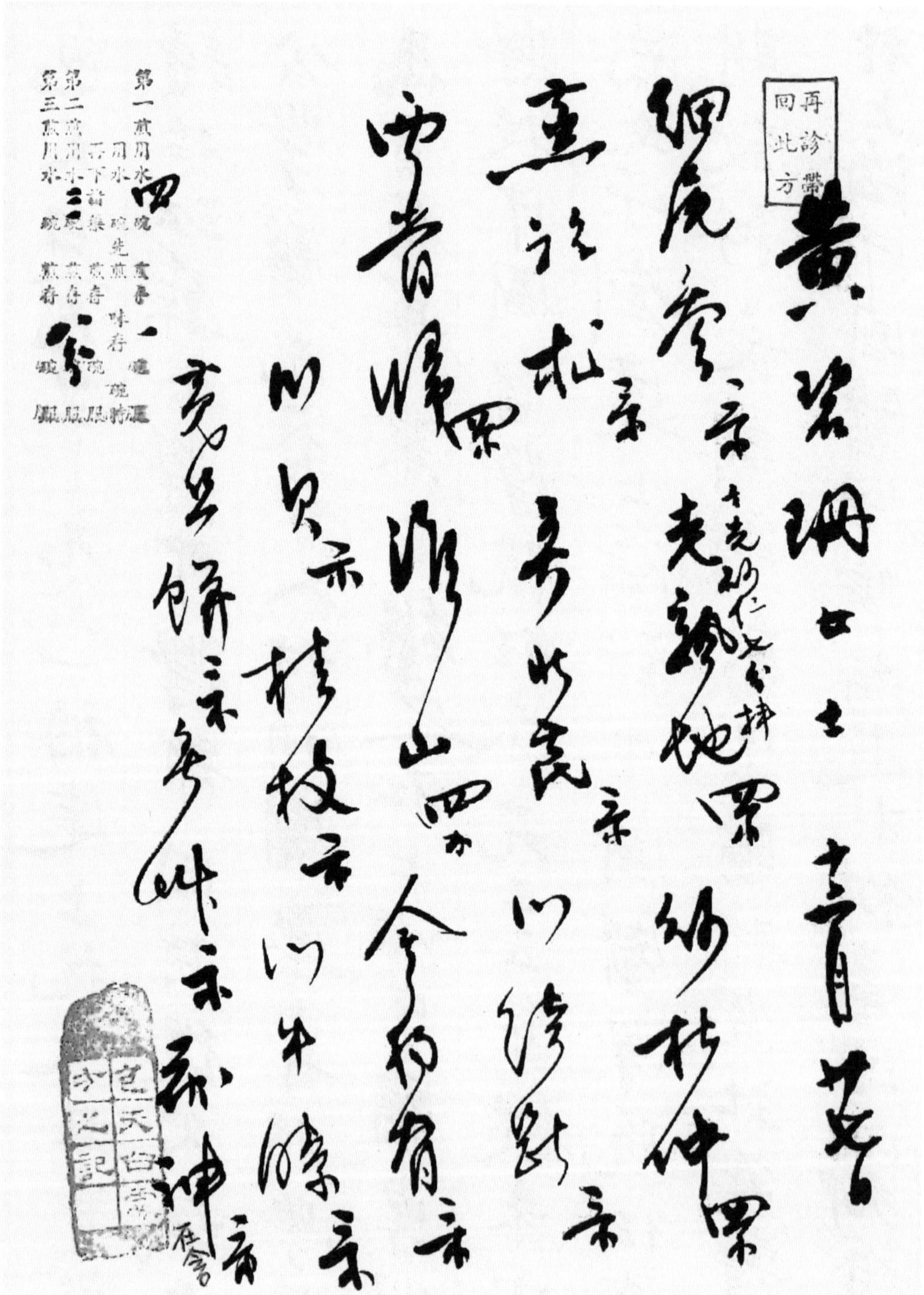
再診帶同此方

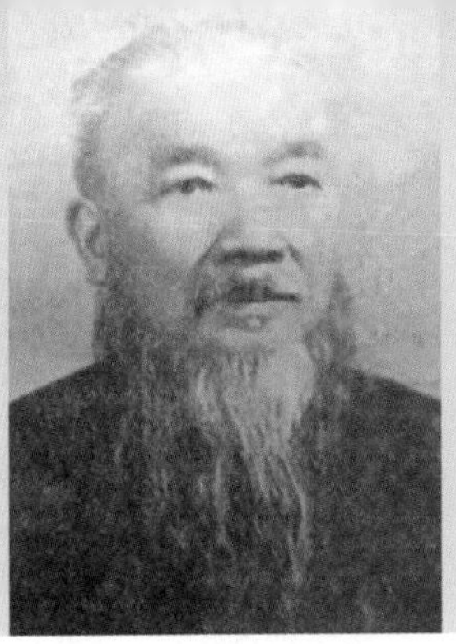

柯与参

柯與參(一九〇三—一九七八)名敏以字行甘肅寧縣人甘肅現代十大名中醫之一著名中醫教育家書法家二十五歲開始在蘭州獨立行醫後又求教于當時醫壇大師章太炎惲鐵樵施今墨等一九三二年任甘肅省圖書館主任一九三三年被推選為甘肅省國醫館館長和中央醫館理事創辦國醫月刊推進和發展中醫教育新中國成立以後先後担任蘭州市中醫協會會長甘肅中醫學會理事長甘肅中醫學院籌備領導小組組長此方系柯老為蘭州種樹先驅農民科學家劉亞之夫人所處

刘右 方 十二、八

粉葛根二钱 川厚朴钱半 赤芍二钱

川柴胡二钱 生石膏四钱 桔梗二钱

生地黄三钱 细木通二钱 滑石二钱

荆芥穗二钱 南薄荷钱半后下 黄芩二钱

薏苡仁二钱 青连翘二钱 生甘草五分

川象贝二钱

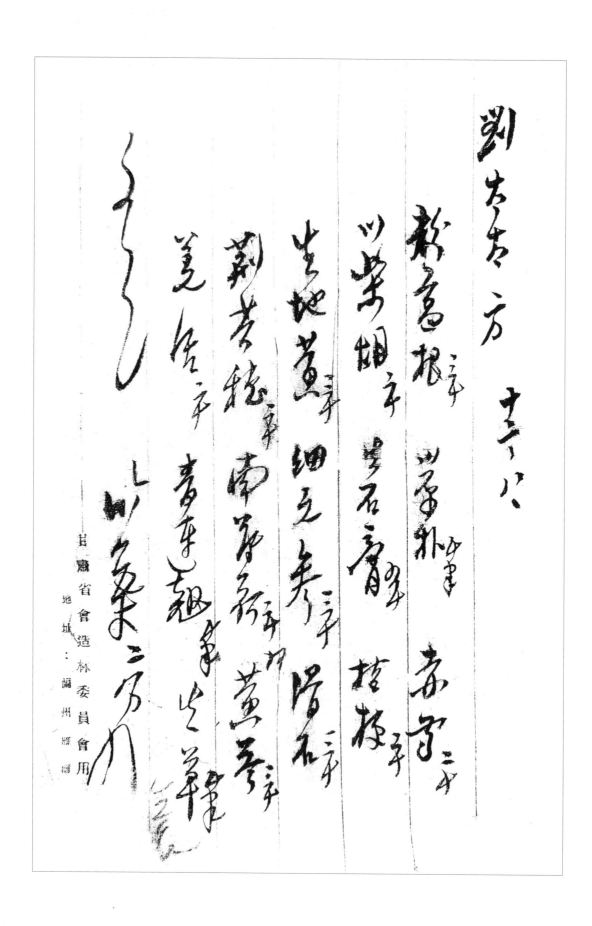

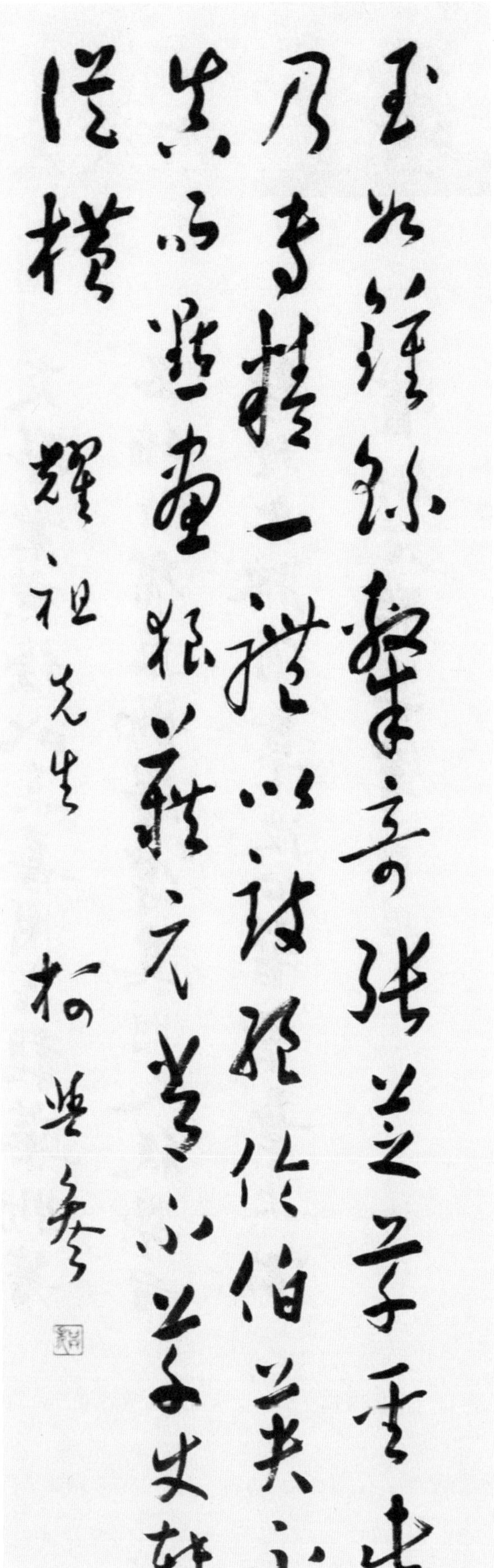

柯与参先生行书轴

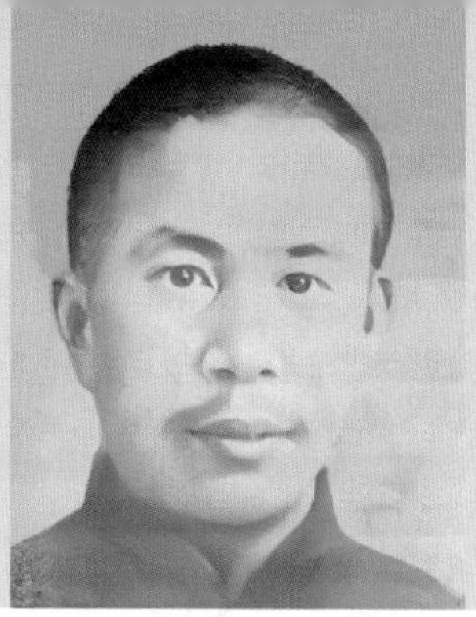

章次公

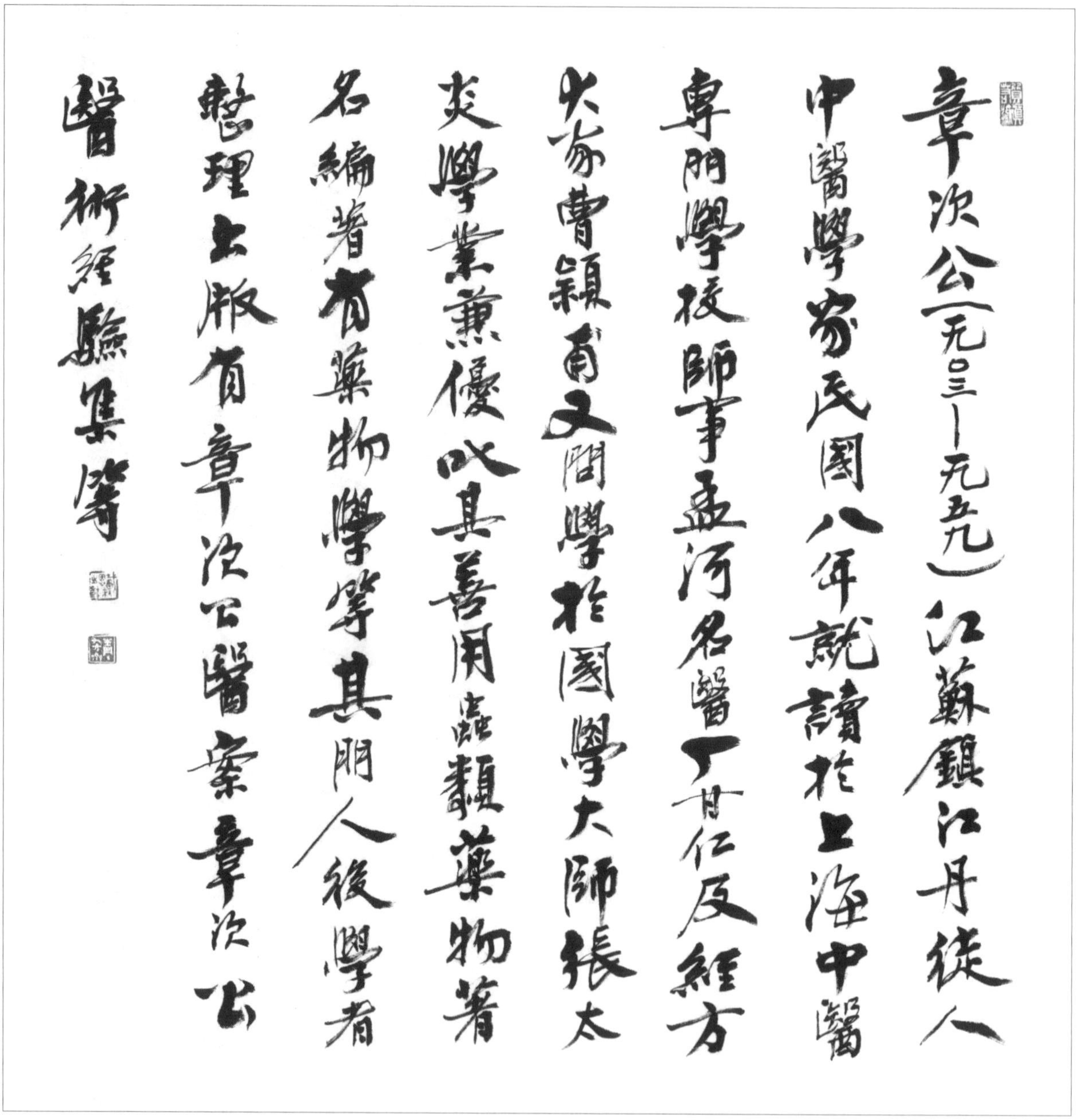
章次公(一九〇三—一九五九)江蘇鎮江丹徒人
中醫學家民國八年就讀於上海中醫
專門學校師事孟河名醫丁甘仁及經方
大家曹穎甫又問學於國學大師張太
炎學業兼優以其善用蟲類藥物著
名編著有藥物學等其門人後學者
整理出版有章次公醫案章次公
醫術經驗集等

第 次

处方笺

门诊号数

姓名 鄧海南

性别

年龄

已未婚

职业

籍贯

住址

一九五七年十月十三日

症状及診断

处方

(一)

鱉甲膠 半斤 烊化

真蜂蜜 二斤 与膠攪和。

再加炒山药四两研末和入。

(二)

雞内金 焙 壹两

土鱉虫 焙 六銭

青皮 壹两

上三味，共研細末，分成卅包，

一天用一包，再匀作兩次服之。

用法

中医診所名称地址

中医师 章次公

北京 ……

北京中医学会印

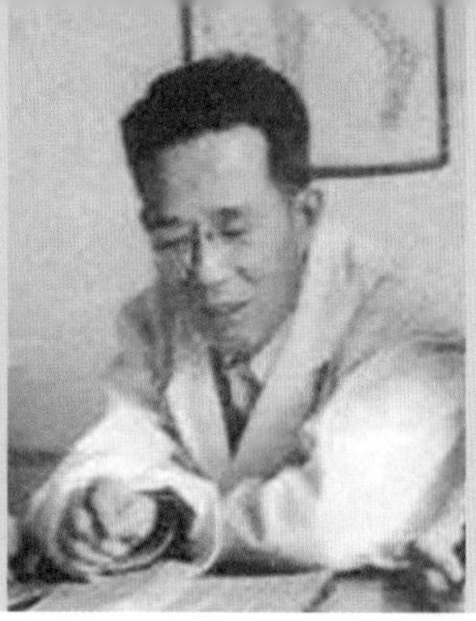

唐吉父

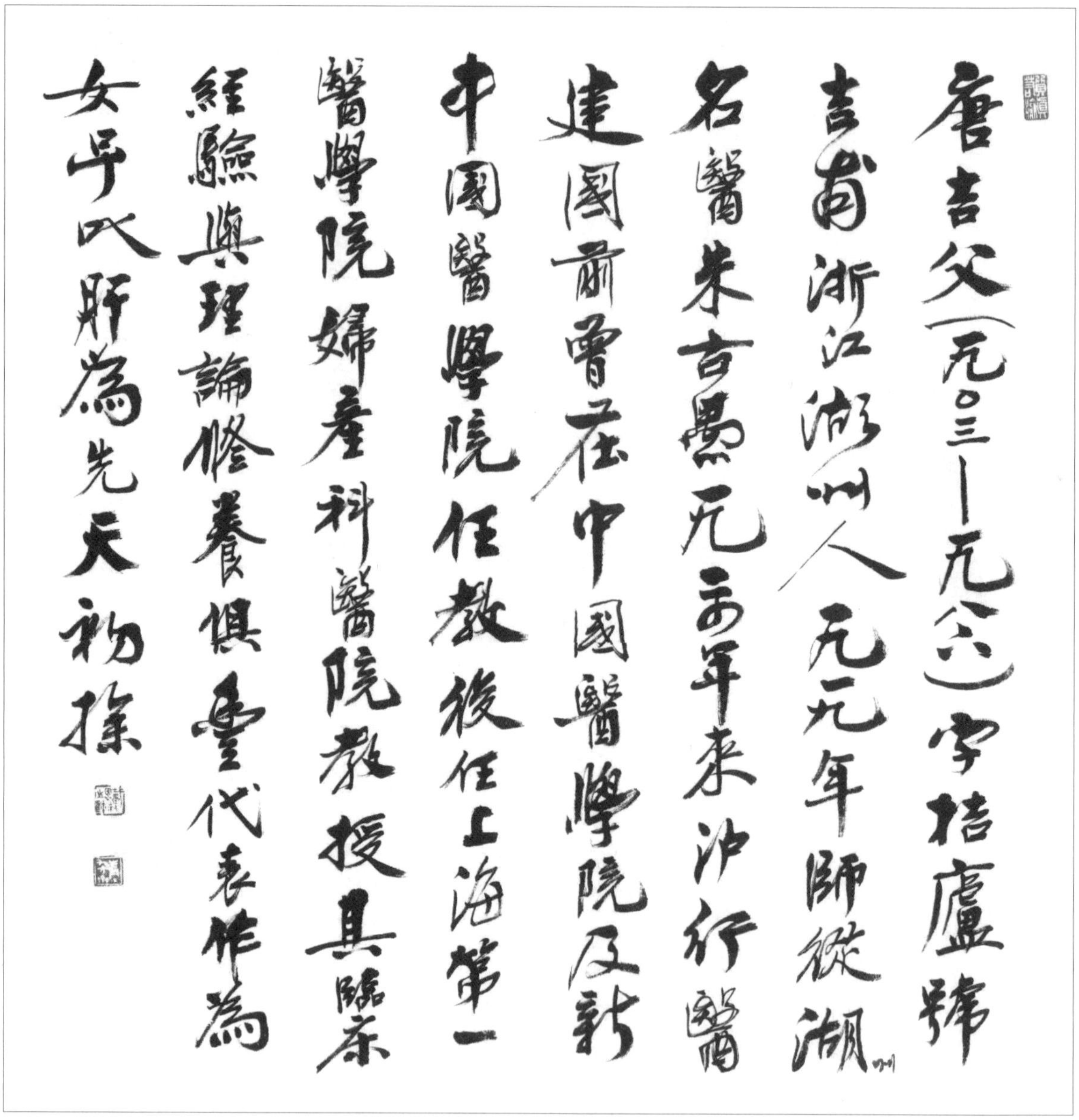
唐吉父（一九〇三—一九八六）字桔廬號吉甫浙江湖州人一九一九年師從湖州名醫朱古愚一九二五年來滬行醫建國前曾任中國醫學院及新中國醫學院任教後任上海第一醫學院婦產科醫院教授其臨床經驗與理論修養俱豐代表作為女子以肝為先天初探

批

吴震生　费平十五　新闸路

食滞碍积　食入不化　遂成痢下　腹

中痹痛　里急后重　囊急滑右

回红赤　阳明热滞　薰蒸于上　火而以

清疏阳明积滞

白头翁三　枳实炭三　竹茹麦三

槟白皮三　花槟榔三　赤白芍各三

香连丸二钱　山查炭四

加

紫锦纹三

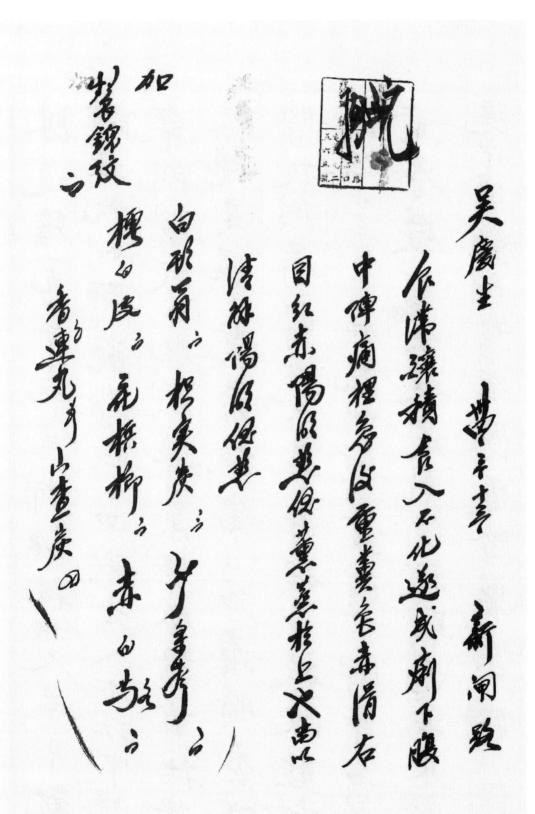

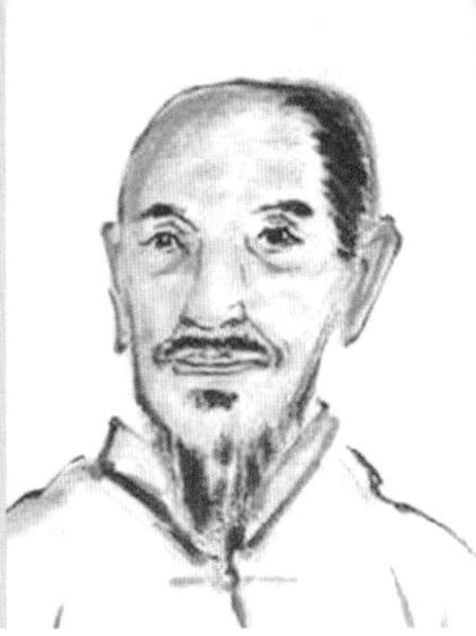

陈道隆

陳道隆（一九〇三—一九七三）浙江杭州人早年就
讀於杭州師範學校十四歲考入浙江中醫
專門學校十九歲畢業榮登榜首按學
校規定畢業考試第一名者將委以
學校附屬醫院院長并授予校政監督
民國十三年在杭州懸壺濟世師事名醫
黃香巖醫大進建國後被聘為華東醫
院中醫顧問著有陳道隆醫案

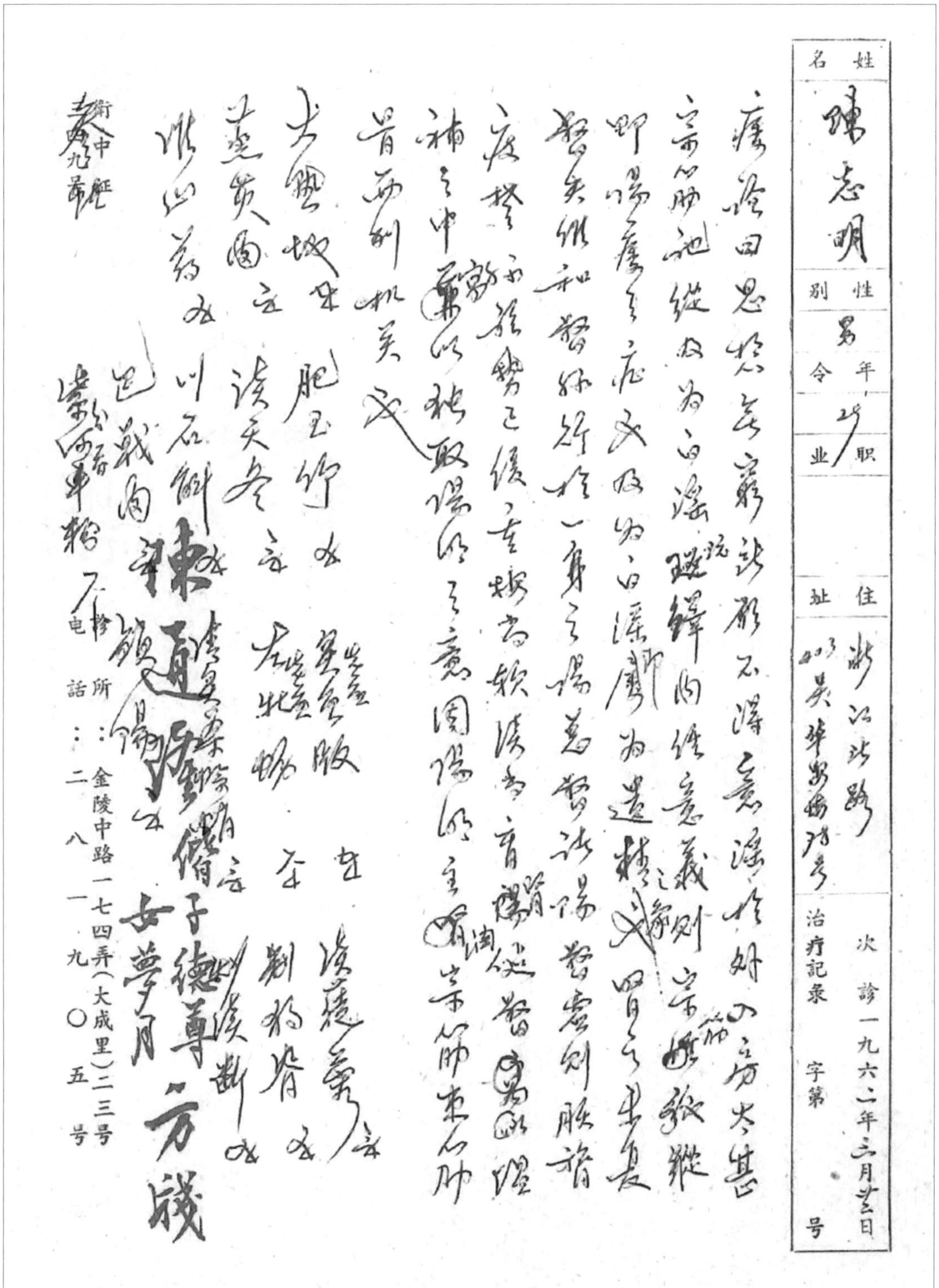

姓名 陈志明　性别 男　年令 29　职业

住址 浙江吴兴[illegible]

次诊 一九六二年三月廿三日

治疗记录 第　字　号

痿证因思想无穷，所愿不得，意淫于外，入房太甚，宗筋弛纵，发为白淫。就经旨意义，则宗筋弛纵即阳痿之症，又发为白淫，即为遗精之属。胃主束骨而利机关，督主[illegible]，督脉行于一身之阳，为督诸阳，督虚则脉络痿。[illegible]势已久，[illegible]补之中兼以[illegible]阳之意，[illegible]宗筋束骨而利机关也。

大熟地 五钱　肥玉竹 五钱　[illegible]　淡苁蓉 三钱

淡天冬 三钱　左牡蛎 一两　制狗脊 三钱

淮山药 五钱　川石斛 五钱　川续断 三钱

巴戟肉 三钱　[illegible]

紫河车粉 一钱（吞服）

陈道隆（印）

诊所：金陵中路一七四弄（大成里）二三号

电话：二八一一九〇五号

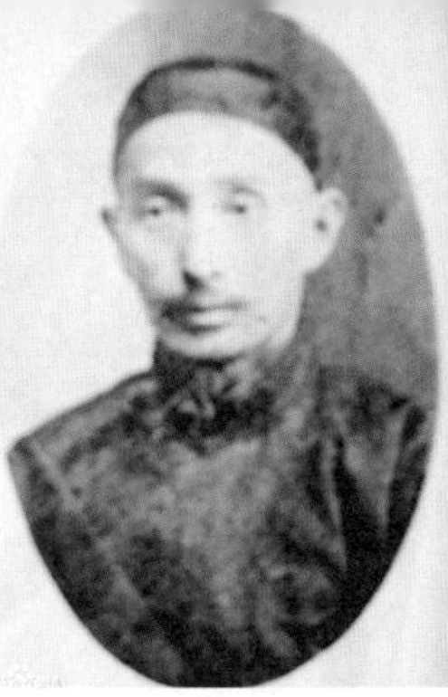

张赞臣

张赞臣（一九〇四—一九九三）江苏武进落湖人家学渊博幼承庭训受其父伯熙公教诲十六岁随之来沪入上海中医专门学校师从谢利恒曹颖甫诸名家民国十五年即悬壶沪上精内外妇儿五官各科尤以外喉科见长创制金灯山根汤著有中国历代医学史略中国诊断学纲要等学术专著

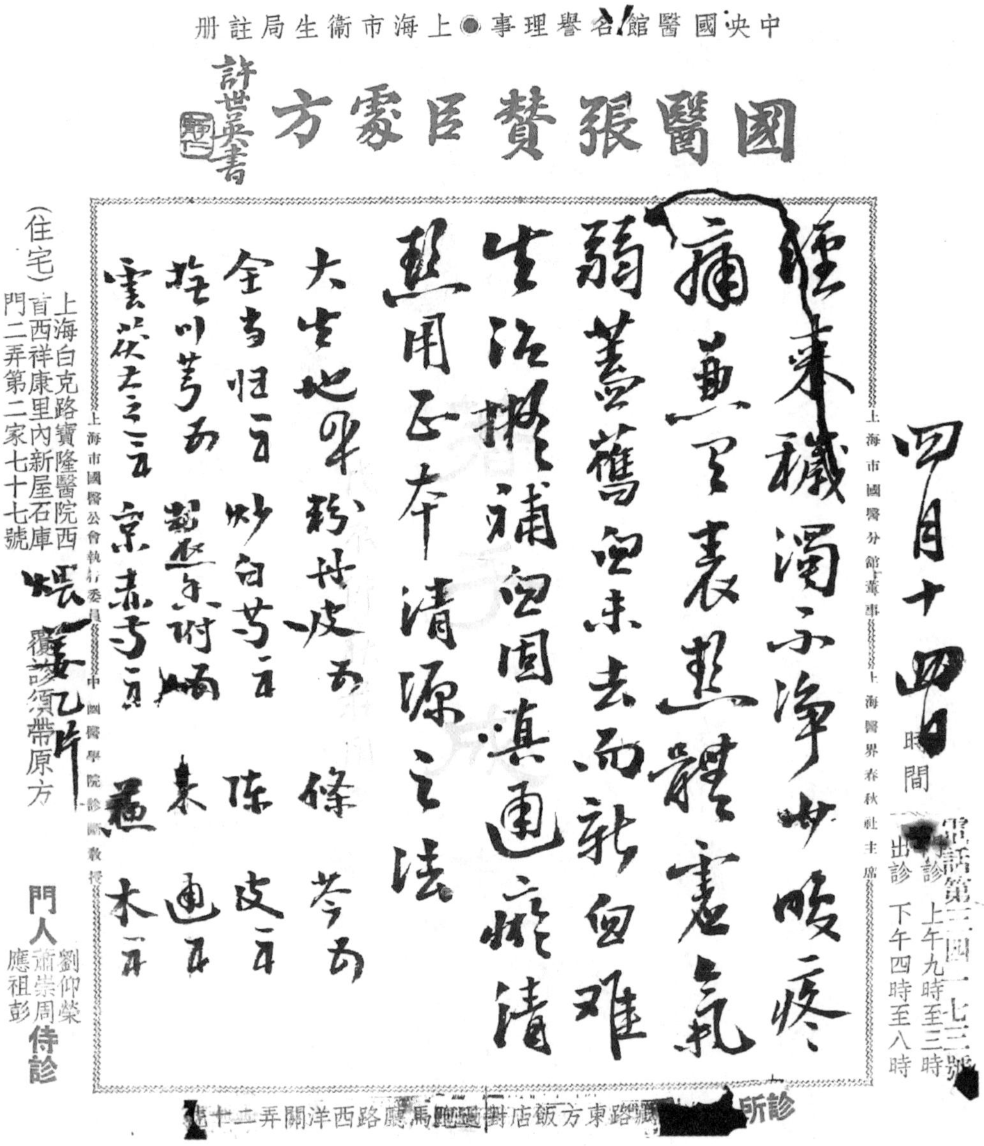

中央國醫館名譽理事◉上海市衛生局註冊

國醫張贊臣處方

許世英書

上海市國醫分館董事 上海醫界春秋社主席

上海市國醫公會執行委員 中國醫學院診斷教授

四月十四日 時間

腰來纖濁不淨，少腹疼痛，兼見表熱，體虛氣弱，舊血未去而新血難生，治擬補血固真，通瘀清熱，用正本清源之法

大生地四錢 粉丹皮錢半 條芩錢半

全當歸二錢 炒白芍二錢 陳皮二錢

桂川芎錢半 製香附錢半 木通二錢

雲茯苓三錢 京赤芍錢半 蒼术二錢

電話第三四一七三號

門診 上午九時至三時

出診 下午四時至八時

診所 路東方飯店對過跑馬廳路西洋關弄二十號

（住宅）上海白克路寶隆醫院西首西祥康里內新屋石庫門二弄第二家七十七號

張贊臣

覆診須帶原方

門人 劉仰榮 蕭崇周 應祖彭 侍診

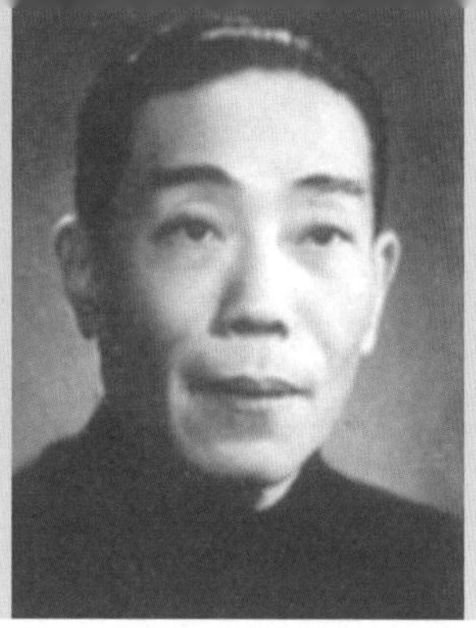

石筱山

石筱山（一九〇四—一九六四）江蘇無錫人著名骨傷專家早年學醫於上海神州中醫專門學校後隨父從醫以善治骨折傷痛而遠近聞名創石氏骨傷一大流派上海中醫學院骨傷科教研室主兼任附屬龍華醫院傷科主任著有從醫史中認識祖國醫學傷科的成果等論文出版石筱山醫案等

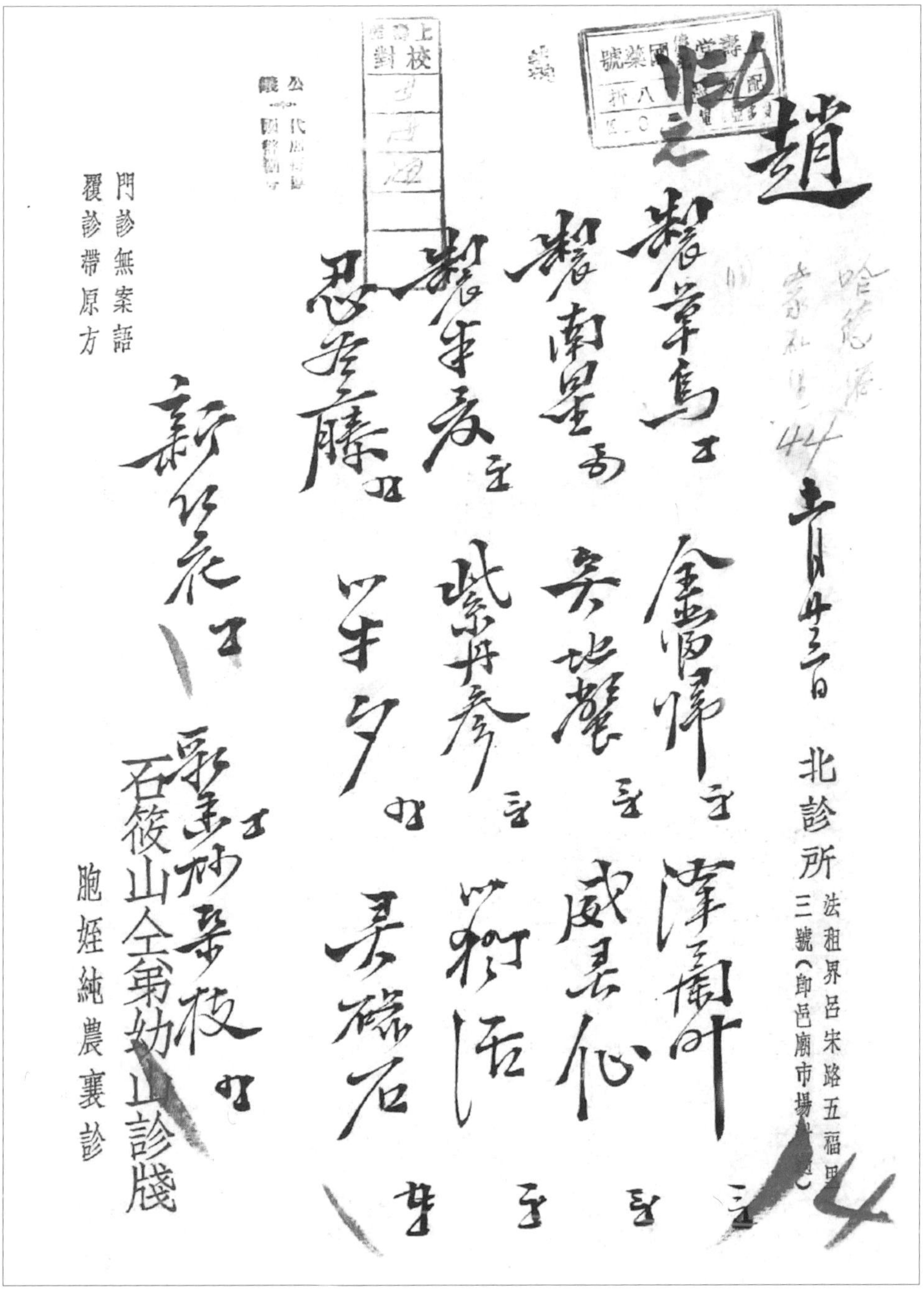

趙

十一月廿三日

北診所 法租界呂宋路五福里三號（即邑廟市場）

製草烏 金當歸 澤蘭葉

製南星 炙地鱉 威靈仙

製半夏 紫丹參 川獨活

忍冬藤 川牛夕 炙絡石

新紅花 嫩桑枝

石筱山仝弟幼山診牋

胞姪純農襄診

門診無案語

覆診帶原方

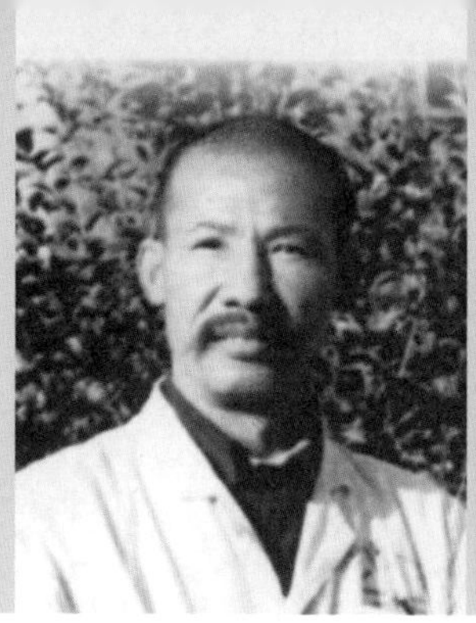
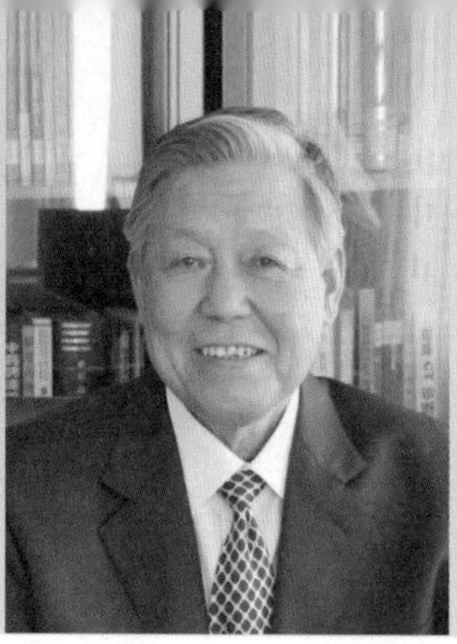

刘景泉（左）
刘东汉（右）

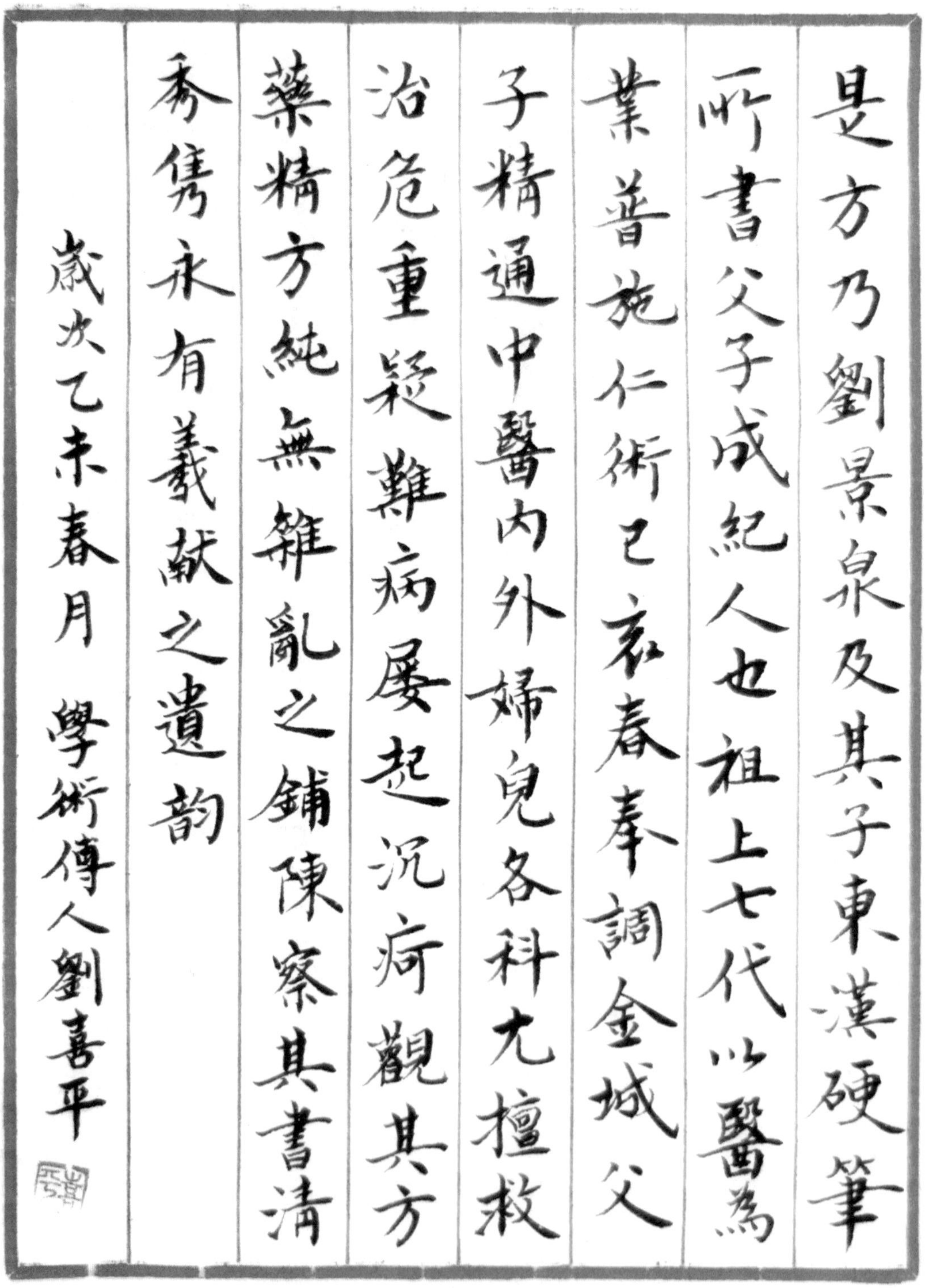

是方乃劉景泉及其子東漢硬筆所書父子成紀人也祖上七代以醫為業普施仁術已亥春奉調金城父子精通中醫內外婦兒各科尤擅救治危重疑難病屢起沉痾觀其方藥精方純無雜亂之鋪陳察其書清秀雋永有羲獻之遺韻

歲次乙未春月　學術傳人劉喜平

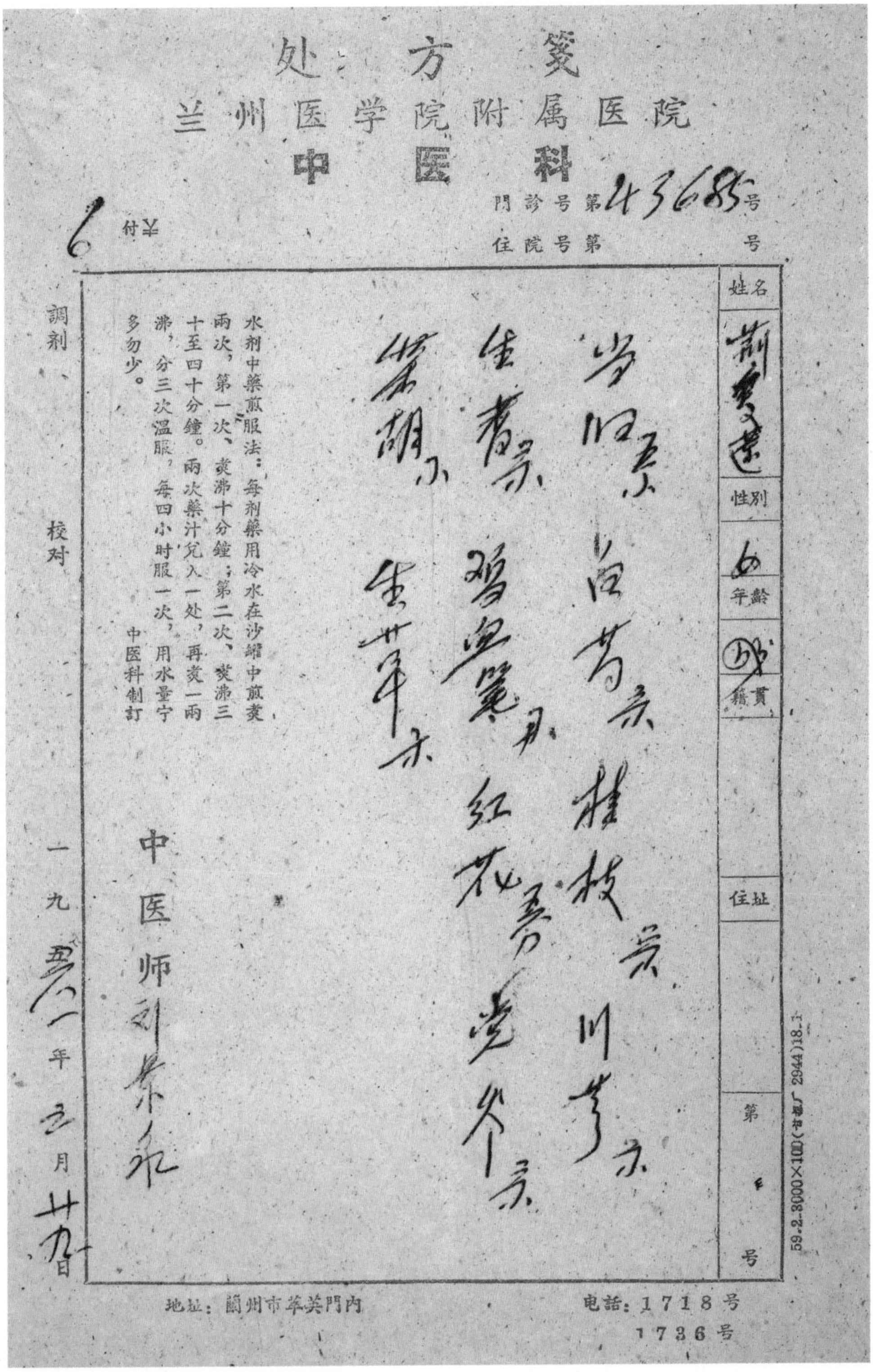

处方笺

兰州医学院附属医院

中医科

門診号第436685号

6 付¥

住院号第　　号

姓名

性别

年龄

籍貫

住址

調剂

校对

水剂中藥煎服法：每剂藥用冷水在沙罐中煎煮兩次，第一次、煮沸十分鐘；第二次、煮沸三十至四十分鐘。兩次藥汁兑入一处，再煮一兩沸，分三次温服，每四小时服一次，用水量宁多勿少。

中医科制訂

中医师刘景泉

一九　年五月廿九日

第　号

59.2.3000×100（甘肃厂2944）18.1

地址：蘭州市萃英門内　电話：1718号 1736号

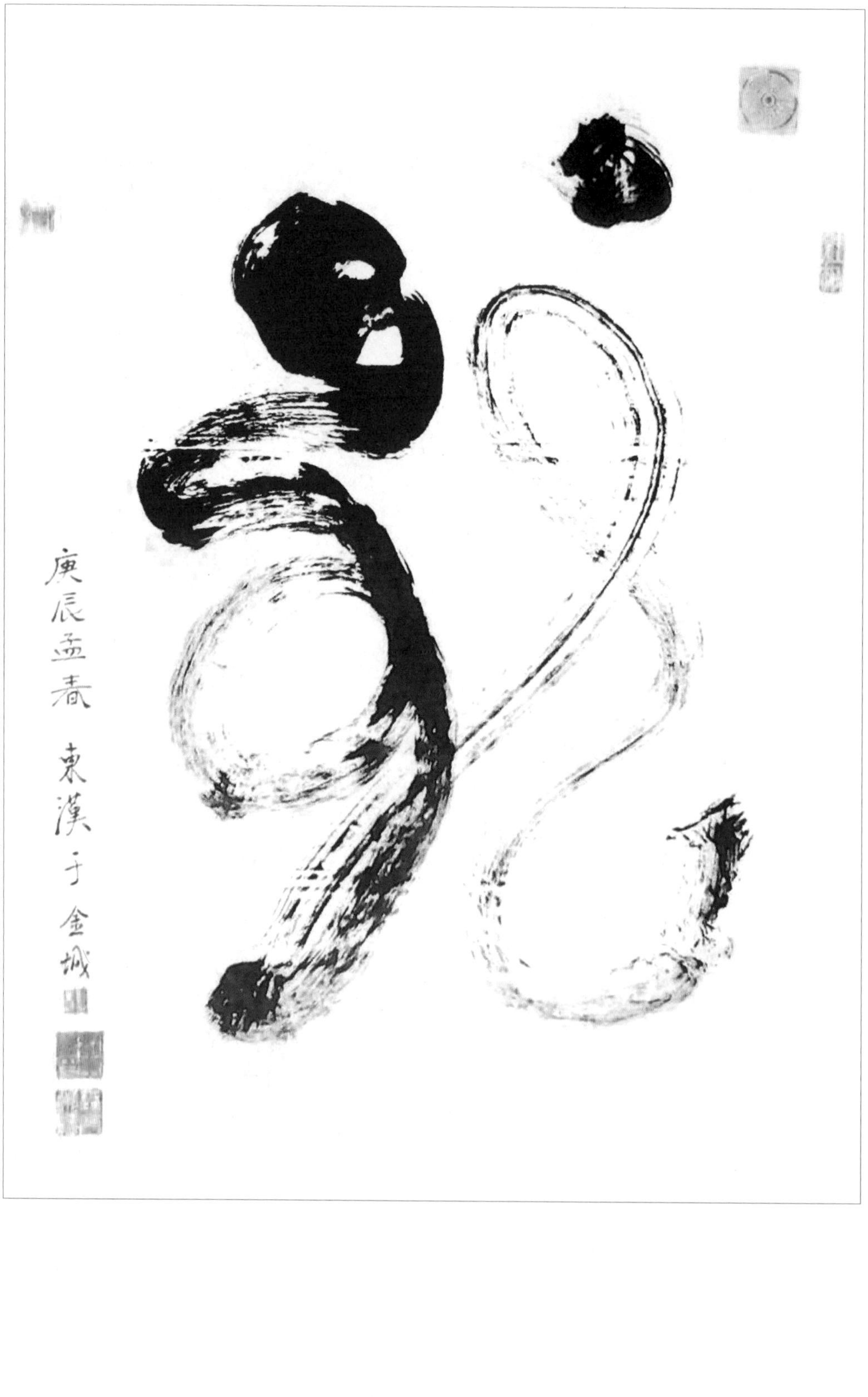
庚辰孟春
東漢于金城

姜春华

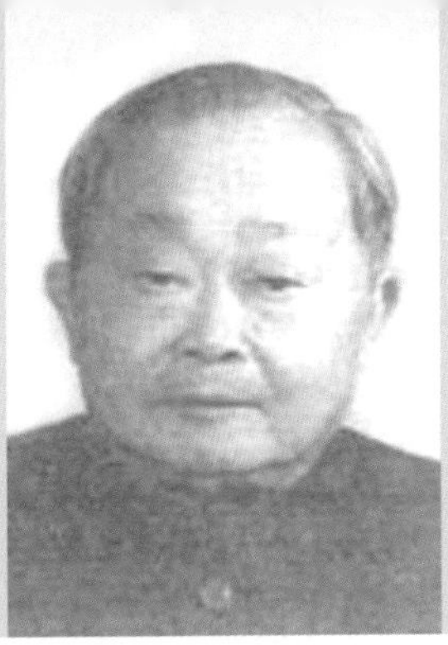

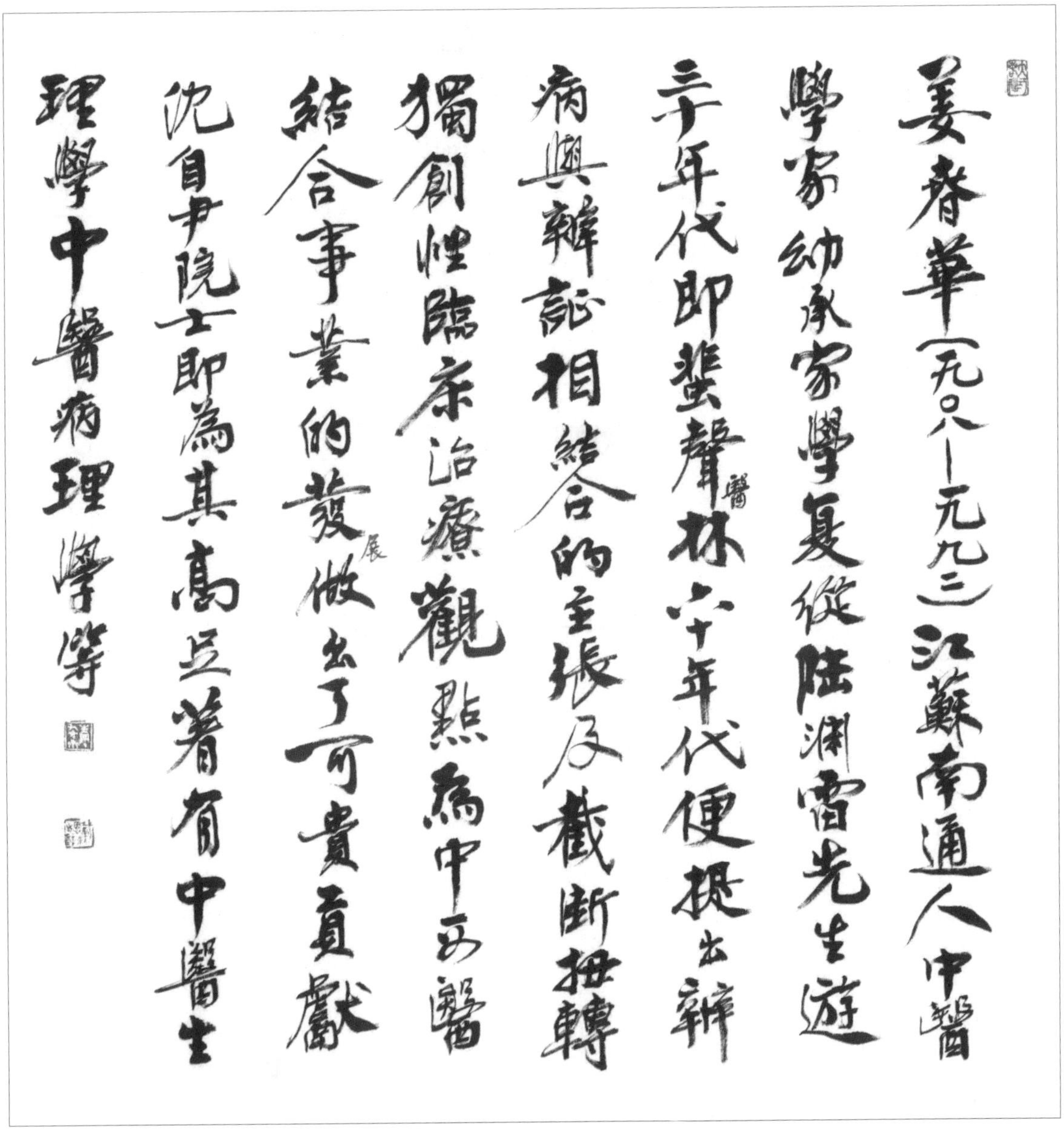
姜春華（一九〇八—一九九二）江蘇南通人中醫
學家幼承家學復從陸淵雷先生遊
三十年代即蜚聲醫林六十年代便提出辨
病與辨證相結合的主張及截斷扭轉
獨創性臨床治療觀點為中西醫
結合事業的發展做出了可貴貢獻
沈自尹院士即為其高足著有中醫生
理學中醫病理學等

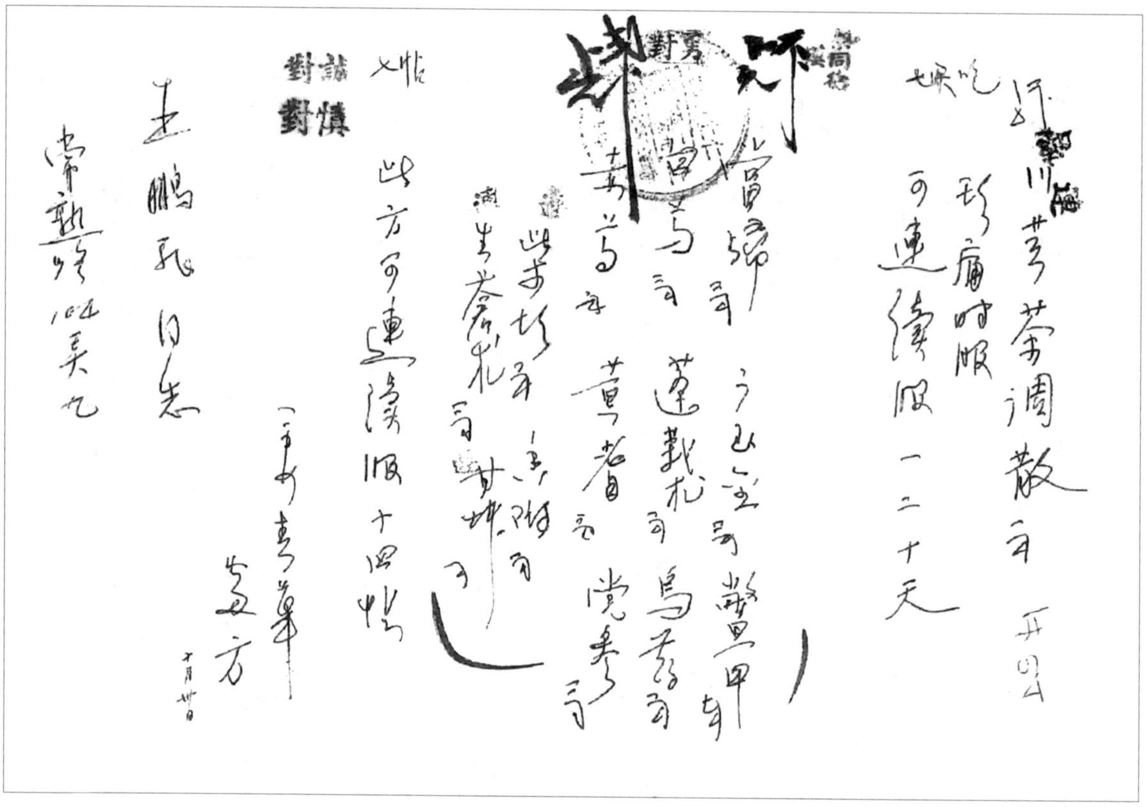

李少波

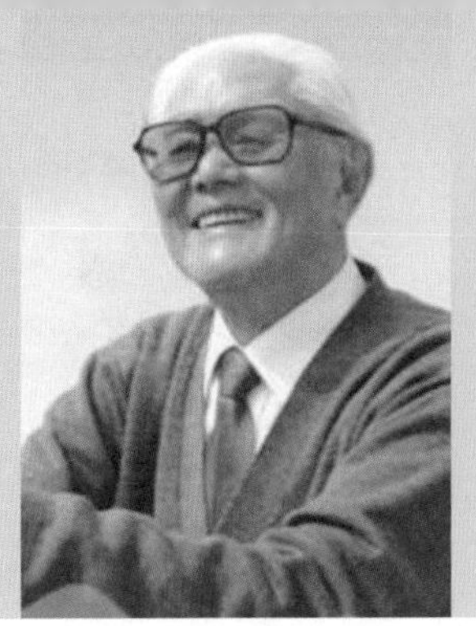

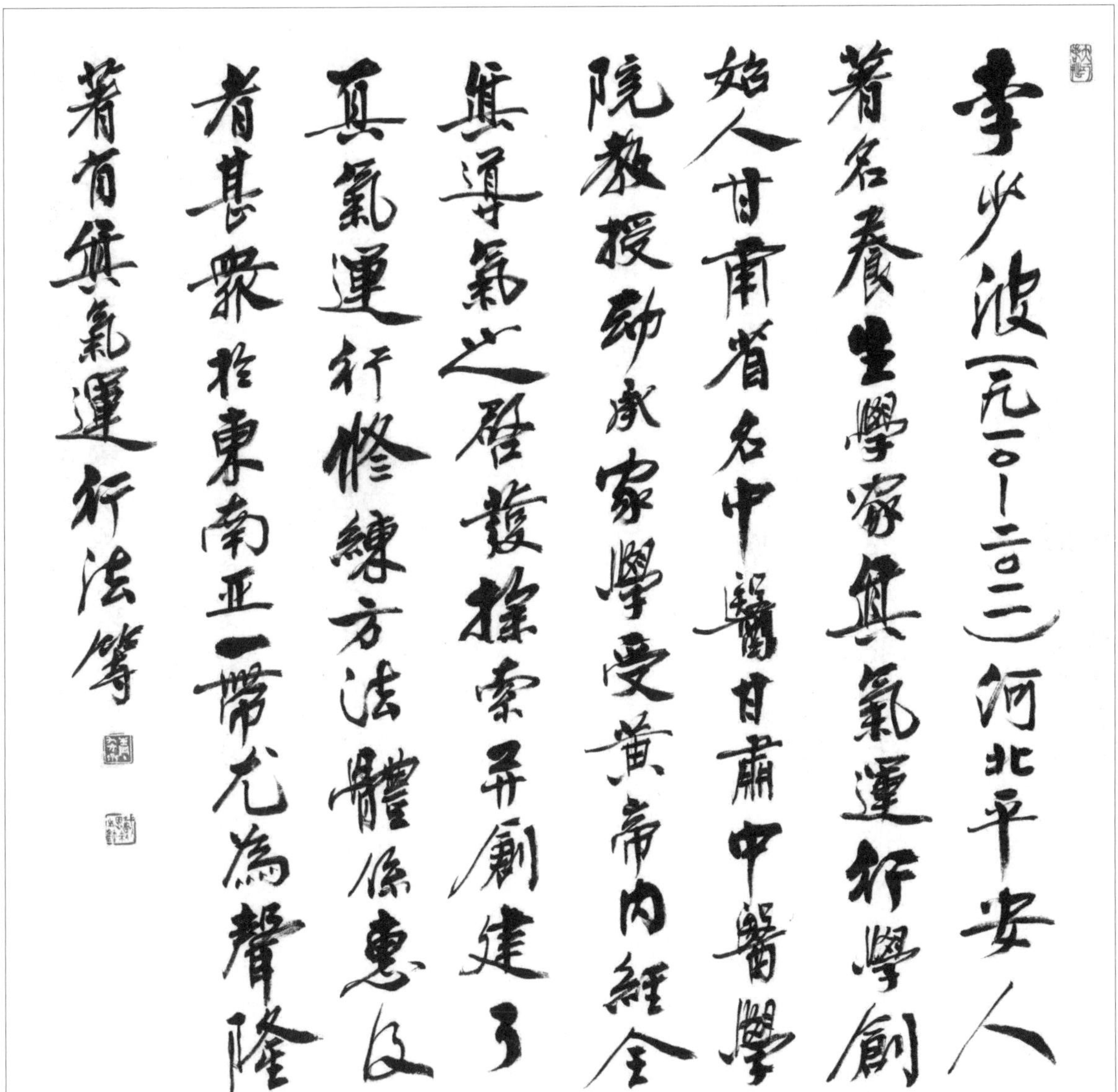

李少波（一九一〇—二〇一二）河北平安人
著名養生學家真氣運行學創
始人甘肅省名中醫甘肅中醫學
院教授幼承家學受黃帝內經全
真導氣之啓發探索并創建了
真氣運行修練方法體系惠及
者甚衆於東南亚一帶尤為聲隆
著有真氣運行法等

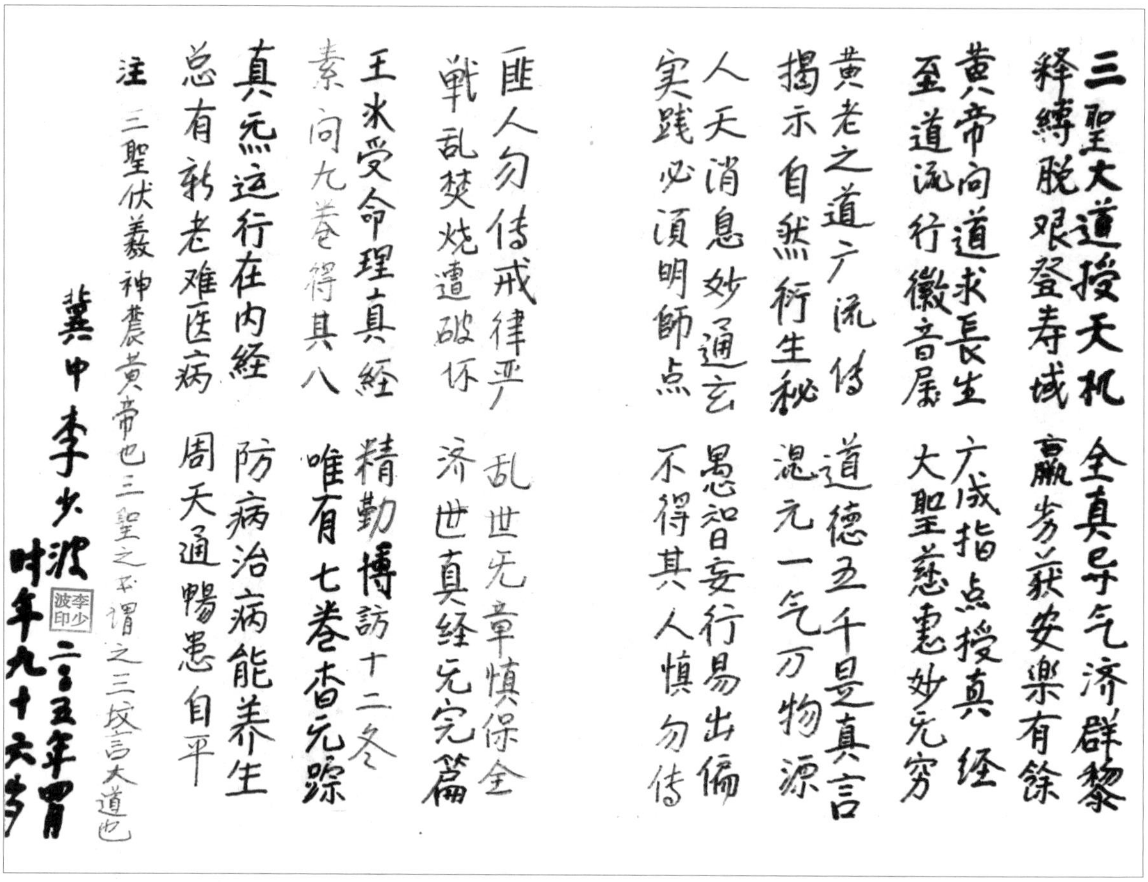
三聖大道授天机 全真导气济群黎
释縛脫艰登寿域 贏劣获安樂有餘
黄帝向道求長生 广成指点授真经
至道流行徽音履 大聖慈惠妙无穷
黄老之道广流传 道德五千是真言
揭示自然衍生秘 混元一气万物源
人天消息妙通玄 愚智妄行易出偏
实践必須明師点 不得其人慎勿传
匪人勿传戒律严 乱世无章慎保全
戰乱焚烧遭破坏 济世真经无完篇
王冰受命理真经 精勤博訪十二冬
素问九卷得其八 唯有七卷杳无踪
真炁运行在内经 防病治病能养生
总有新老难医病 周天通暢患自平
注 三聖伏羲神農黄帝也三聖之书謂之三坟言大道也
冀中李少波 二〇〇五年冒
时年九十六岁
李少波印

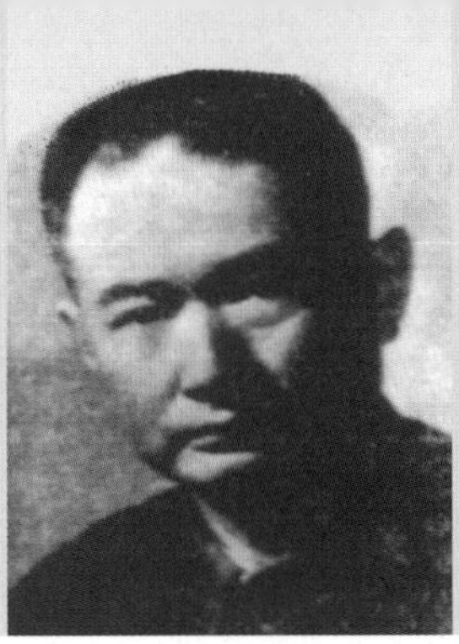

张汉祥

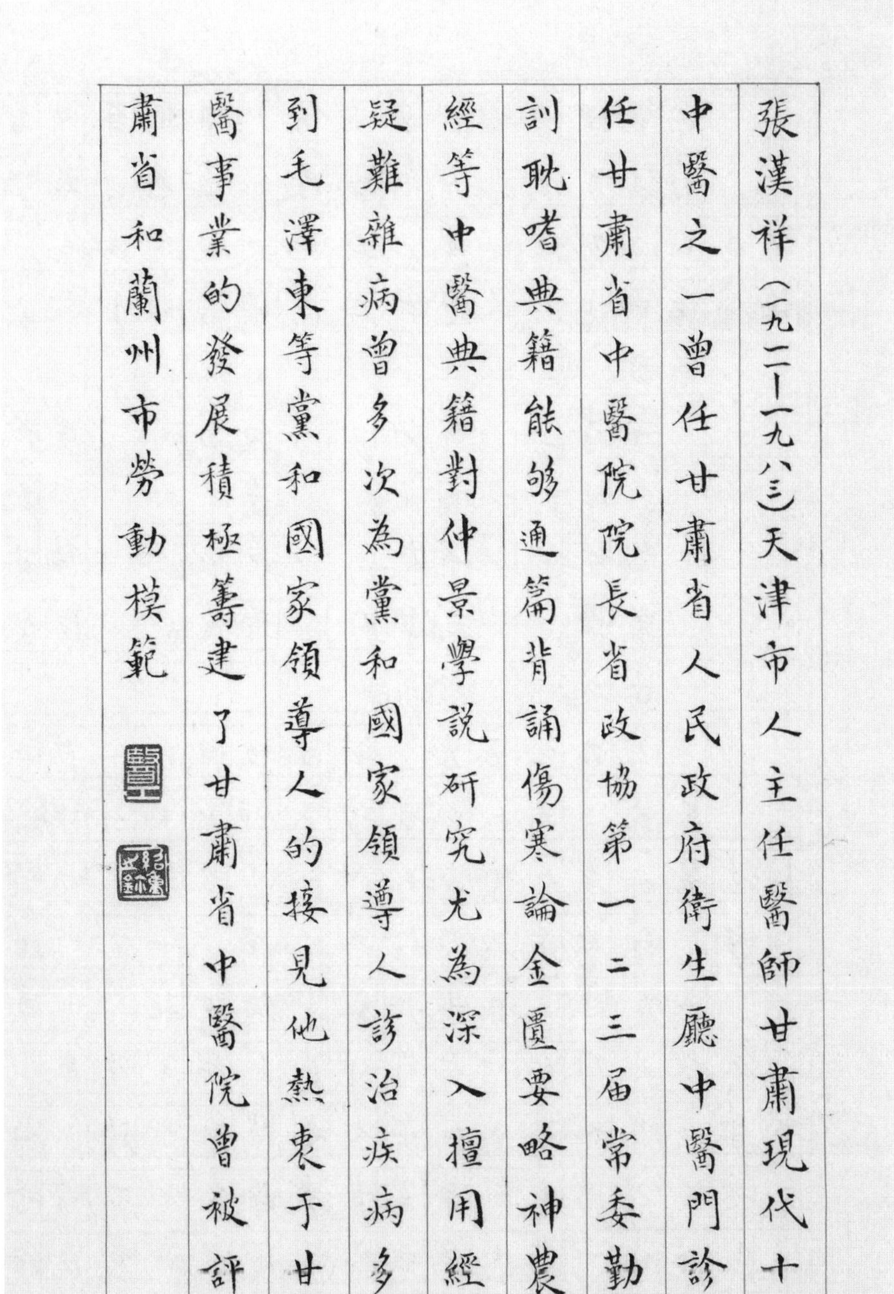

張漢祥（一九二—一九八三）天津市人主任醫師甘肅現代十大名中醫之一曾任甘肅省人民政府衛生廳中醫門診部主任甘肅省中醫院院長省政協第一二三屆常委勤求古訓耽嗜典籍能够通篇背誦傷寒論金匱要略神農本草經等中醫典籍對仲景學説研究尤為深入擅用經方治疑難雜病曾多次為黨和國家領導人診治疾病多次受到毛澤東等黨和國家領導人的接見他熱衷于甘肅中醫事業的發展積極籌建了甘肅省中醫院曾被評為甘肅省和蘭州市勞動模範

第　　页共　　页

邓宝珊省长，男，成，甘肃省政府

1963年5月10日初诊：素患高血压病，血压高达230/130mmHg，数邀汉公诊未遇，后开政协会议相遇。诊脉后回忆时余记录处方如下：

处方：

玄参三钱　连翘二钱　杭芍二钱　薄荷三钱

桑叶二钱　菊花二钱　杏仁二钱　郁李仁二钱

桃仁三钱　丹皮二钱　茅根一两　陈皮二钱

柴胡二钱　夏枯草二钱　芥穗二钱　黄芩二钱

桑枝二钱　羚羊角半

蜜丸黄豆大，每服卅粒，一日二次。

服药三天，血压降至130/75~80mmHg，自觉头脑清爽。本人怕血压降之过低，药量减至每次10粒，汉公嘱改服每次15粒，一日二次。

5月13日省长设家宴招待汉公以表谢意。汉公携我同往。席间邓省长讲了许多北京名人故事。他和齐白石老人是朋友，讲了许多齐白石老人赠画的故事。甘肃好多人藏有齐白石老人的画作，其中有些就是通过邓省长而获得的。

永昌纸品　20×20=400　　51

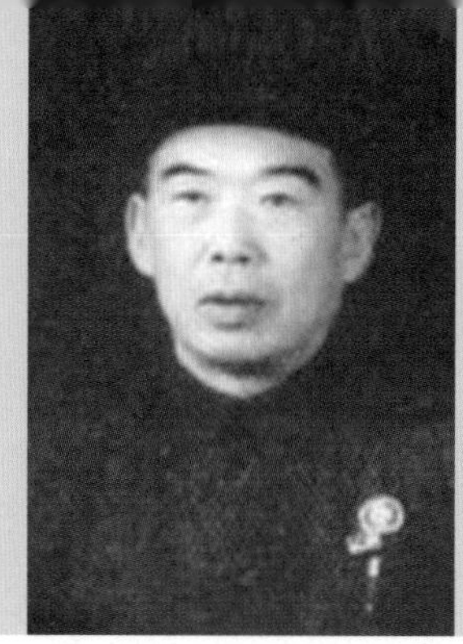

席梁丞

席梁丞（一九二一—一九八二）甘肅武威人甘肅知名老中醫甘肅省中醫院主任醫師出生於中醫世家祖父席松林父親席銘生均為當地名醫又師從武威名醫文儒舟權變堂一九六〇年調入甘肅省中醫院工作精於內科臨床經驗豐富療效顯著著有席梁丞治驗錄席梁丞醫案醫話選傳世

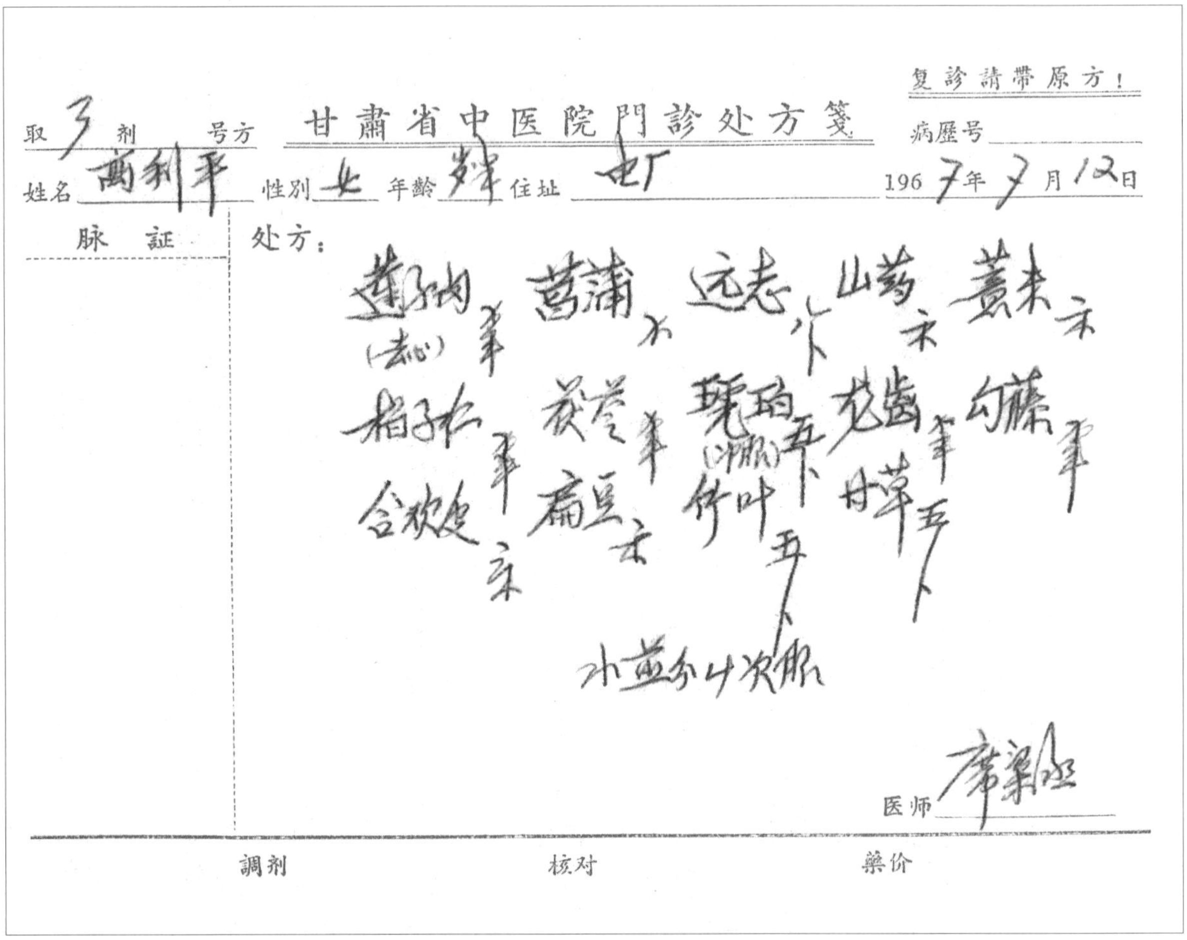

复診請帶原方！

取 3 剂 号方 甘肃省中医院門診处方箋 病歷号

姓名 商利平 性别 女 年龄 [illegible]岁 住址 电厂 196 7 年 7 月 12 日

脉証

处方：

莲子肉(去心) [illegible] 菖蒲 [illegible] 远志 [illegible] 山药 [illegible] 薏米 [illegible]

柏子仁 [illegible] 茯苓 [illegible] 琥珀(冲服) [illegible] 龙齿 [illegible] 勾藤 [illegible]

合欢皮 [illegible] 扁豆 [illegible] 竹叶 [illegible] 甘草 [illegible]

水煎分4次服

医师 席梁丞

调剂 核对 藥价

关幼波

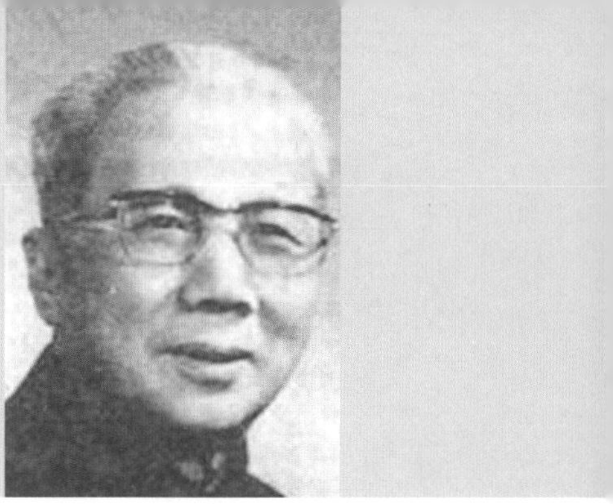

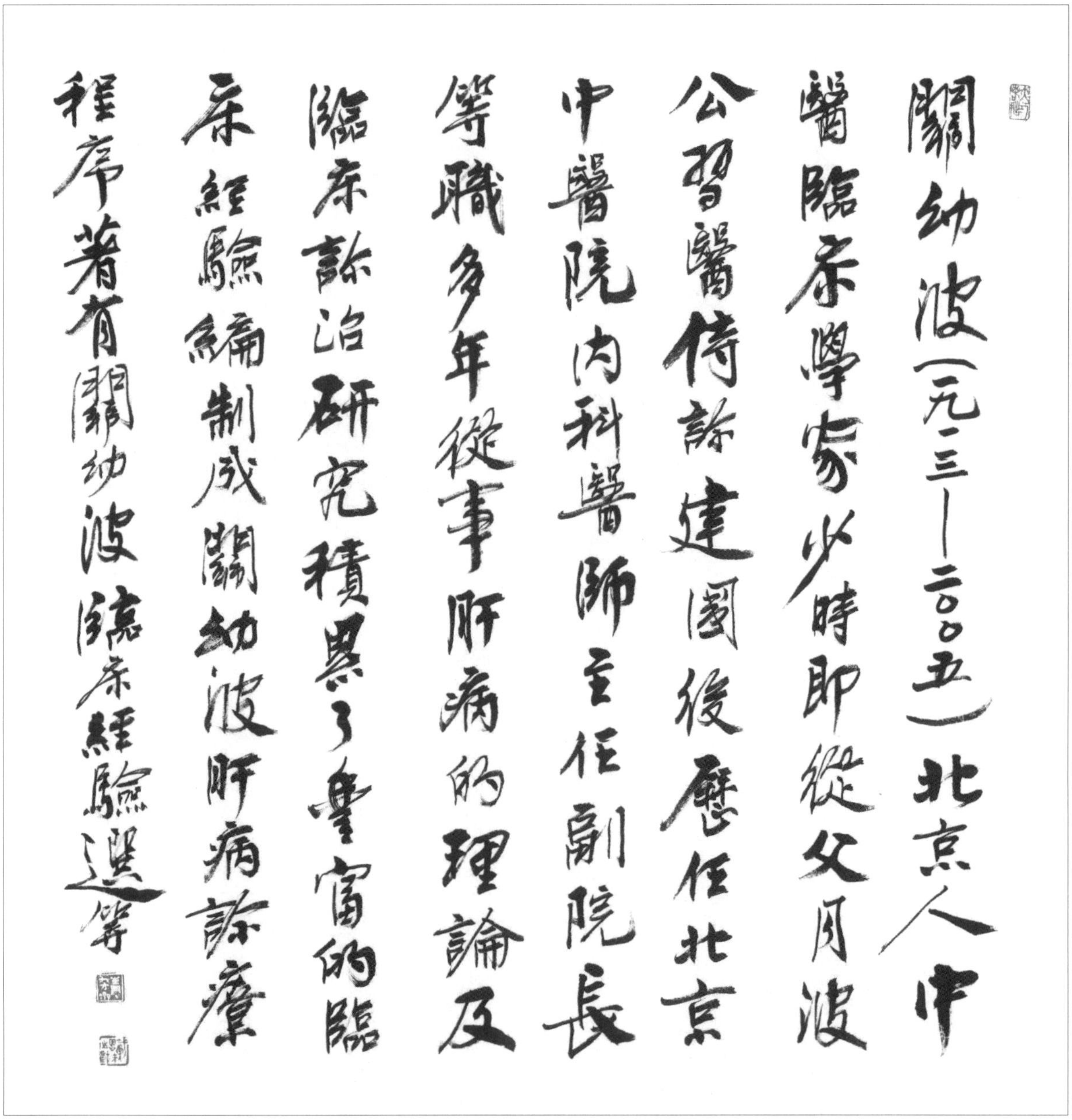

關幼波（一九一三—二〇〇五）北京人中
醫臨床學家少時即從父月波
公習醫侍診建國後歷任北京
中醫院內科醫師主任副院長
等職多年從事肝病的理論及
臨床診治研究積累了豐富的臨
床經驗編制成關幼波肝病診療
程序著有關幼波臨床經驗選等

关幼波先生设色牡丹图

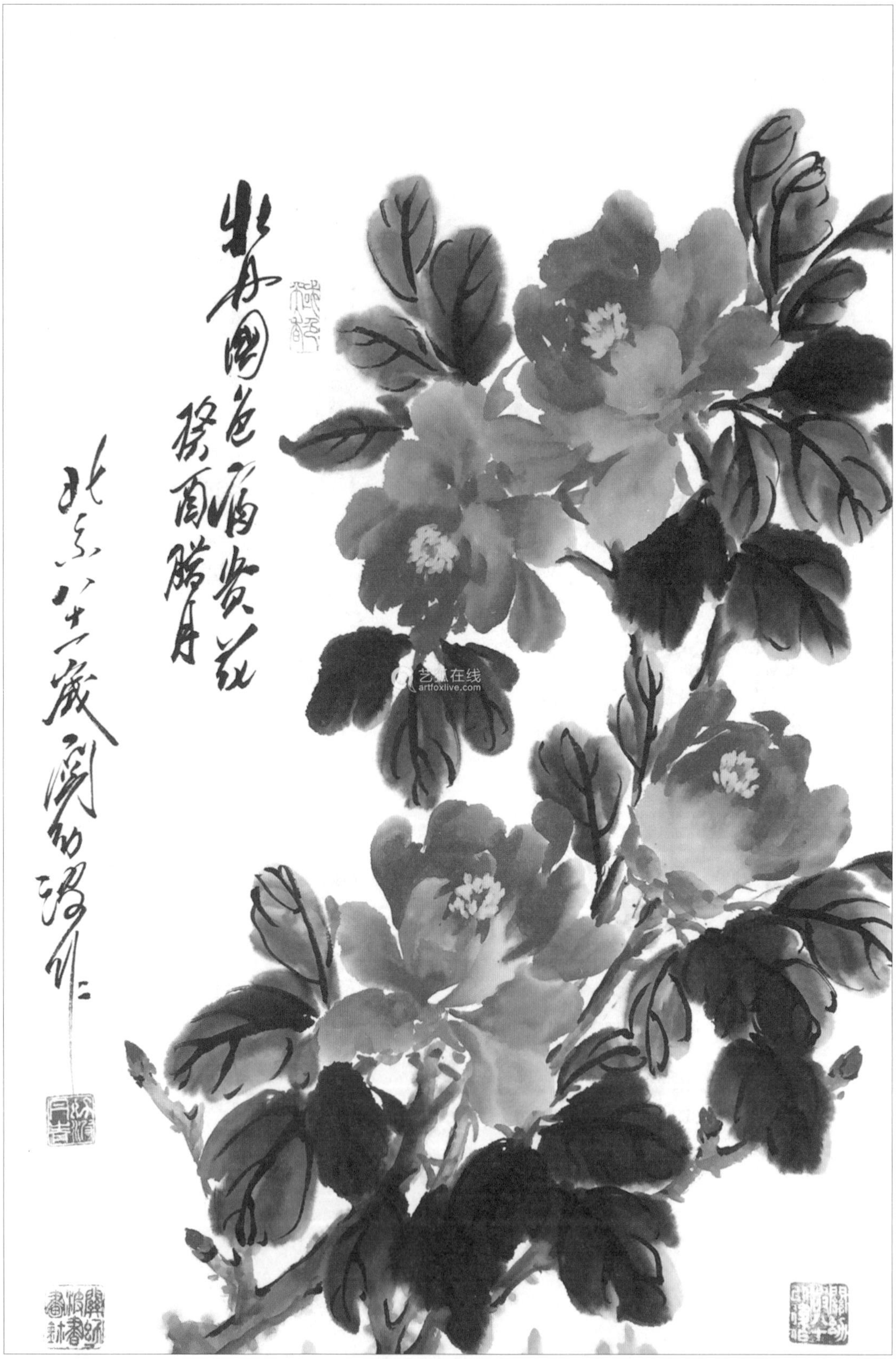

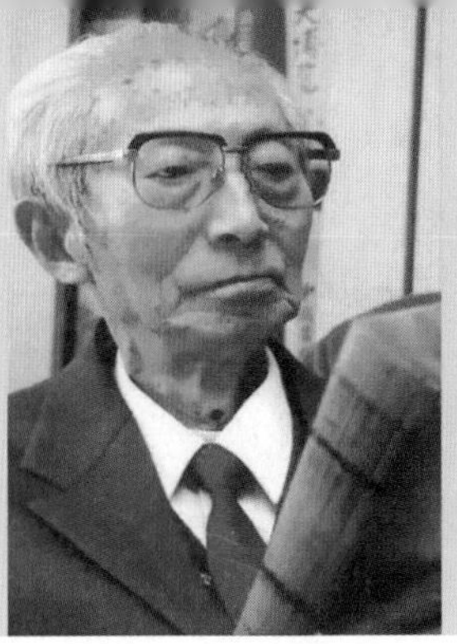

裘沛然

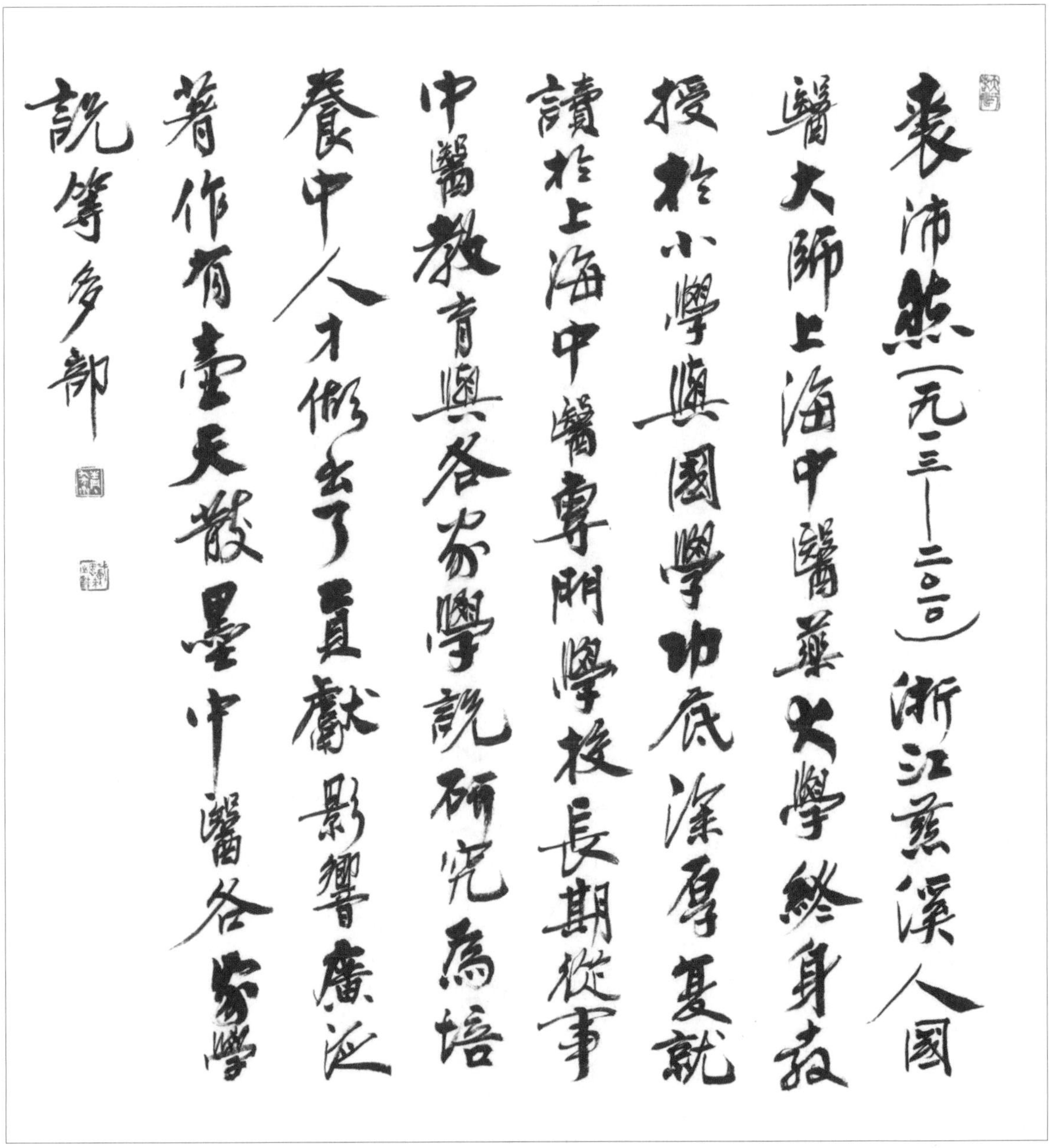
裘沛然（一九一三—二〇一〇）浙江慈溪人國
醫大師上海中醫藥大學終身教
授於小學與國學功底深厚曾就
讀於上海中醫專門學校長期從事
中醫教育與各家學說研究為培
養中人才做出了貢獻影響廣泛
著作有壺天散墨中醫各家學
說等多部

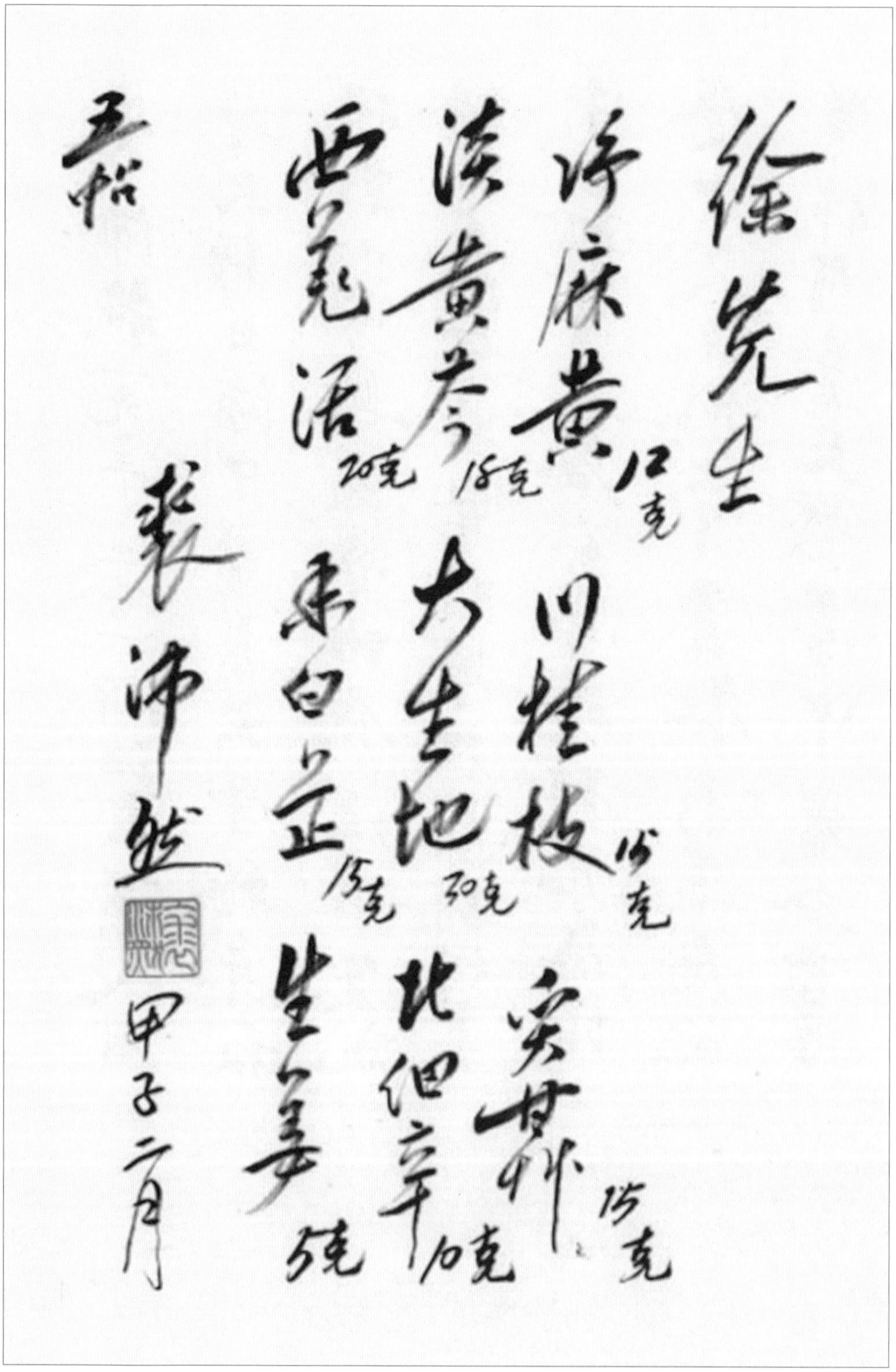

徐先生

炙麻黄 12克

淡黄芩 18克

西羌活 20克

川桂枝 15克

大生地 30克

香白芷 15克

炙甘草 15克

北细辛 10克

生姜 5克

五帖

裘沛然

甲子二月

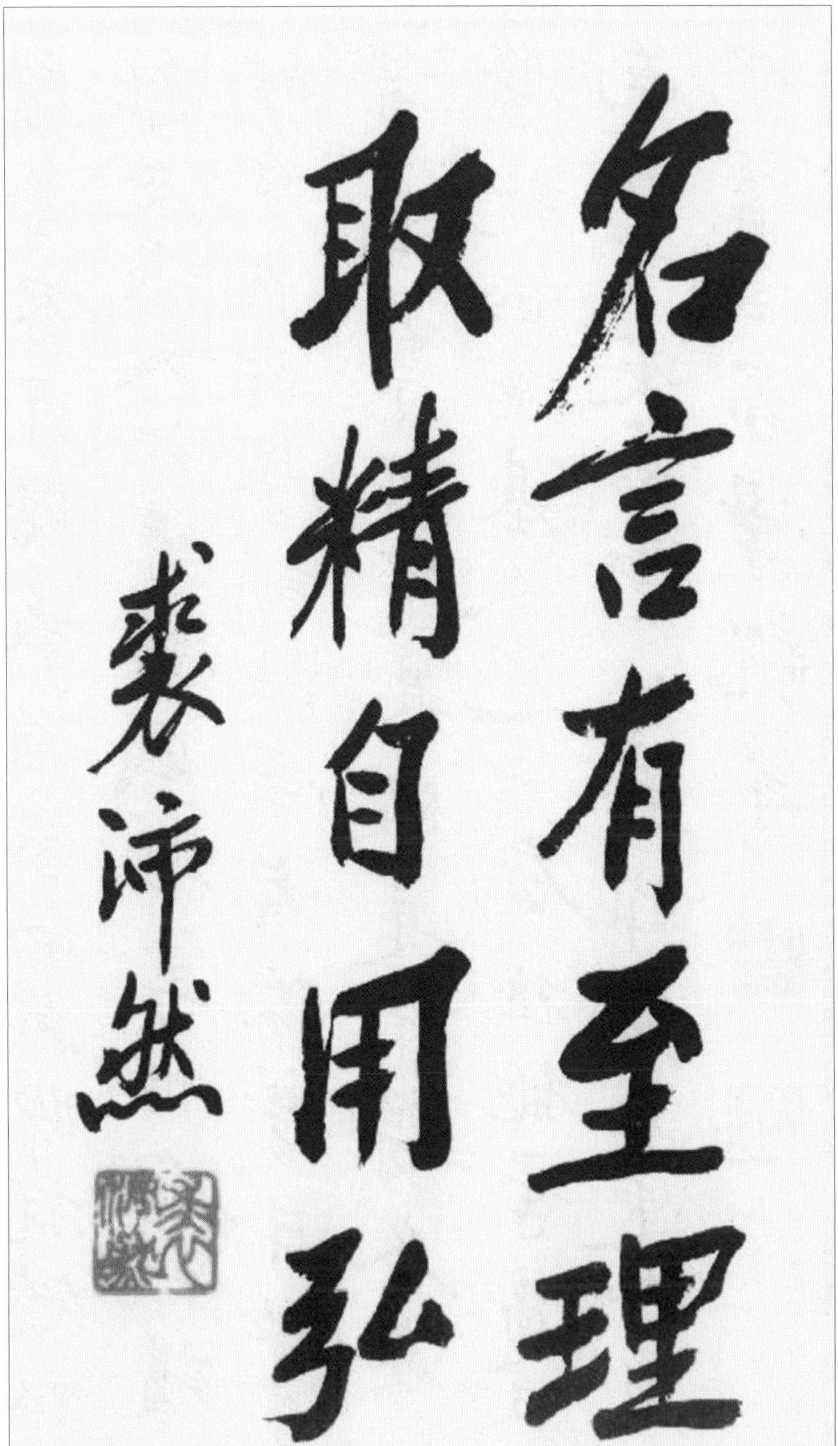
名言有至理
取精自用弘
裘沛然

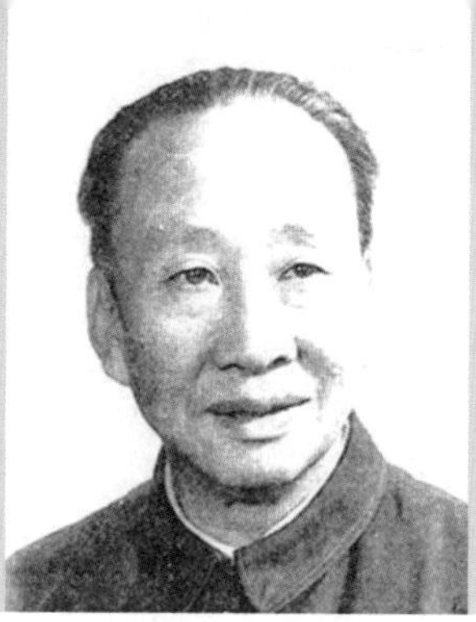

任应秋

任應秋（一九一四—一九八四）四川江津人著名中醫學家中醫教育家四歲即就讀私塾及長入江津縣國醫專修館攻讀經學在經學訓詁學考據學目錄學等方面打下扎實基礎是中醫各家學說的奠基人之一廣植桃李遍及南北著述甚豐代表作有五運六氣中醫各家學說等

韓素琴 女 三診

身惡寒減輕 下肢冷自若 時已夏月猶不能脫线褲 肩、肘、腕、肤、髀、膝、踝皆痛 脈沉紧 舌淡苔灰白 陽虛寒盛 生痛痹 疏千金附子湯以扶陽胜寒

川附片五钱 赤芍药六钱 白茯苓四钱

生白术一两 淡干姜二钱 豨莶草一两

威灵仙六钱 羌独活各三钱

任應秋處方

七四年六月廿日

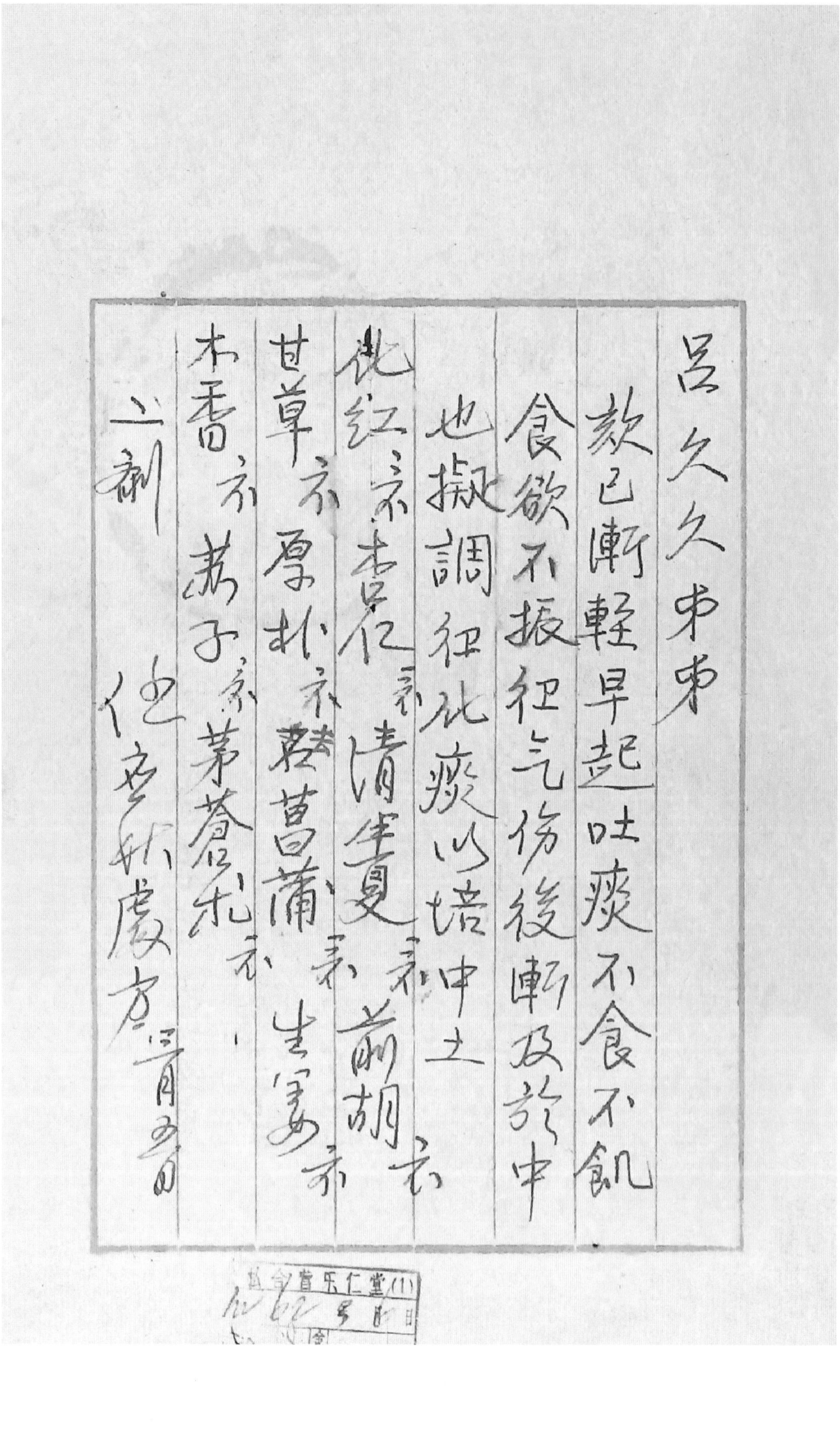

吕久久弟弟

欬已渐轻，早起吐痰，不食不饥，食欲不振，胃气伤后渐及于中也。拟调胃化痰以培中土。

化橘红 钱　杏仁 钱　清半夏 钱　前胡 钱

甘草 钱　厚朴 钱　石菖蒲 钱　生姜 钱

木香 钱　苏子 钱　茅苍术 钱

二剂

任应秋处方　三月五日

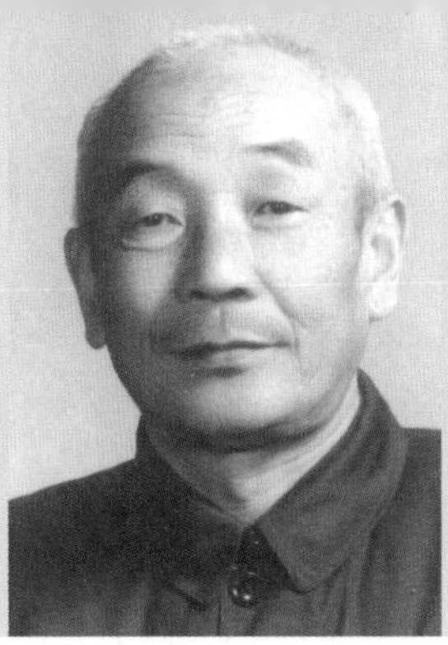

窦伯清

竇伯清(一九一四—一九八)名徵字伯清甘肅武威人甘肅現代十大名中醫之一幼年就讀于武威縣清應寺私塾一九二七年轉入武威國學專修館一九三零年輟學經商因親人患病被庸醫誤治喪生遂立志學醫一九四零年正式懸壺于武威療效奇驗故爾聲名大噪慕名求醫者盈門一九四八年參加了北平國醫砥柱社并任武威分社社長一九五二年組建武威第一聯合診所一九五五年調入甘肅省中醫院從醫五十餘載于内科兒科婦科及針灸等方面積累了豐富的經驗尤其對中風消渴虛勞諸病的療效更為卓著論著有竇伯清醫案

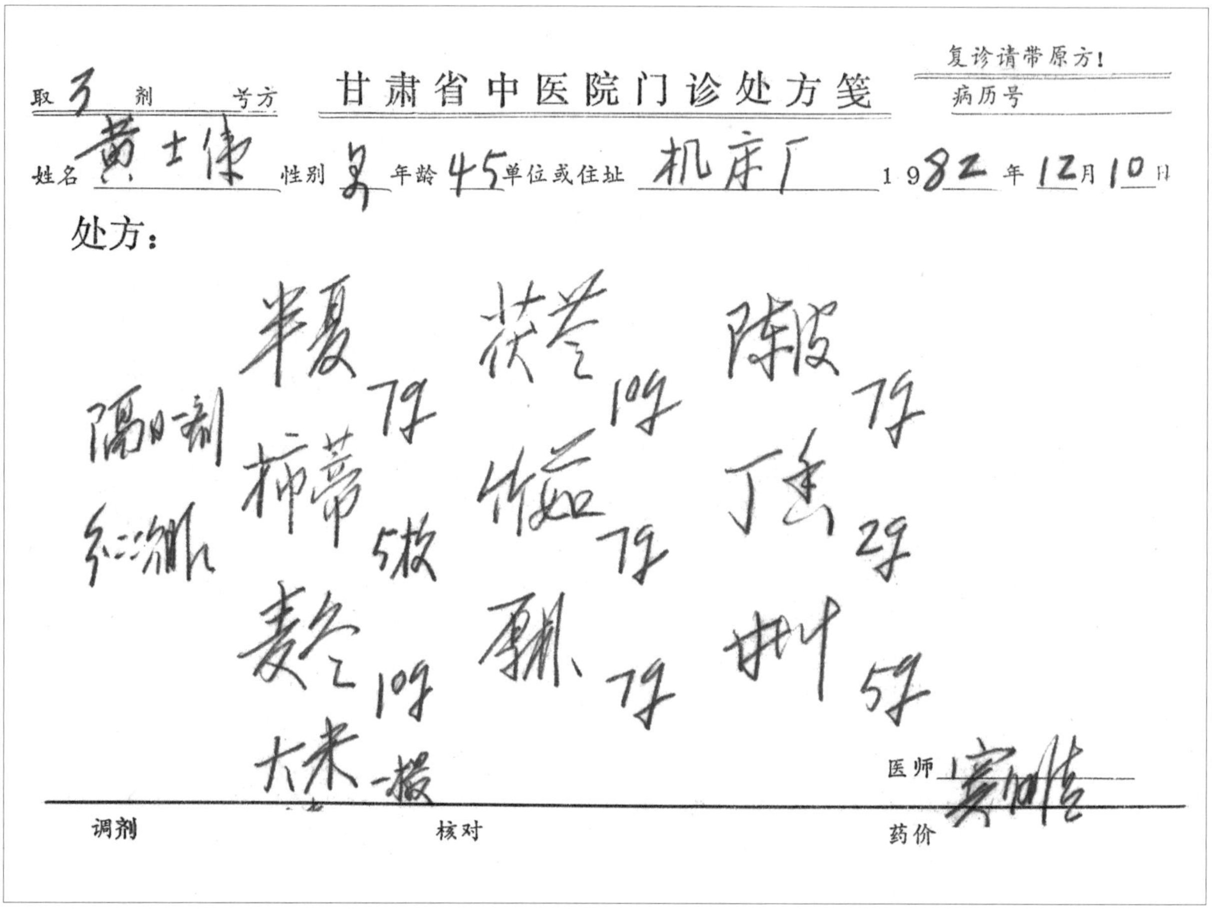

取 3 剂　号方　甘肃省中医院门诊处方笺　复诊请带原方！　病历号

姓名 黄士俊　性别 男　年龄 45　单位或住址 机床厂　1982 年 12 月 10 日

处方：

半夏 7g　茯苓 10g　陈皮 7g

柿蒂 5枚　竹茹 7g　丁香 2g

麦冬 10g　厚朴 7g　甘草 5g

大米 一撮

隔日一剂
分次服

医师 窦伯清

调剂　核对　药价

顾伯华

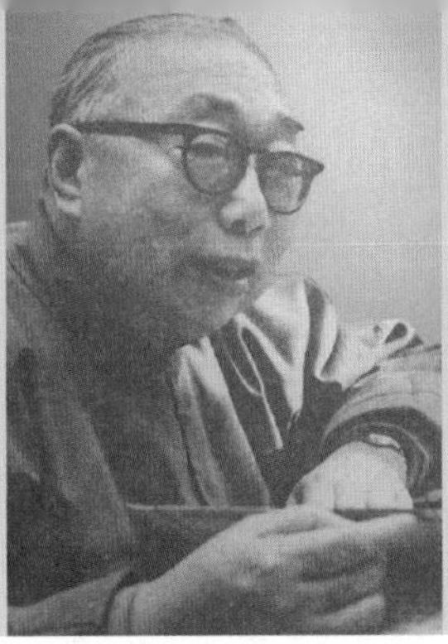

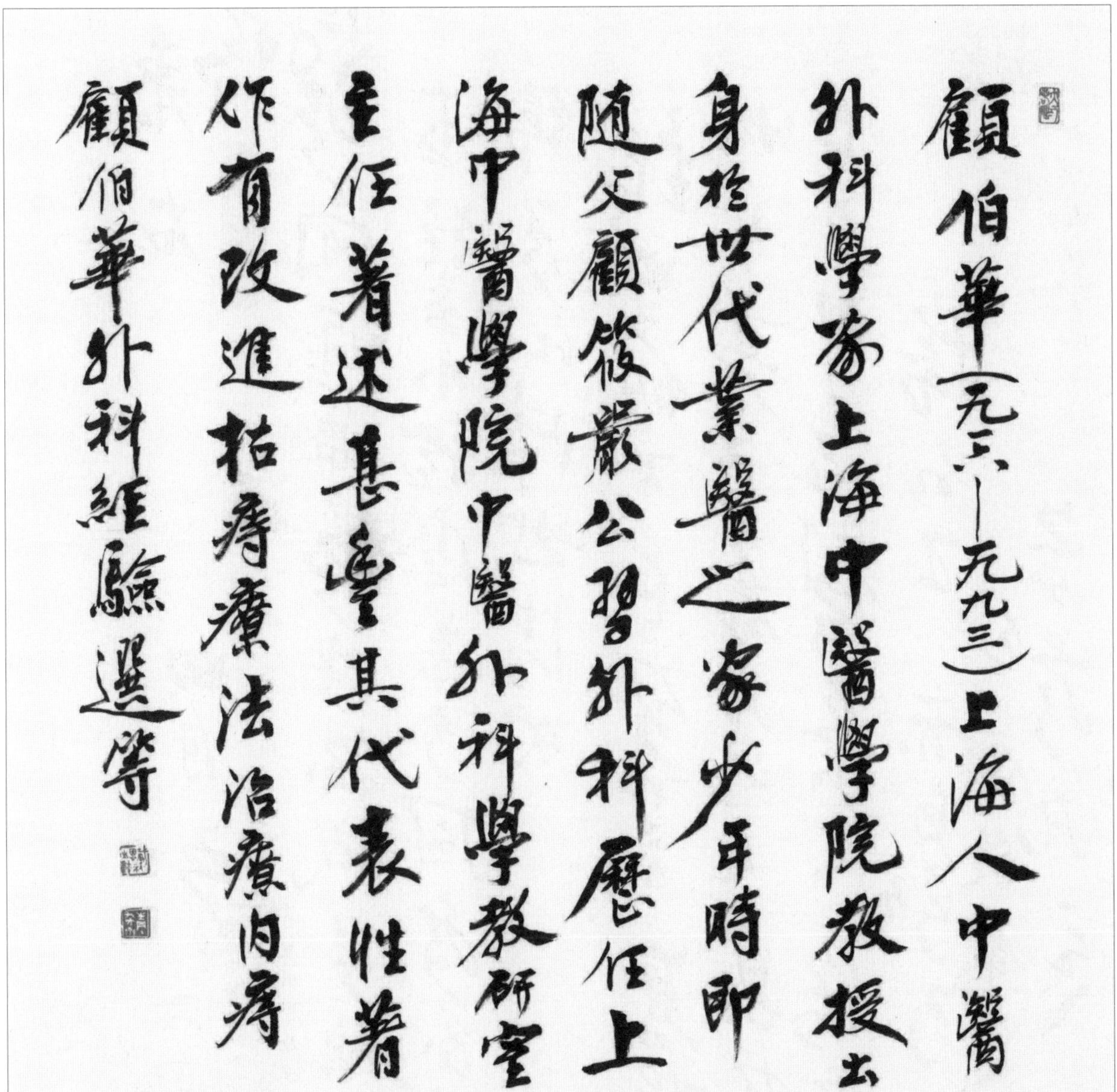
顧伯華（一九一六—一九九三）上海人中醫外科學家上海中醫學院教授出身於世代業醫之家少年時即隨父顧筱巖公習外科歷任上海中醫學院中醫外科學教研室主任著述甚豐其代表性著作有改進枯痔療法治療內痔顧伯華外科經驗選等

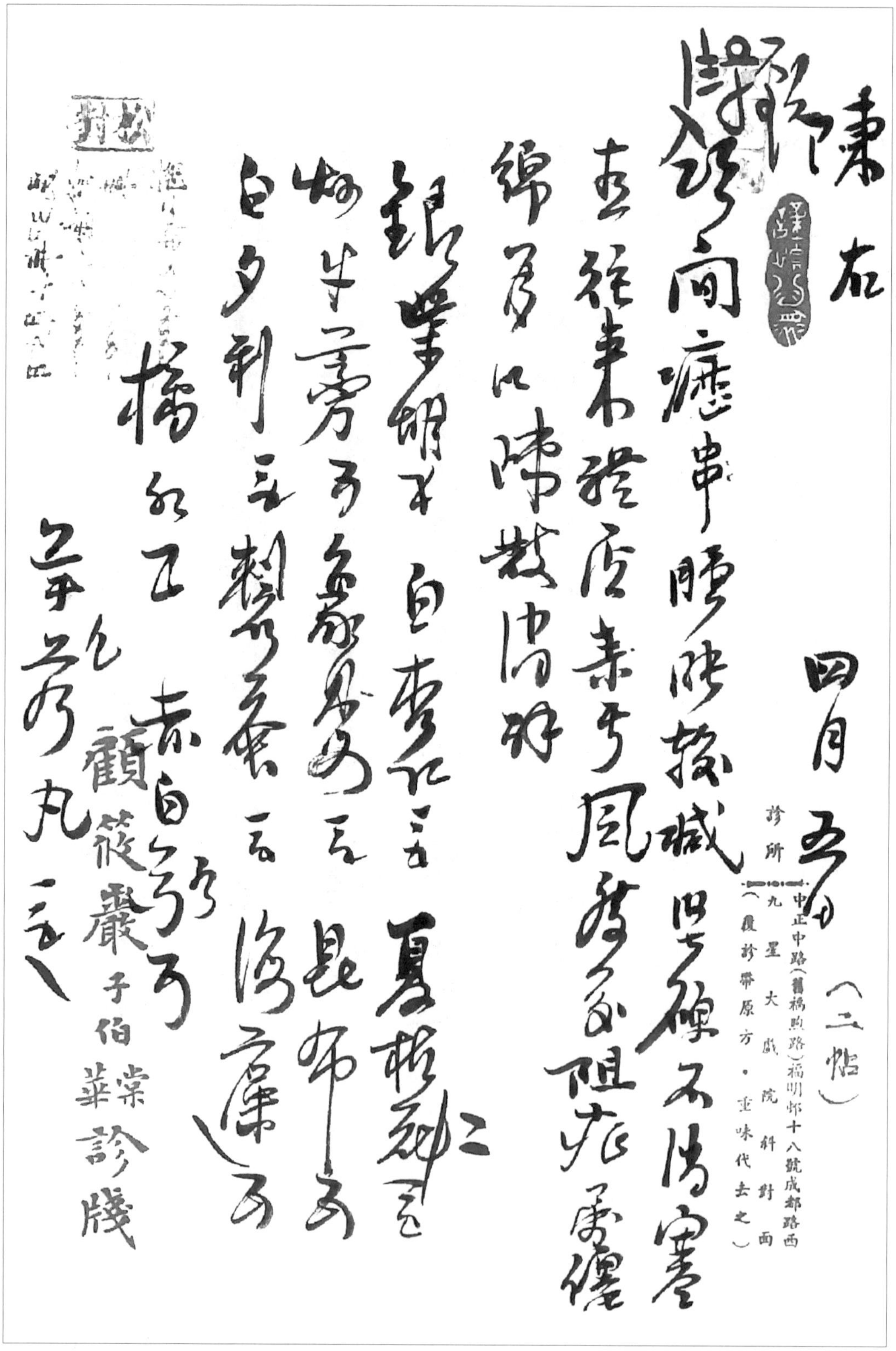

陳右

四月五日

（二帖）

診所 中正中路（舊福煦路）福明邨十八號成都路西 九星大戲院斜對面 （覆診帶原方・並味代去之）

顧筱巖 子伯華 崇診牋

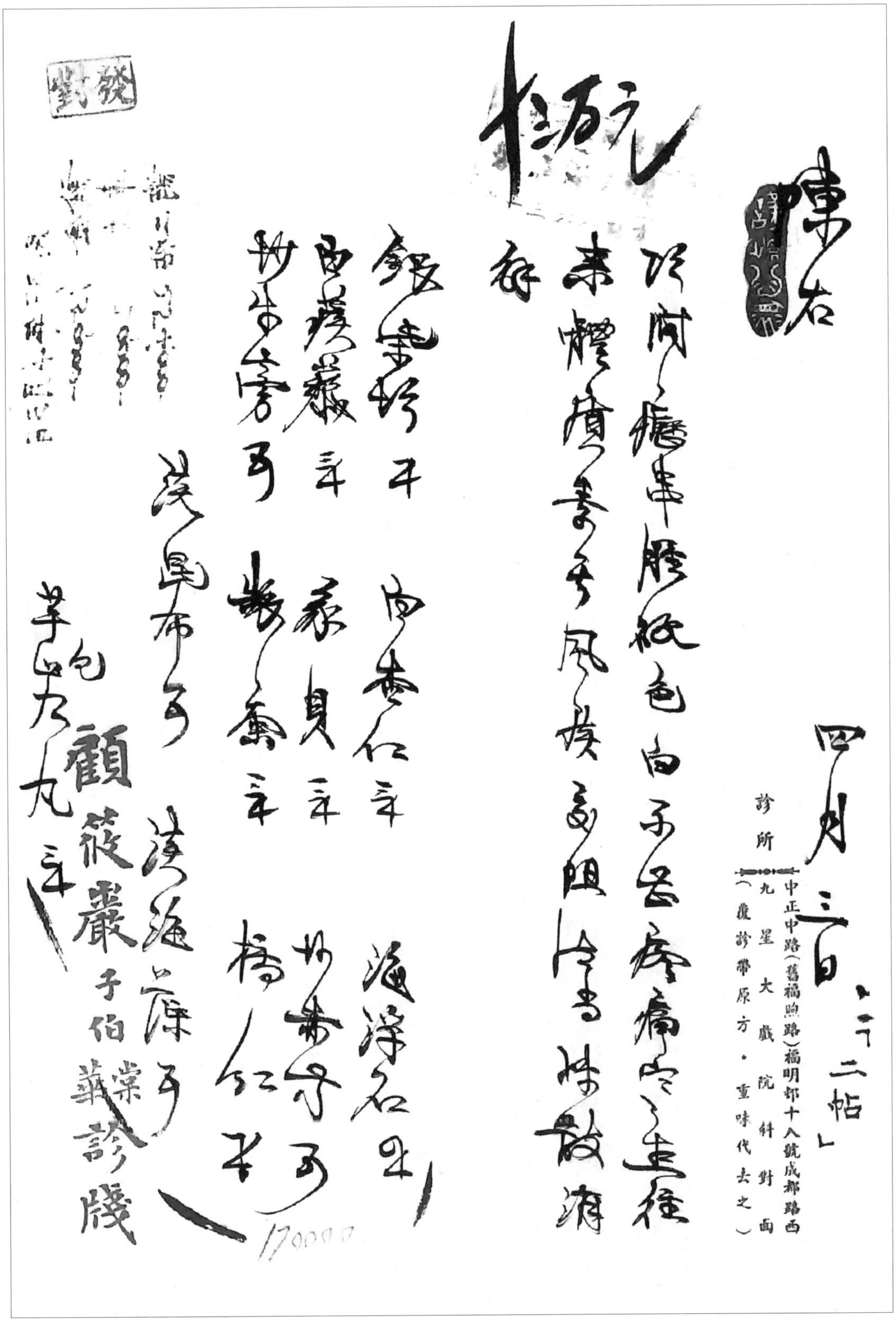
四月三日
二帖
診所
中正中路（舊福煦路）福明邨十八號成都路西
九星大戲院斜對面
（複診帶原方·重時代去之）
顧筱巖子伯華診
17000

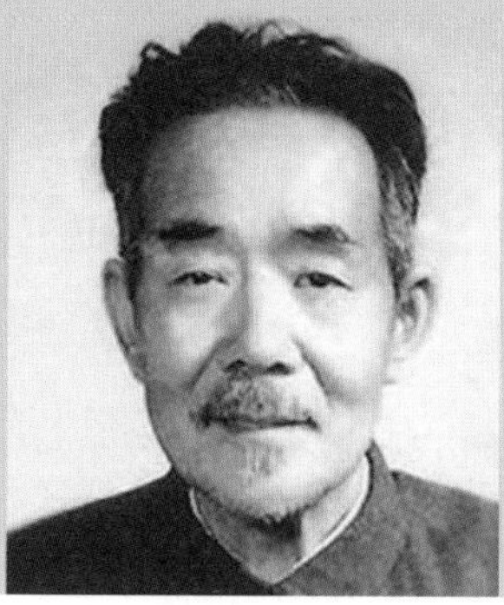

裴慎

裴慎（一九一七—一九八九）字慎之甘肅武山人甘肅現代十大名中醫之一最初從事教育于三十年代棄教從醫師事我國著名中醫歐陽予仲余無言等人三十歲左右即以治傷寒雜病聞名于隴東隴南一帶一九四九年秋倡導組建洛門及洛門大衆診療所和中醫藥研究組一九五六年調武山縣醫院一九五七年反右運動中身陷冤獄一九七三年調省勞改局蘭州醫院任中醫主任名譽院長出版有裴慎醫案選本草駢比傷寒論方証識等專著博學多才精通史哲于詩文書畫等方面均有較深的造詣有隴上板橋之譽

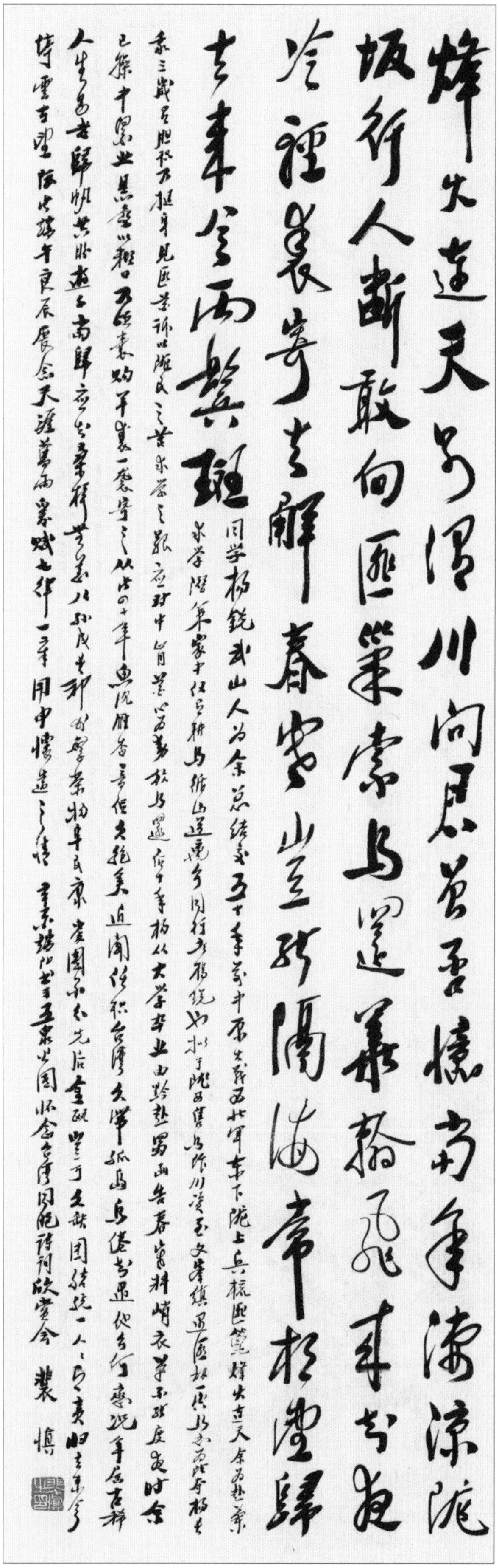

裴慎先生行书立轴

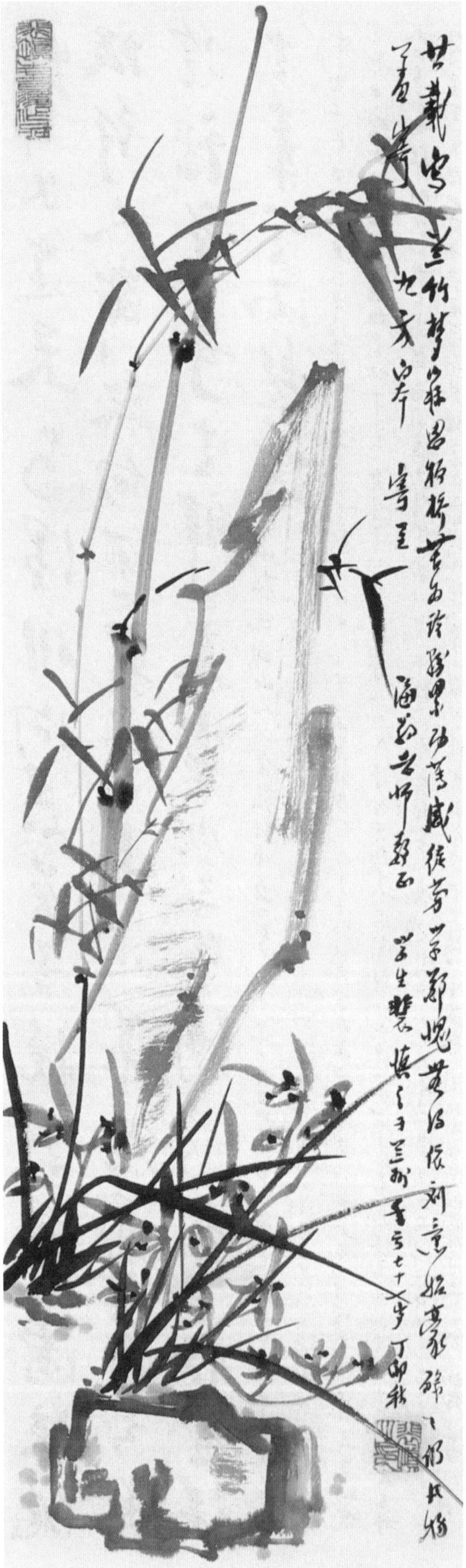

裴慎先生墨竹图轴

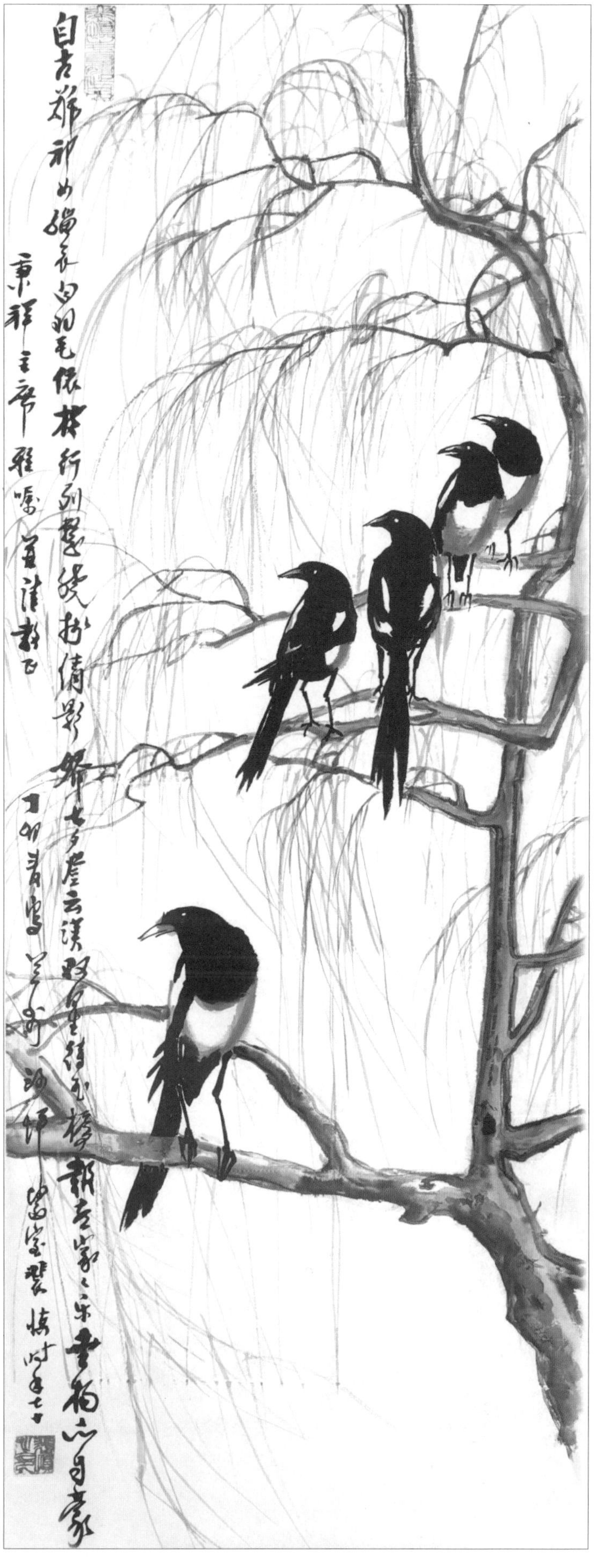

裴慎先生喜鹊图轴

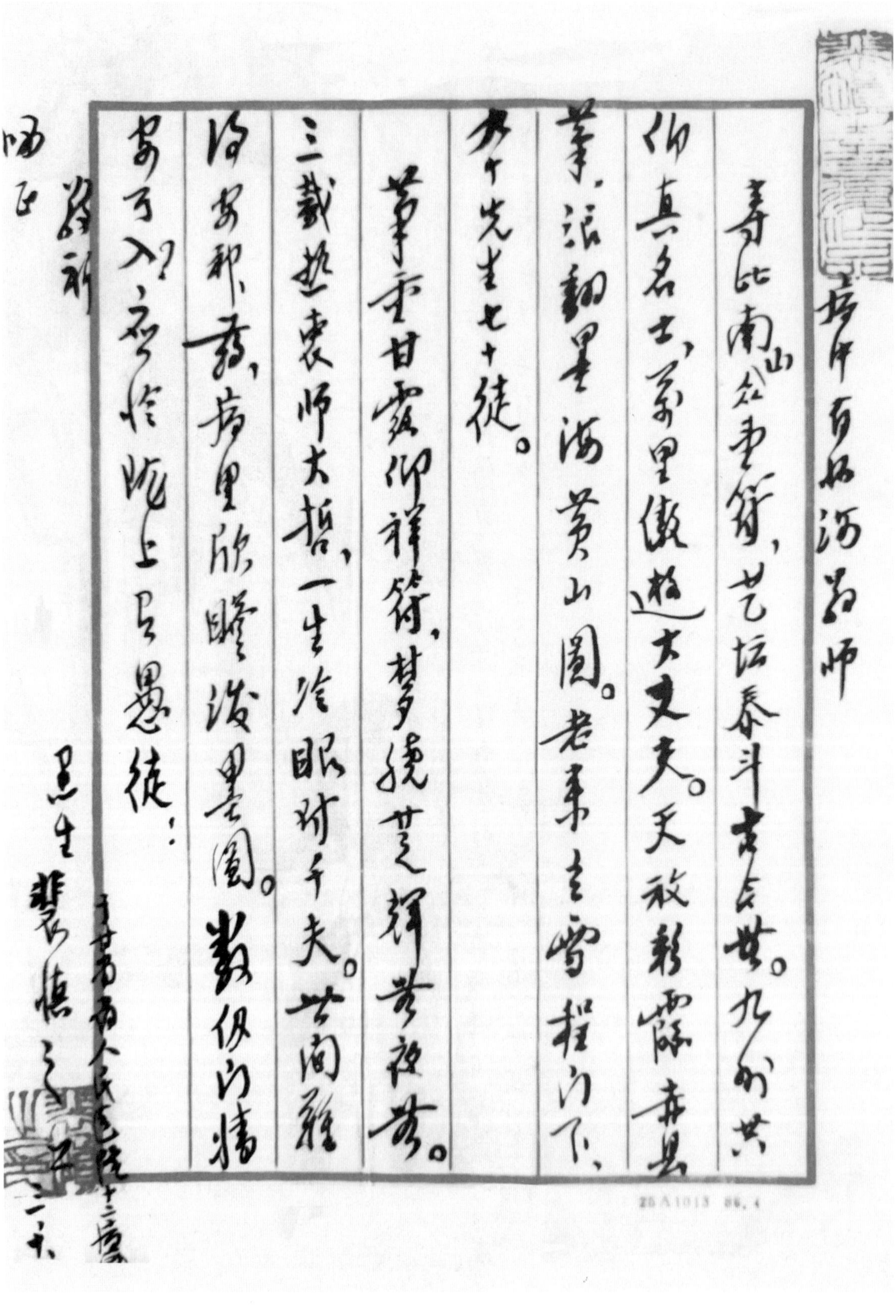

岁中百石海翁吾师

寿比南山公垂範，艺坛泰斗书长世。九州共仰真名士，万里遨游大丈夫。天教彩霞弄其笔，泼翻墨海黄山图。老来立雪程门下、九十先生七十徒。

笔垂甘露仰祥符，梦绕莲辉黄夜黄。三载热衷师大哲，一生冷眼对千夫。世间难得和霜，岁里欣瞻泼墨图。数似的情安可入？之於此上只愚徒！！

敬祈

哂正

愚生 裴慎 之 二一六

于甘肃省人民医院十二楼

25 A 1013 86.4

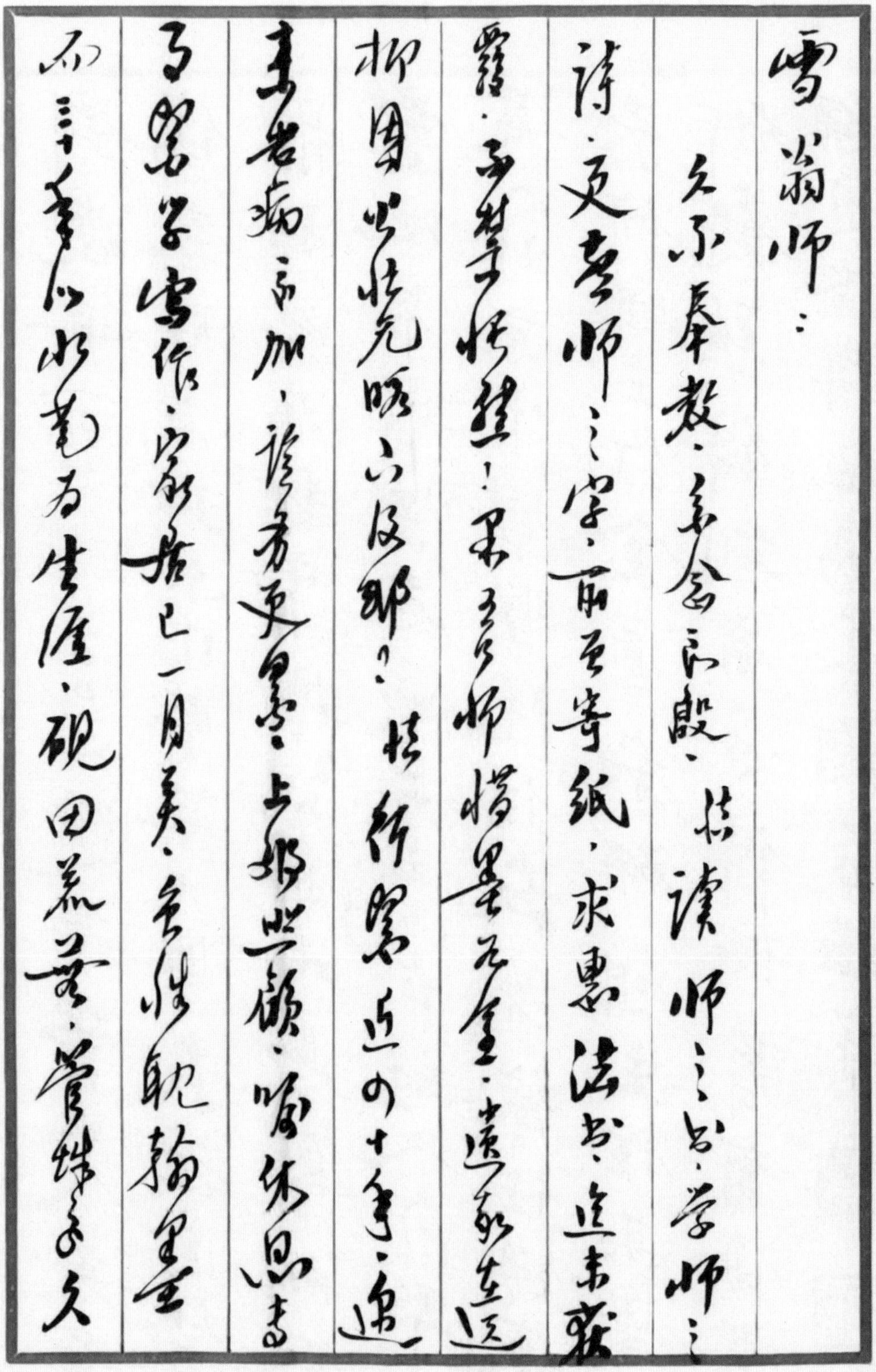
雪翁师：

久不奉教，至念至殷。捧读师之书，学师之诗，更爱师之字。前曾寄纸，求惠法书，迄未获覆。岂蒙怪罪！果蒙师惜墨若金，遗憾终生。抑因此拖延晚以及耶？拙作略近四十年，迄未着落。病亦加，诸务更日累，上班此颇，唯休息者可略学写作，实际搁已一月矣。至今临轨翰墨而三十年以此笔为生涯，砚田荒芜，管城子久

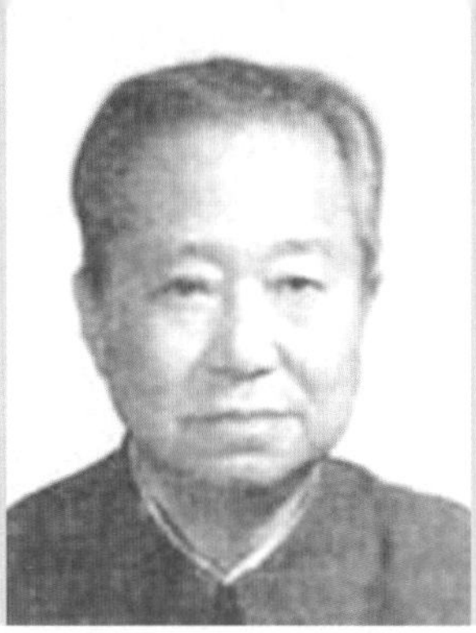

刘渡舟

劉渡舟（一九一七—二〇〇一）遼寧營口人著名傷寒學者北京中醫藥大學教授因幼年體弱多病經中醫治愈而學醫師從當地名醫王志遠一九五六年經人介紹進入北京中醫學院任教先後任傷寒教研組主任金匱教研組主任其學術觀點得到廣泛傳播著有傷寒論通俗講話傷寒論十四講等

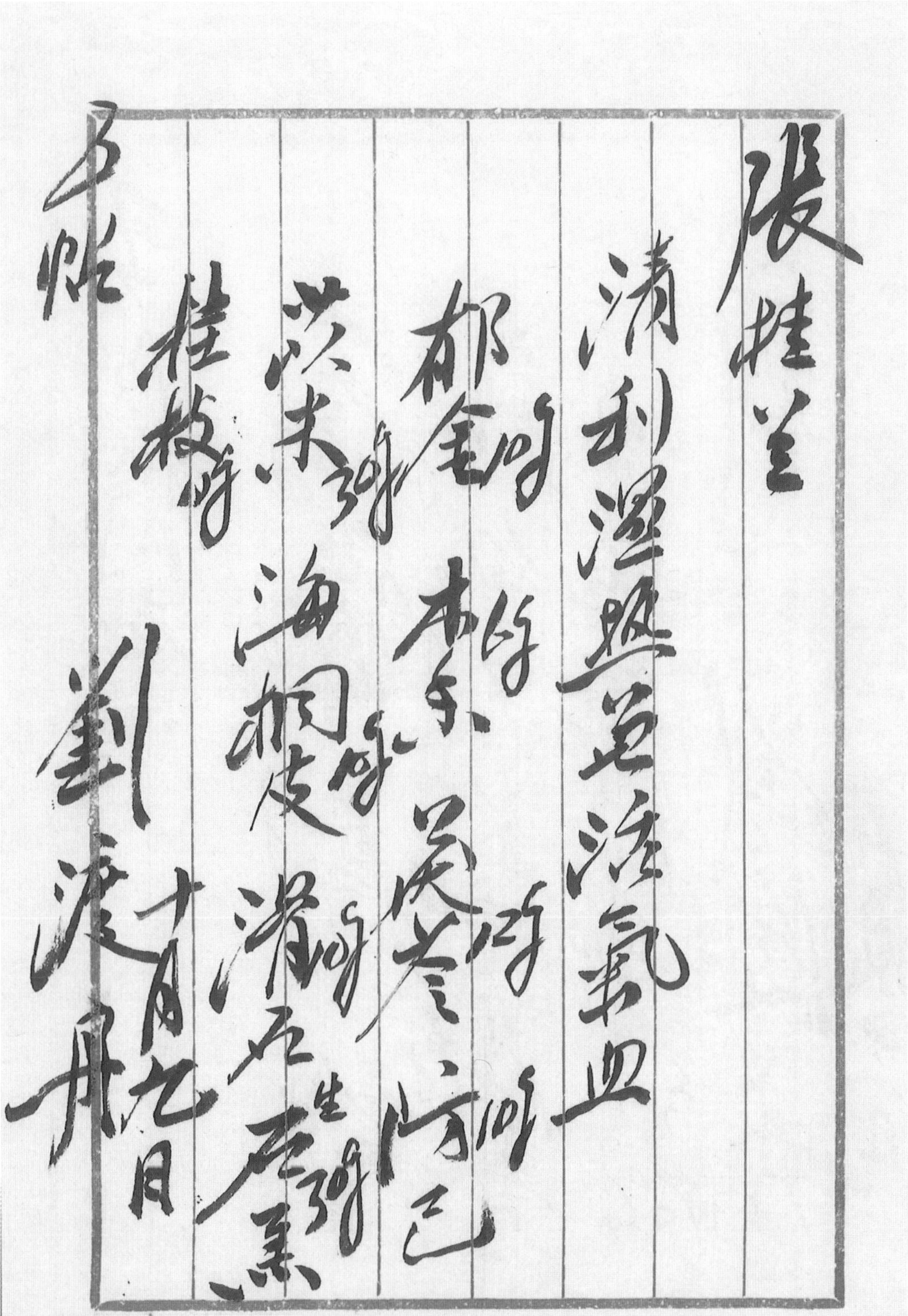

張桂兰

清利濕熱兼活氣血

郁金10g 赤芍10g 茯苓12g 防己10g

苍术30g 海桐皮10g 滑石10g 生苡米30g

桂枝10g

十月七日

劉渡舟

方帖

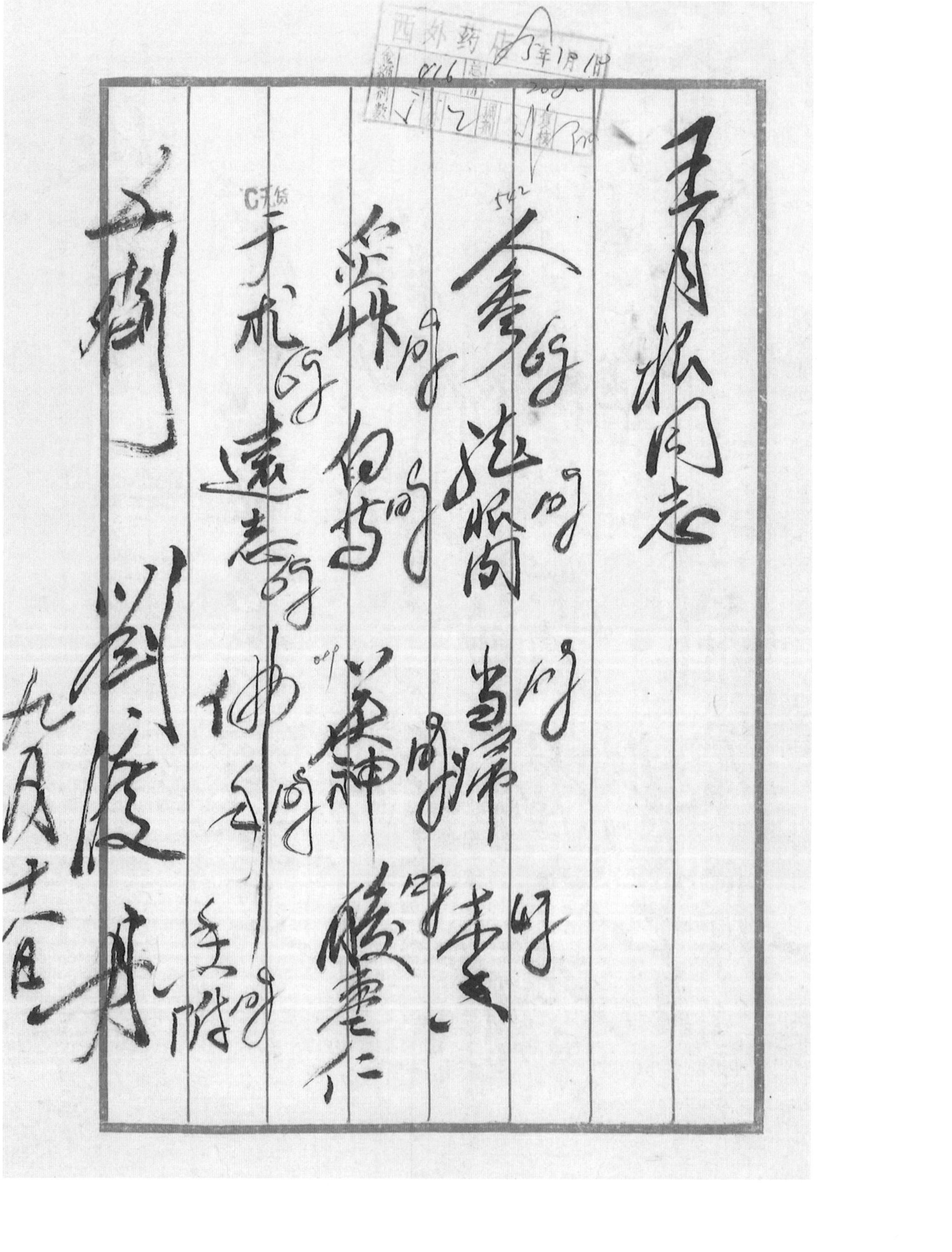

王青根同志

五剂

刘渡舟

九月

朱良春

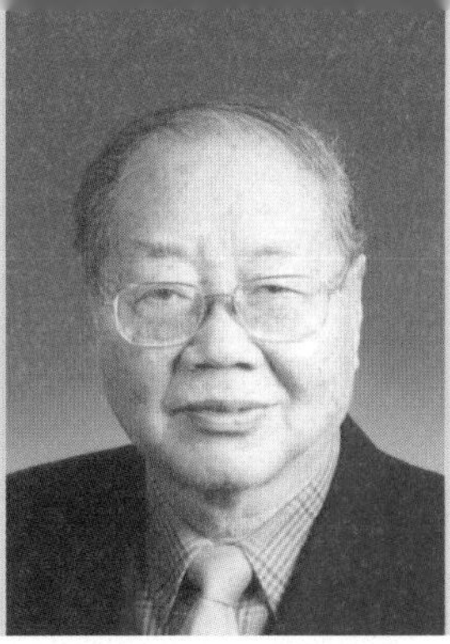

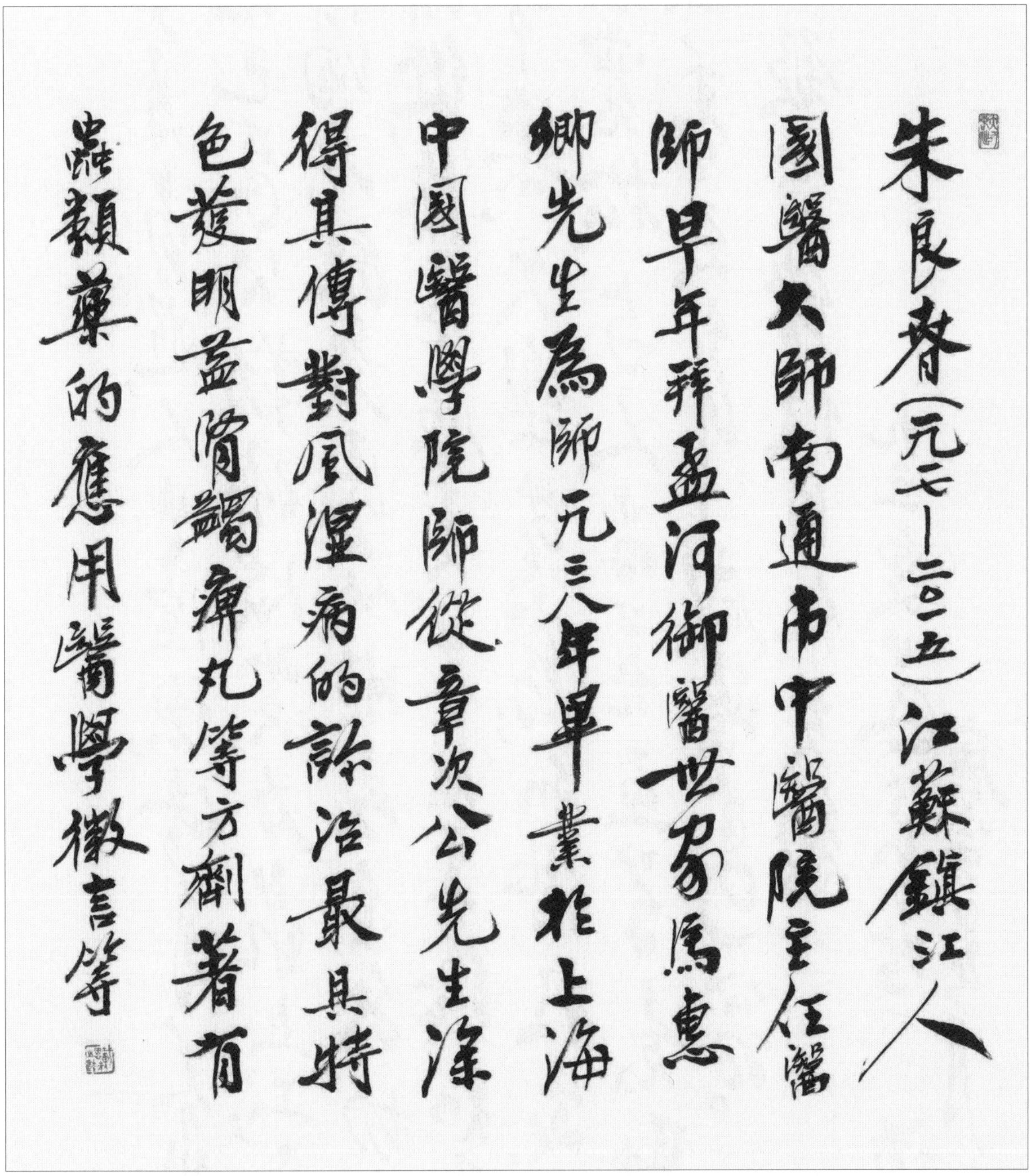
朱良春（一九一七—二〇一五）江蘇鎮江人
國醫大師南通市中醫院主任醫
師早年拜孟河御醫世家馬惠
卿先生為師一九三八年畢業於上海
中國醫學院師從章次公先生深
得其傳對風濕病的診治最具特
色發明益腎蠲痹丸等方劑著有
蟲類藥的應用醫學微言等

岁月易逝，人生倥偬，修身养性，
克己奉公，勤研岐黄，力求上工；尽
心竭力，服务民众。顺其自然，切忌
骄纵，恪守职责，善始善终。知足
常乐，其乐无穷；和谐相处，心
胸宽松，与人为善，互学互融，
颐养天年，咸臻寿域。
敬与诸位同仁共勉

九三叟朱良春谨题
庚寅年七月

郑魁山

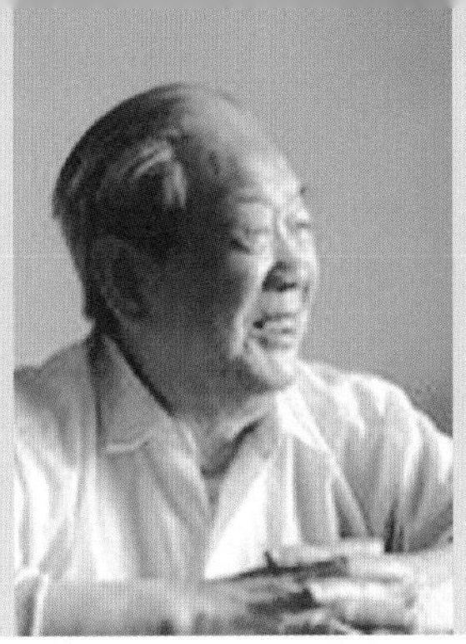

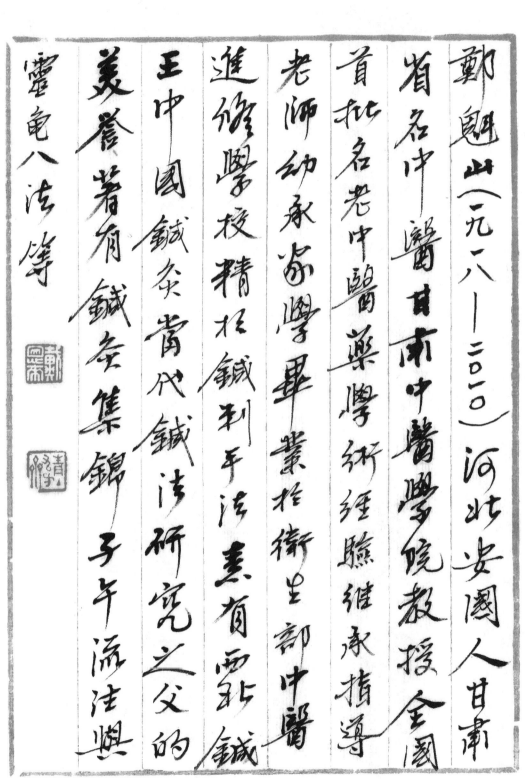

鄭魁山（一九一八—二〇一〇）河北安國人甘肅
省名中醫甘肅中醫學院教授全國
首批名老中醫藥學術經驗繼承指導
老師幼承家學畢業於衛生部中醫
進修學校精於針刺手法素有西北針
王中國針灸當代針法研究之父的
美譽著有針灸集錦子午流注與
靈龟八法等

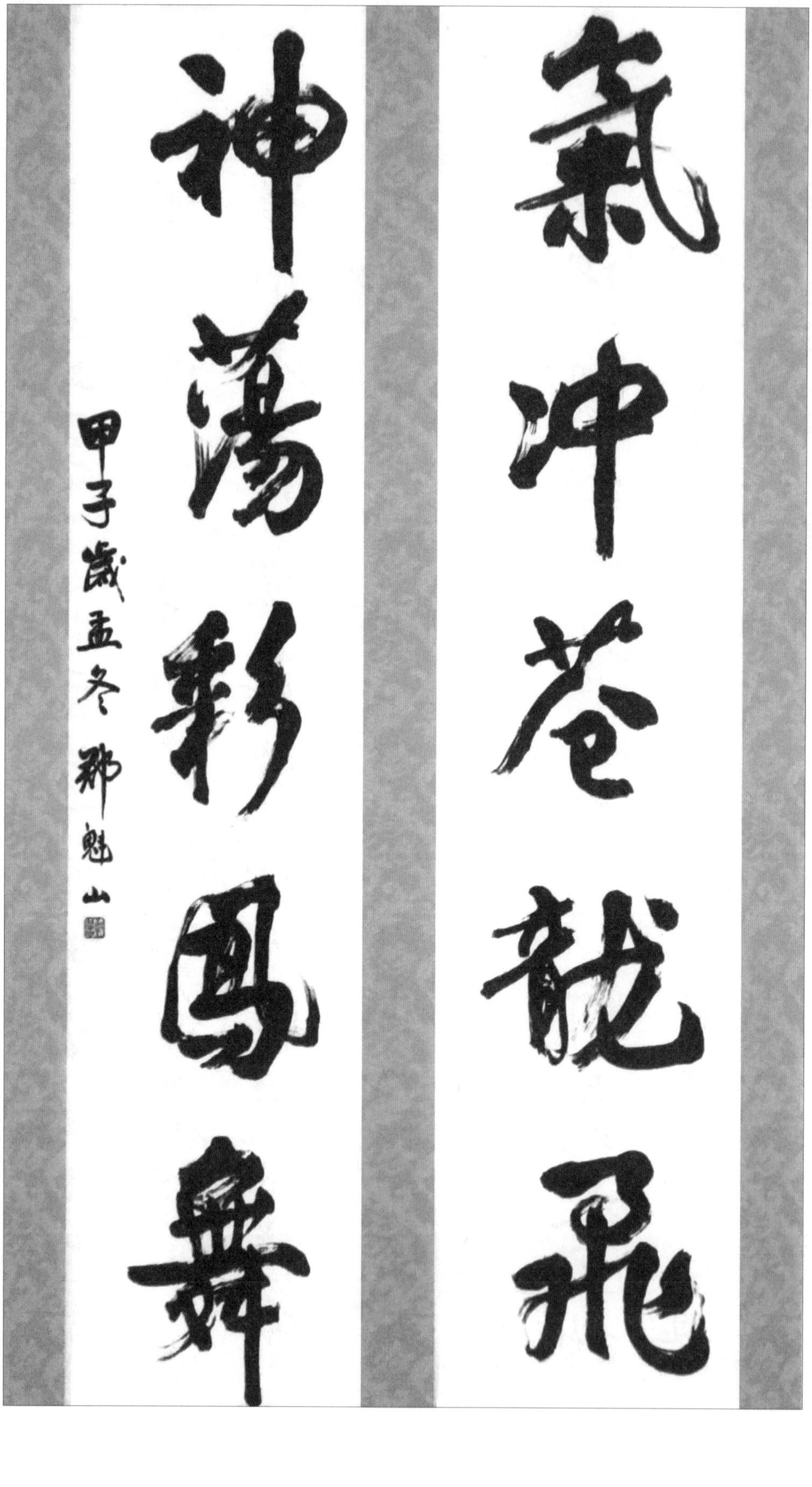
氣沖蒼龍飛
神蕩彩鳳舞
甲子歲孟冬 鄭魁山

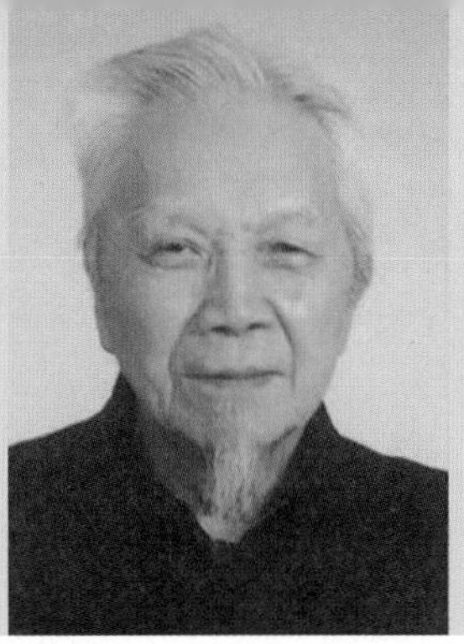

程莘农

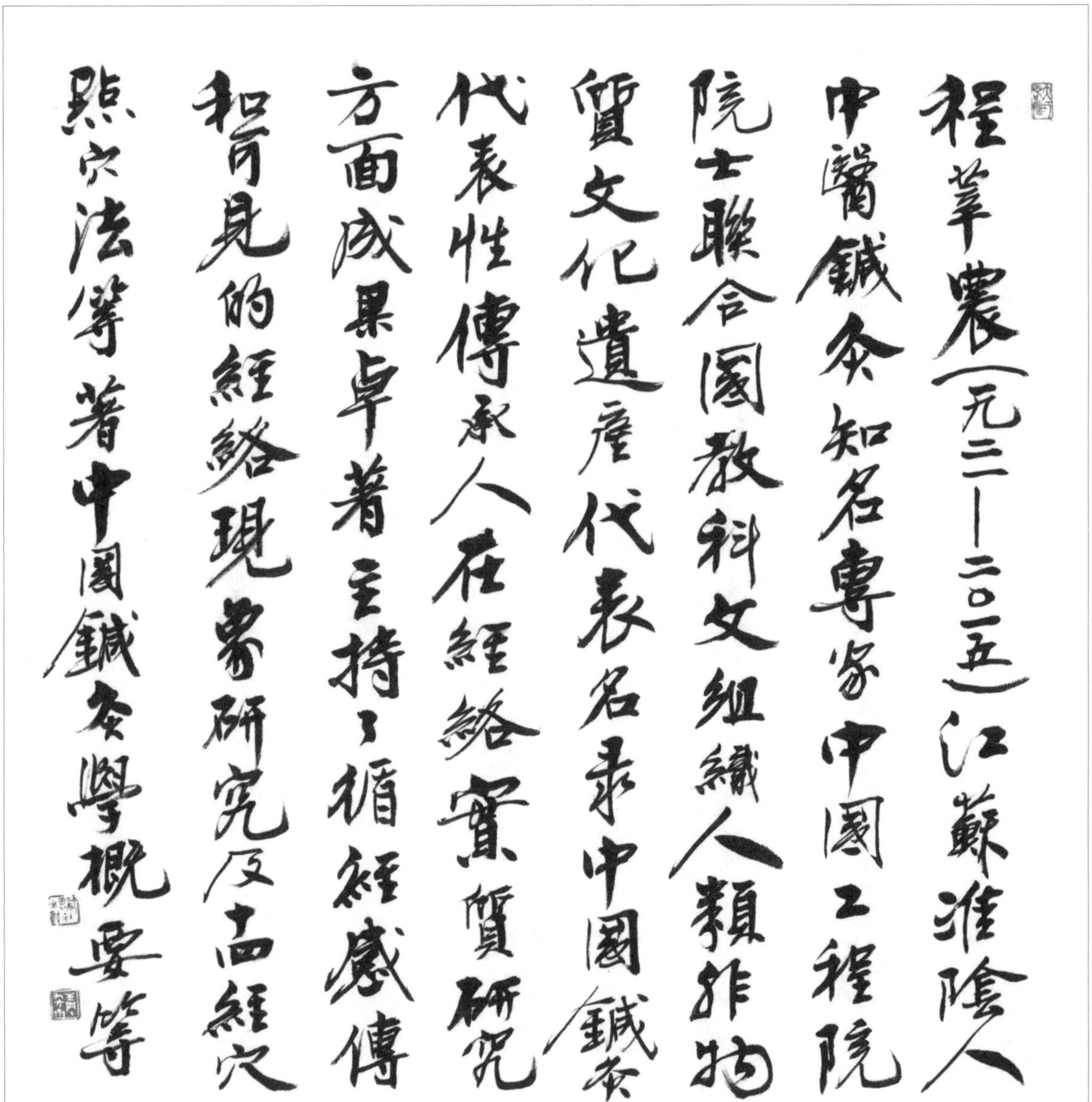
程莘農（一九二一—二〇一五）江蘇淮陰人
中醫鍼灸知名專家中國工程院
院士聯合國教科文組織人類非物
質文化遺產代表名錄中國鍼灸
代表性傳承人在經絡實質研究
方面成果卓著主持了循經感傳
和可見的經絡現象研究及十四經穴
點穴法等著中國鍼灸學概要等

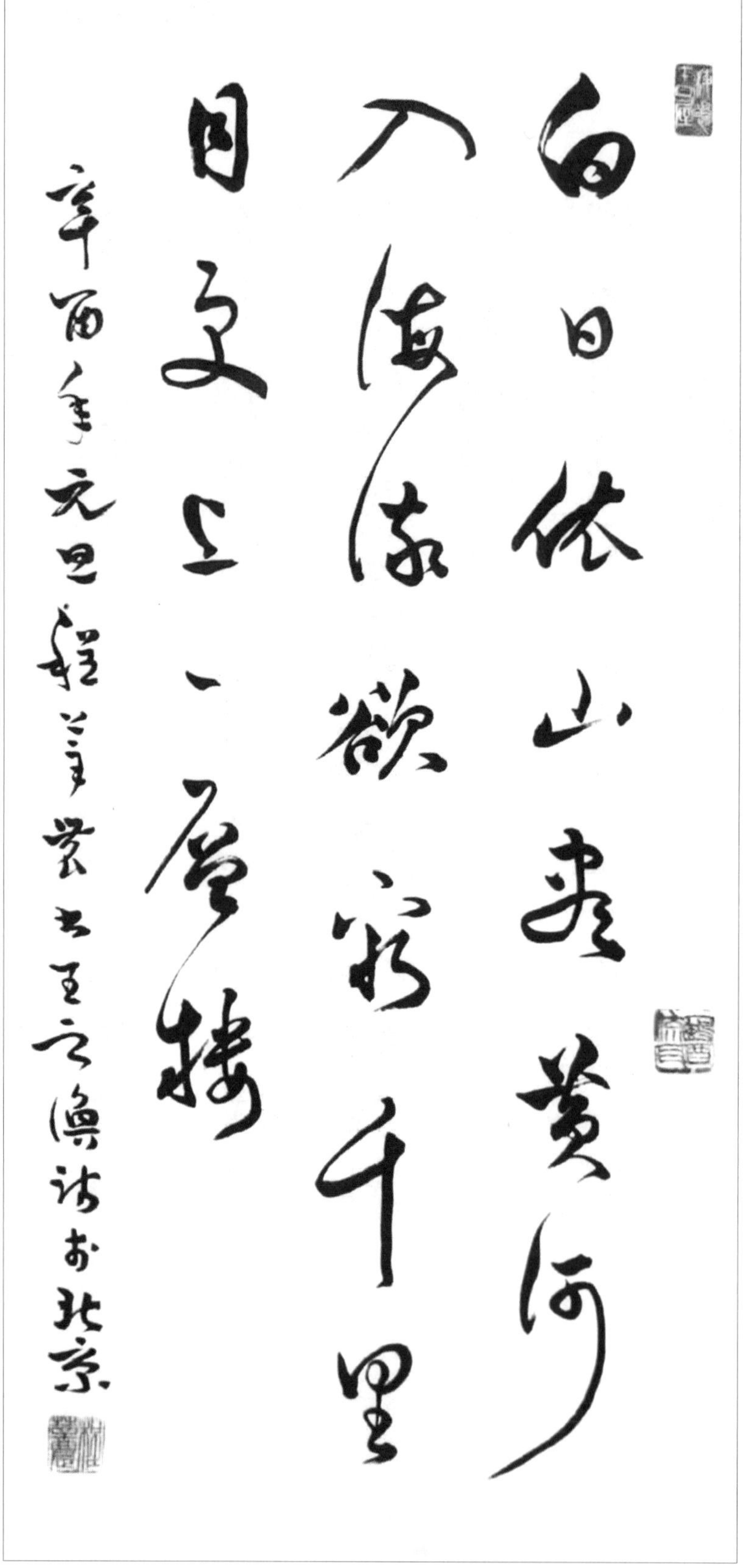
白日依山尽
黄河入海流
欲穷千里目
更上一层楼
辛酉年元旦程莘农书王之涣诗于北京

杏林国手著作

仁心德立千秋

应秋门道百季诞辰纪念

程莘农敬书于北京

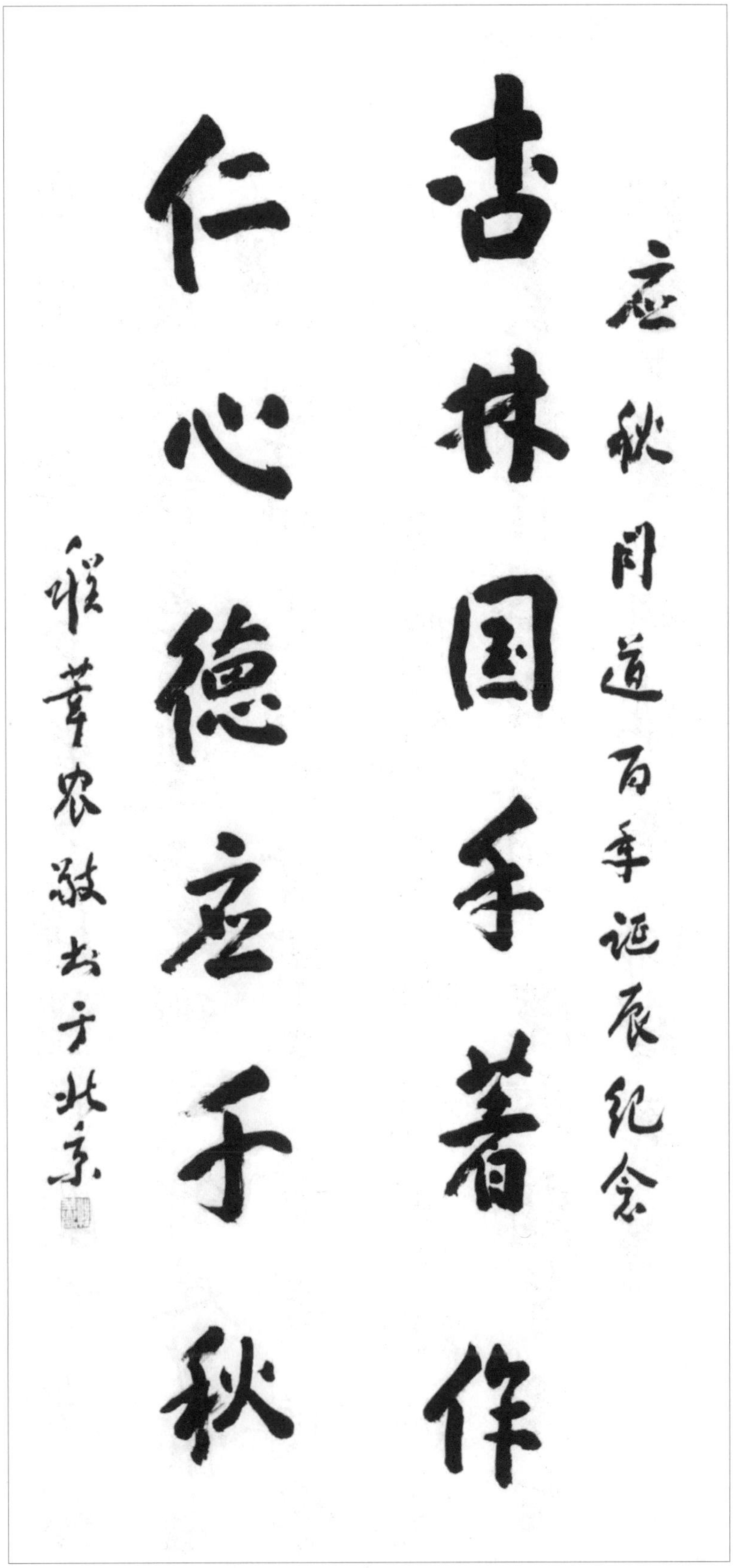

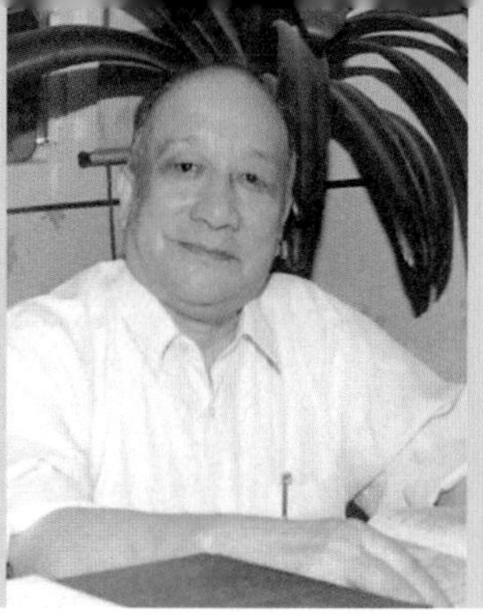

于己百

于己百（一九二〇—二〇一二）山東煙臺人 甘肅省名中醫 甘肅中醫學院教授 十八歲隨父有五公學習中醫 一九五〇年又深造於蘭州大學醫學院 先後負責過西學中班并籌建甘肅省新醫藥學研究所及甘肅中醫學院 曾任甘肅中醫學院院長 對傷寒論研究頗素 精於臨床應用 療效顯著 著有新編中醫入門 傷寒論釋義等

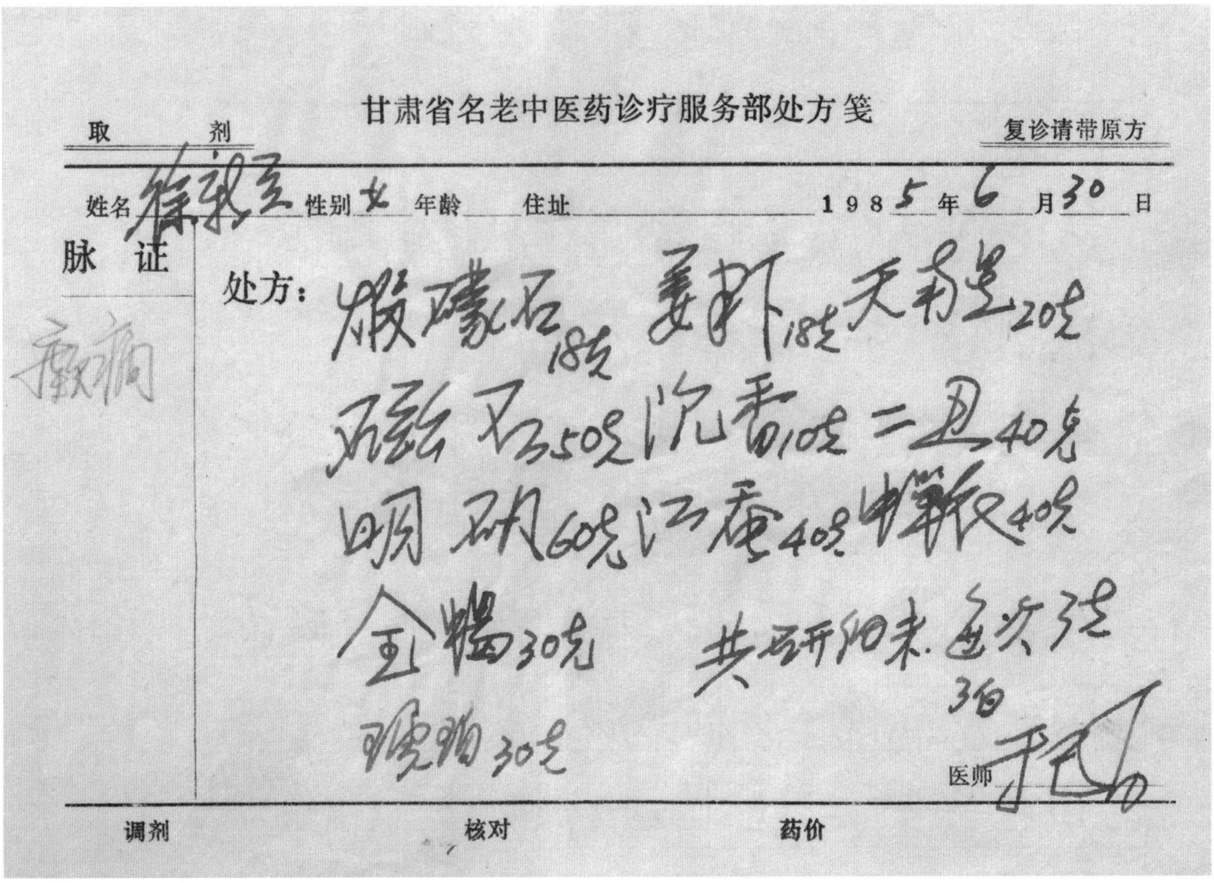

甘肃省名老中医药诊疗服务部处方笺

取 剂　　　　复诊请带原方

姓名 徐秋玉　性别 女　年龄　住址　1985年6月30日

脉 证：癫痫

处方：煅礞石18克　姜夏18克　天竺黄20克
磁石50克　沉香10克　二丑40克
明矾60克　江蚕40克　蝉衣40克
全蝎30克　共为研细末，每次3克
琥珀30克　3日

医师 于己百

调剂　核对　药价

甘肃中医学院

鸿斌同学：

12月14日信收到，知您接到了奖学金，我祝贺您。希望您在工作岗位上更好地学习，努力工作，为甘肃的中医事业作出一点贡献。这也是我设奖学金的目的所在。

一九八八年于己百奖学金获得者名单如下，你们应该联系，互相鼓励，共同前进，要形成甘肃中医事业上的一股力量，推动前行作用。

第一名　任路刚　总评成绩 89.275

第二名　雷秋慧　……　88.455

第三名　吴玲燕　……　88.375

第四名　马鸿斌　……　88.335

祝您

身体健康，工作愉快。

于己百 1988.12.25.

14×18=252　第　页

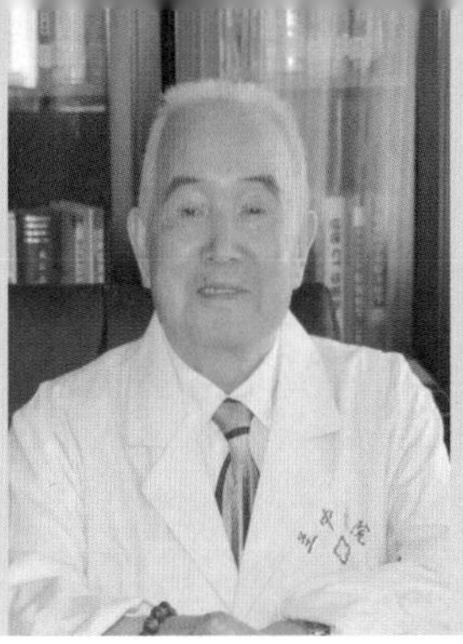

周信有

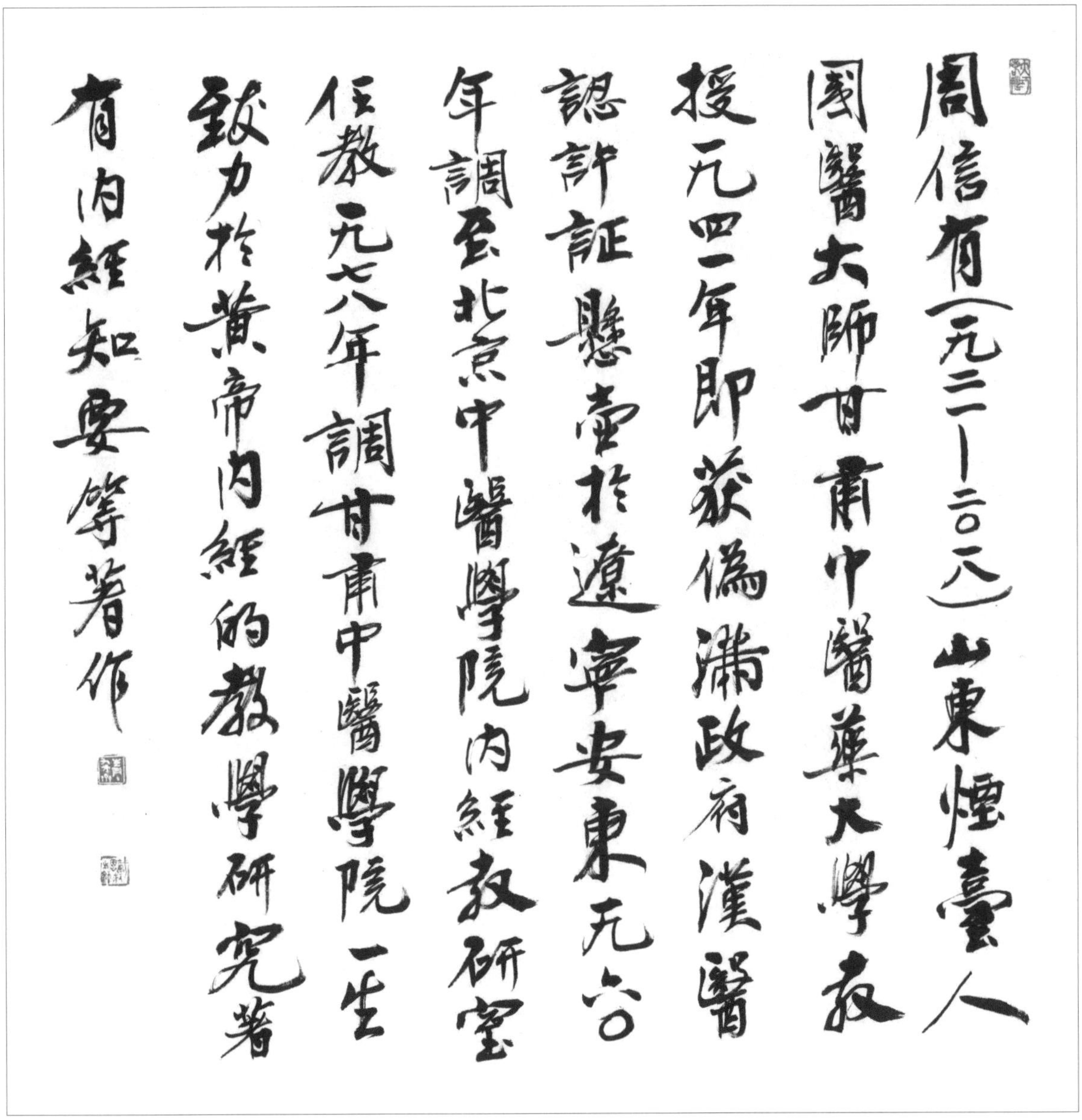
周信有（一九二一—二〇一八）山東煙臺人
國醫大師甘肅中醫藥大學教
授一九四一年即獲偽滿政府漢醫
認許証懸壺於遼寧安東一九六〇
年調至北京中醫學院內經教研室
任教一九七八年調甘肅中醫學院一生
致力於黃帝內經的教學研究著
有內經知要等著作

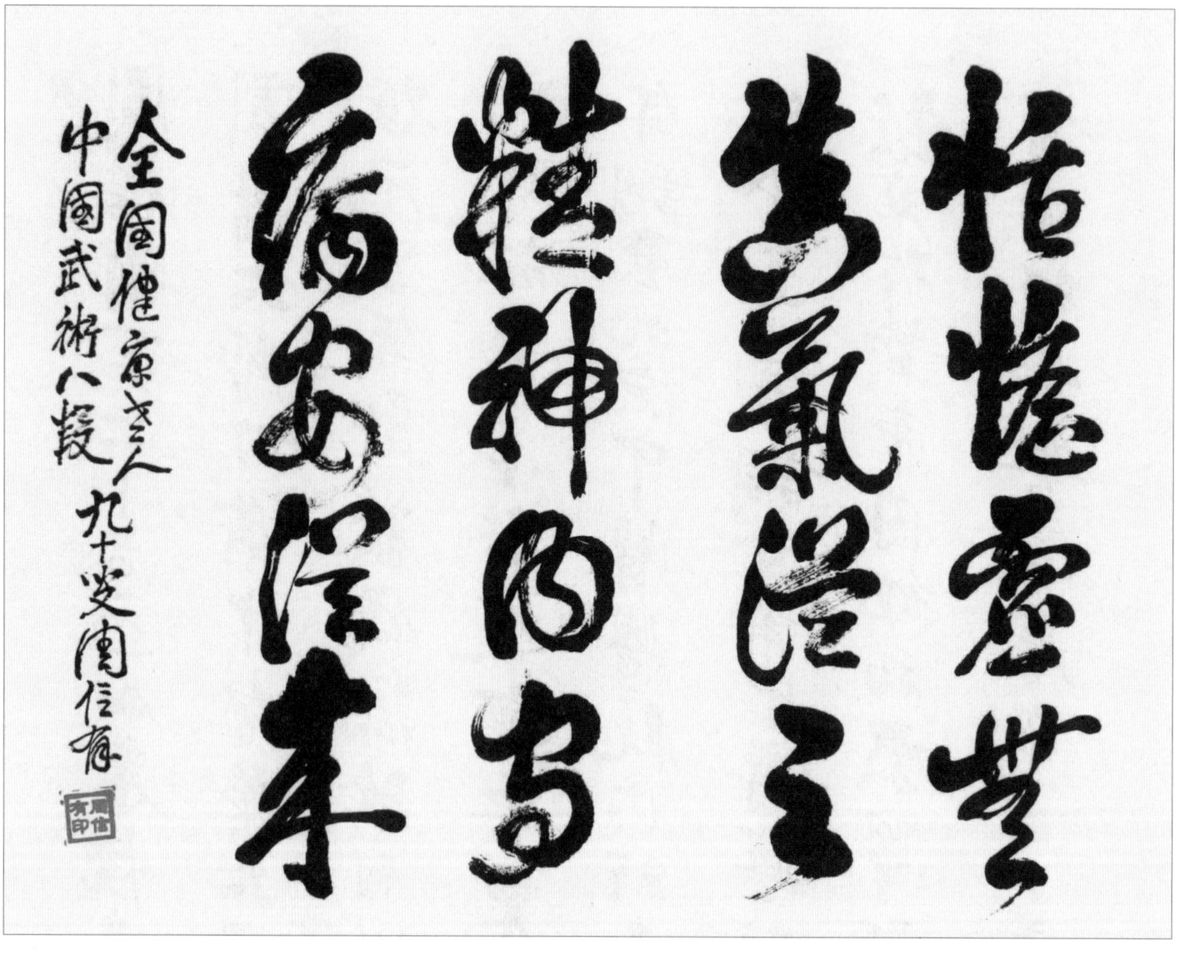
恬惔虛無
真氣從之
精神內守
病安從來
全国健康老人
中国武術八段
九十叟周信有
周信有印

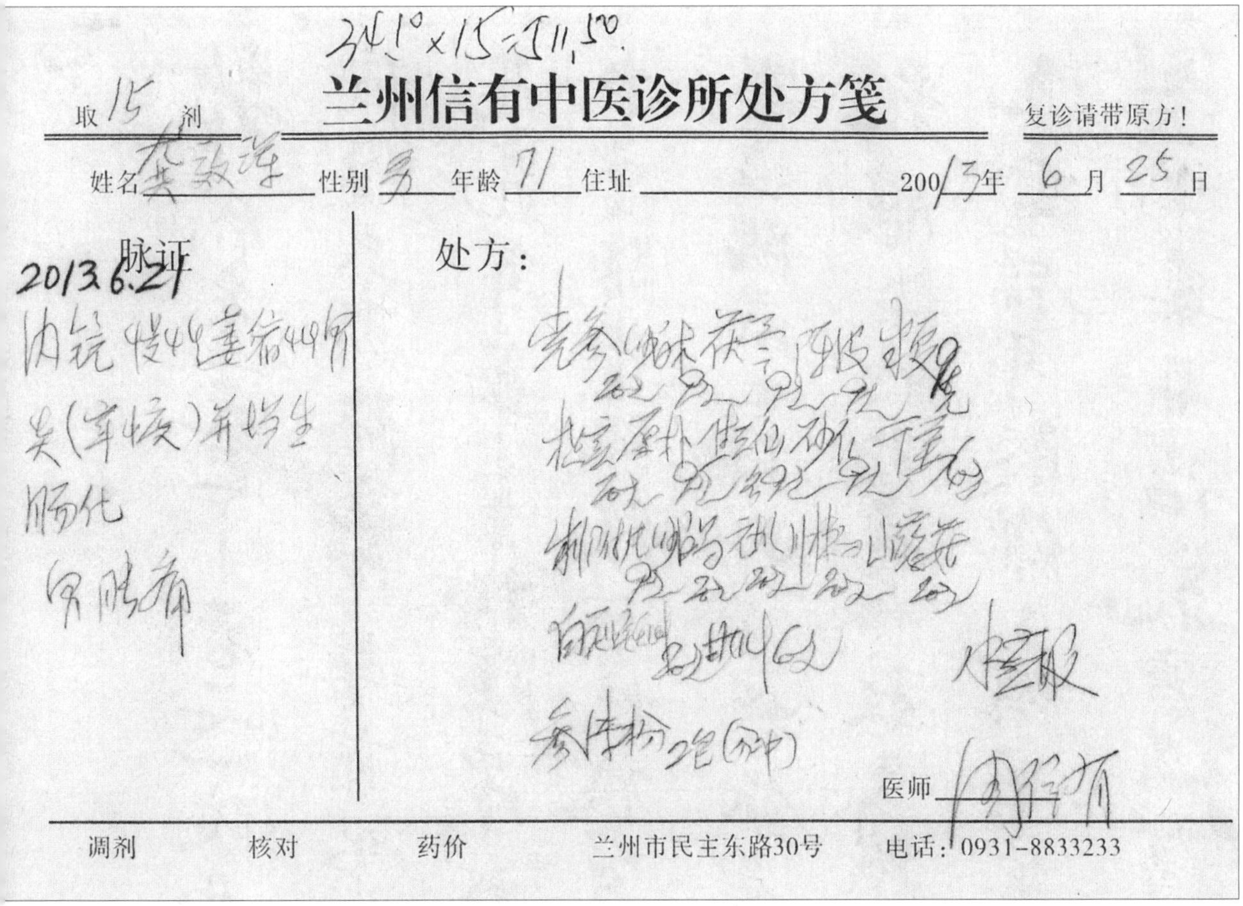

取 15 剂

3× P × 15 过11.50.

兰州信有中医诊所处方笺

复诊请带原方!

姓名 李效峯　性别 男　年龄 71　住址　　　　　200/3年 6 月 25 日

脉证

2013 6.21
内镜 慢性浅表性胃窦炎
关(半喉)并增生
肠化
胃脘痛

处方：

医师 周信有

调剂　　核对　　药价　　兰州市民主东路30号　电话：0931-8833233

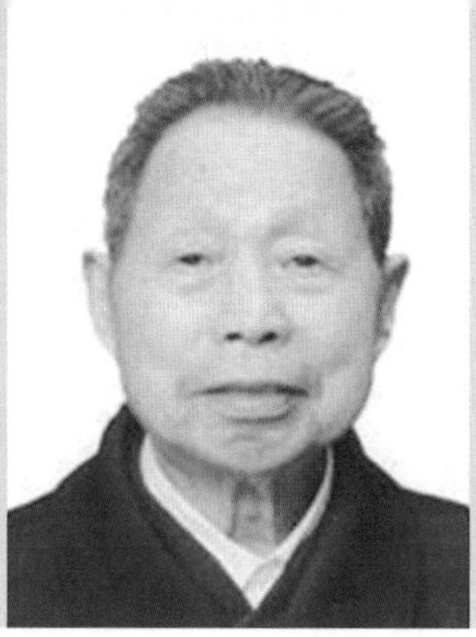

郭成杰

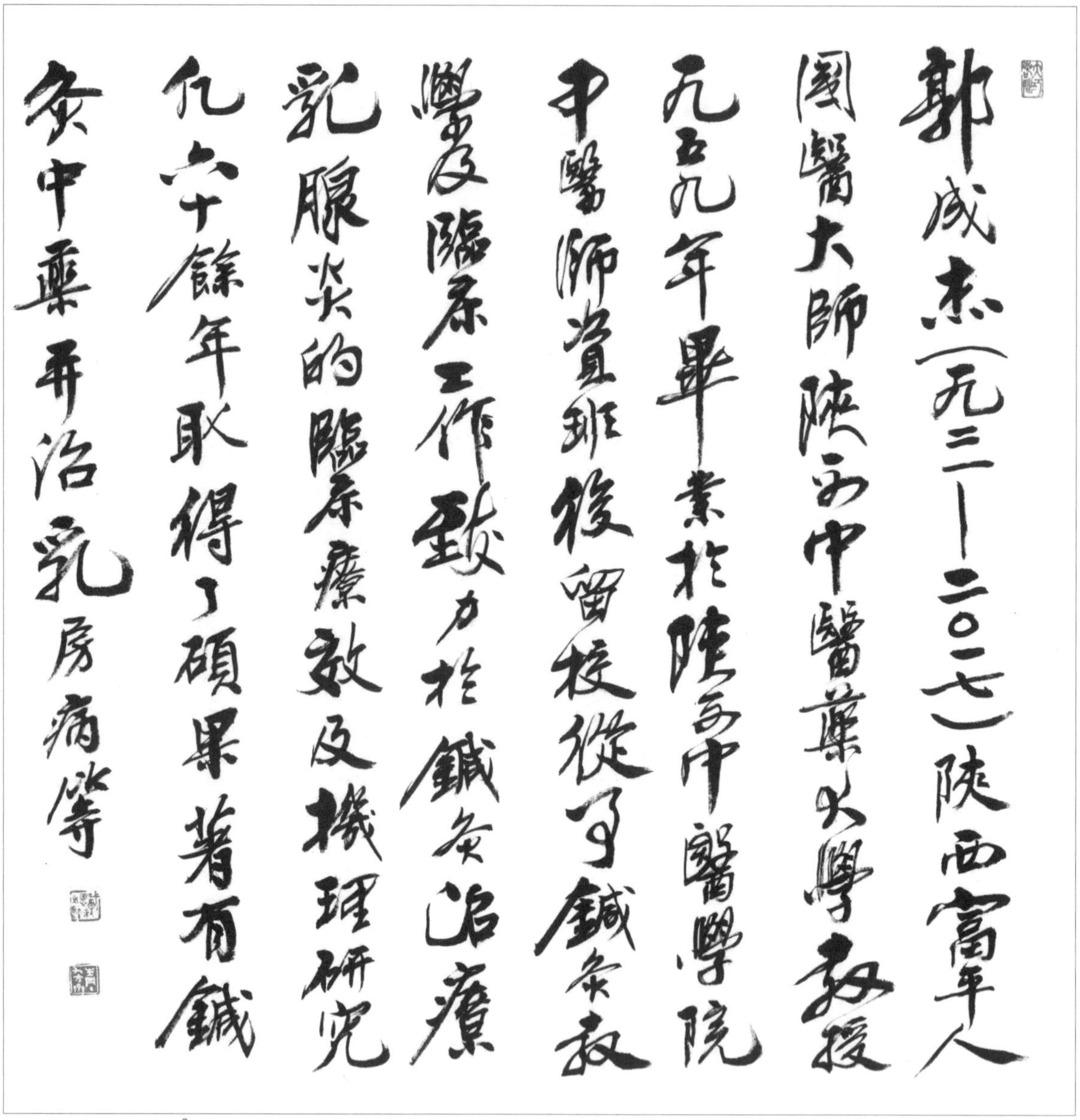
郭成杰（一九二一—二〇一七）陝西富平人
國醫大師陝西中醫藥大學教授
一九五九年畢業於陝西中醫學院
中醫師資班後留校從事鍼灸教
學及臨床工作致力於鍼灸治療
乳腺炎的臨床療效及機理研究
凡六十餘年取得了碩果著有鍼
灸中藥并治乳房病等

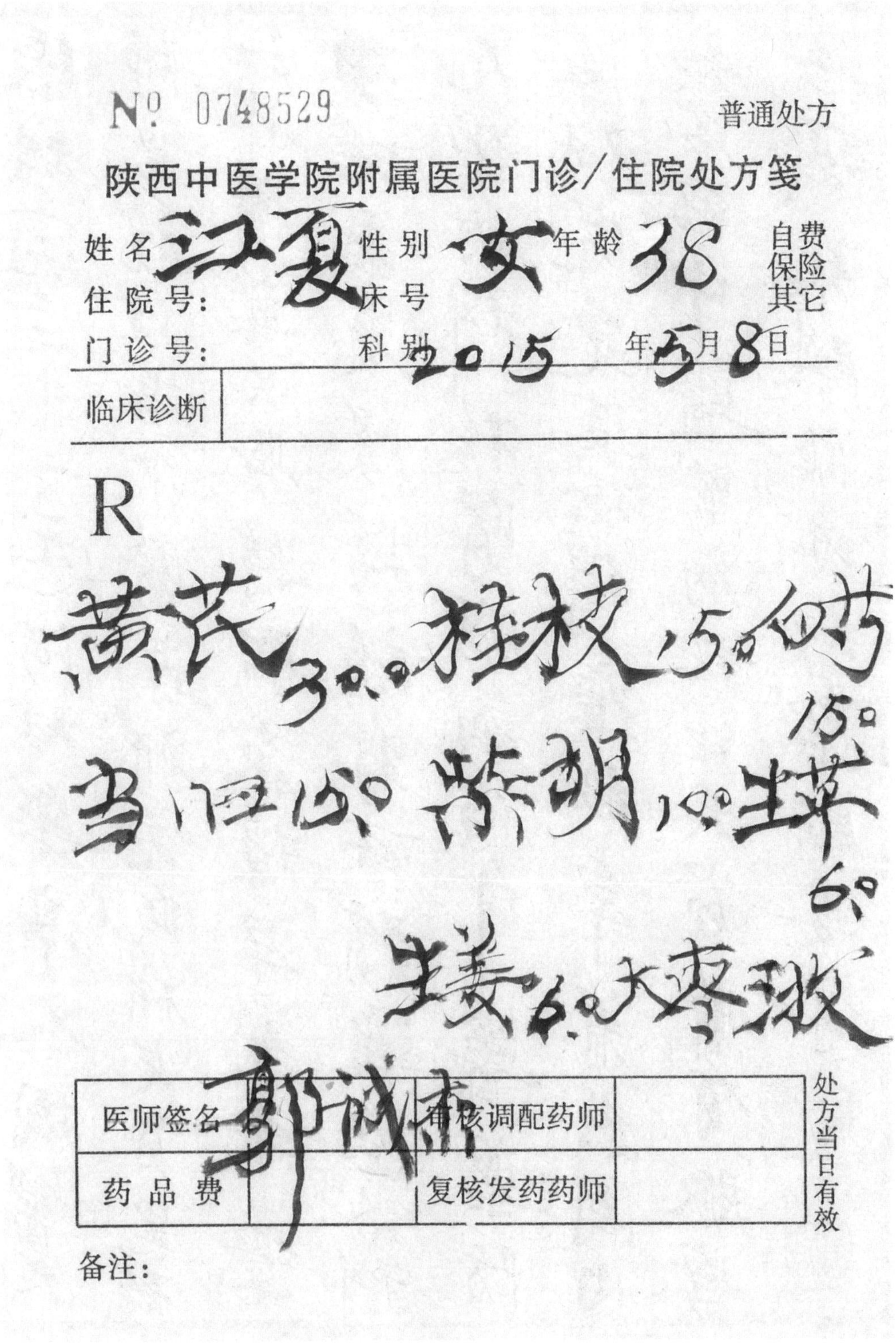

No 0748529　　普通处方

陕西中医学院附属医院门诊/住院处方笺

姓名 江夏　性别 女　年龄 38　自费 保险 其它

住院号:　床号

门诊号:　科别　2015 年 5 月 8 日

临床诊断

R

黄芪30.0 桂枝15.0 白芍15.0

当归15.0 柴胡10.0 生草6.0

生姜6.0 大枣3枚

医师签名	郭成杰	审核调配药师	
药 品 费		复核发药药师	

处方当日有效

备注:

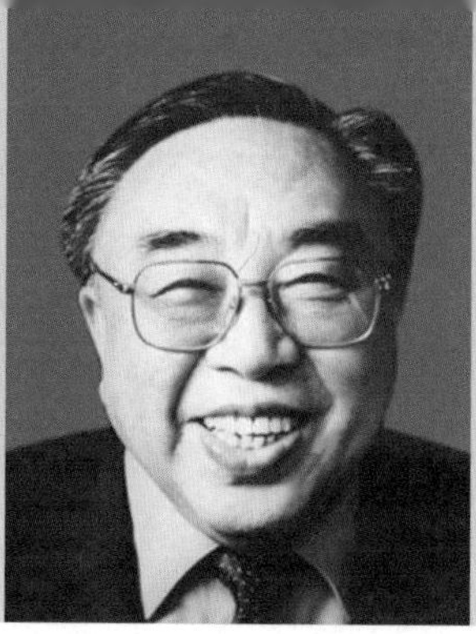

张琪

張琪（一九二二—二〇一九）河北樂亭人國醫大師黑龍江省中醫藥研究院研究員黑龍江中醫藥大學特聘教授早年畢業於哈爾濱漢醫講習所精通臨床各科尤擅內科於腎臟病的中醫藥防治研究更具心得療效卓著系國內知名的中醫腎病診治大家著有脈學芻議張琪臨床經驗輯要等

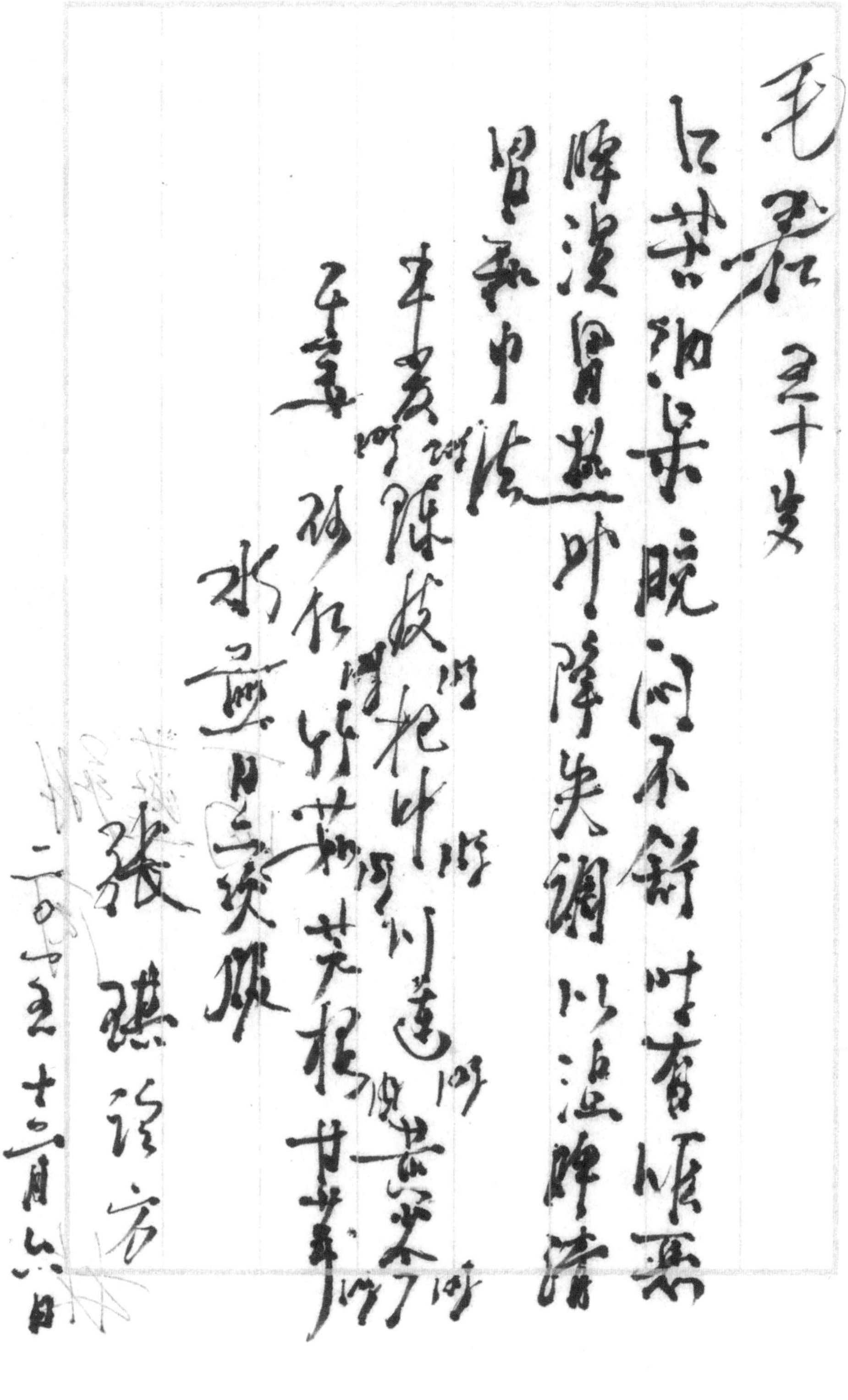
毛君 五十岁
入冬以来 脘闷不舒 时有嗳恶
脾湿胃热 升降失调 以温脾清
胃和中法
半夏15g 陈皮15g 枇杷叶15g 川连10g 黄芩15g
干姜15g 砂仁10g 竹茹15g 芦根20g 甘草15g
水煎日三次服
张琪诊方
二〇〇七年十二月六日

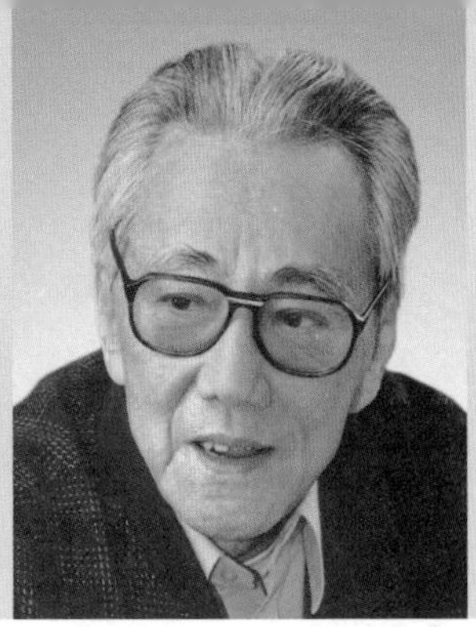

王绵之

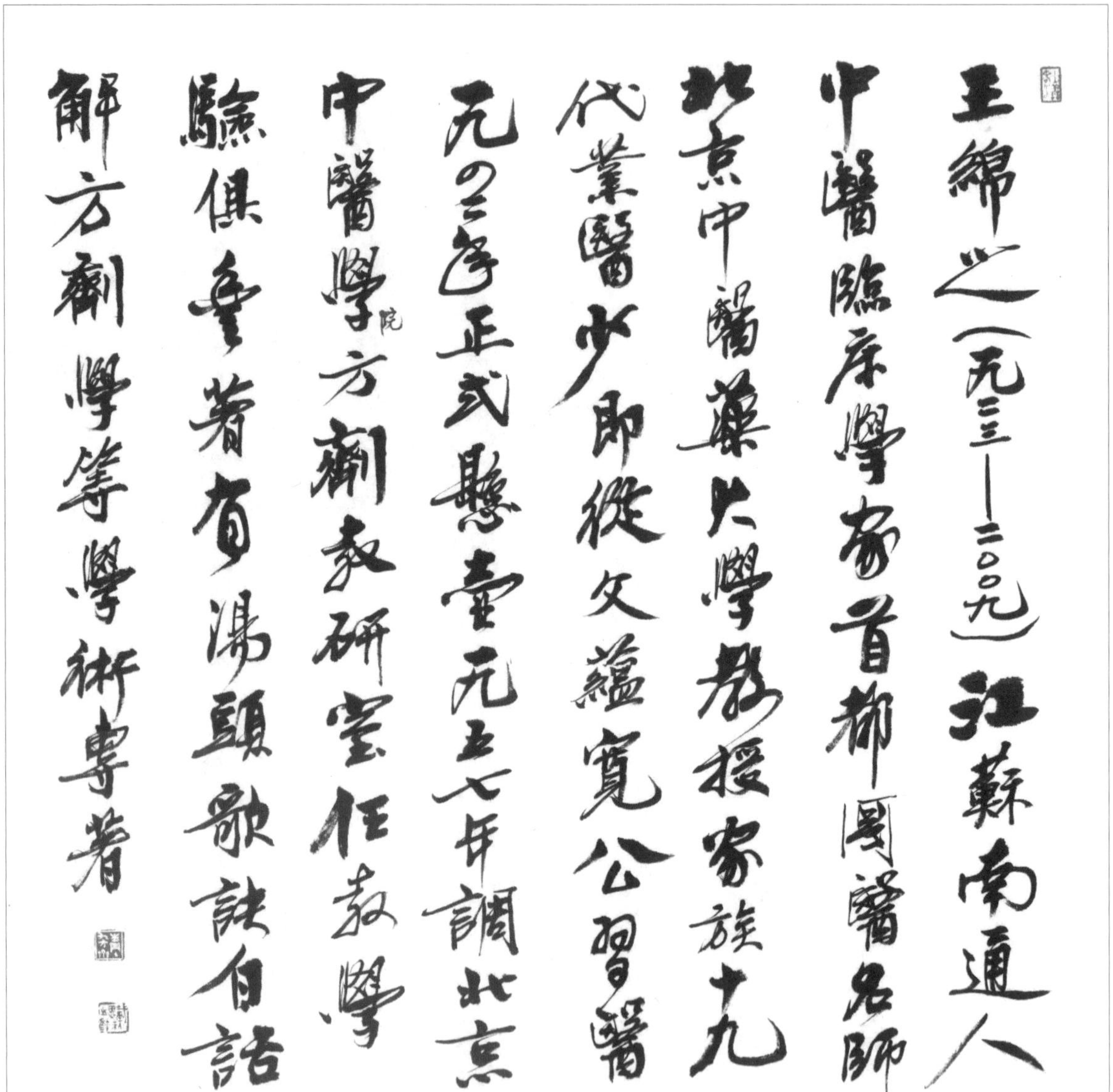
王綿之(一九二一—二〇〇九)江蘇南通人
中醫臨床學家首都國醫名師
北京中醫藥大學教授家族十九
代業醫少即從父蘊寬公習醫
一九四二年正式懸壺一九五七年調北京
中醫學院方劑教研室任教學
驗俱豐著有湯頭歌訣白話
解方劑學等學術專著

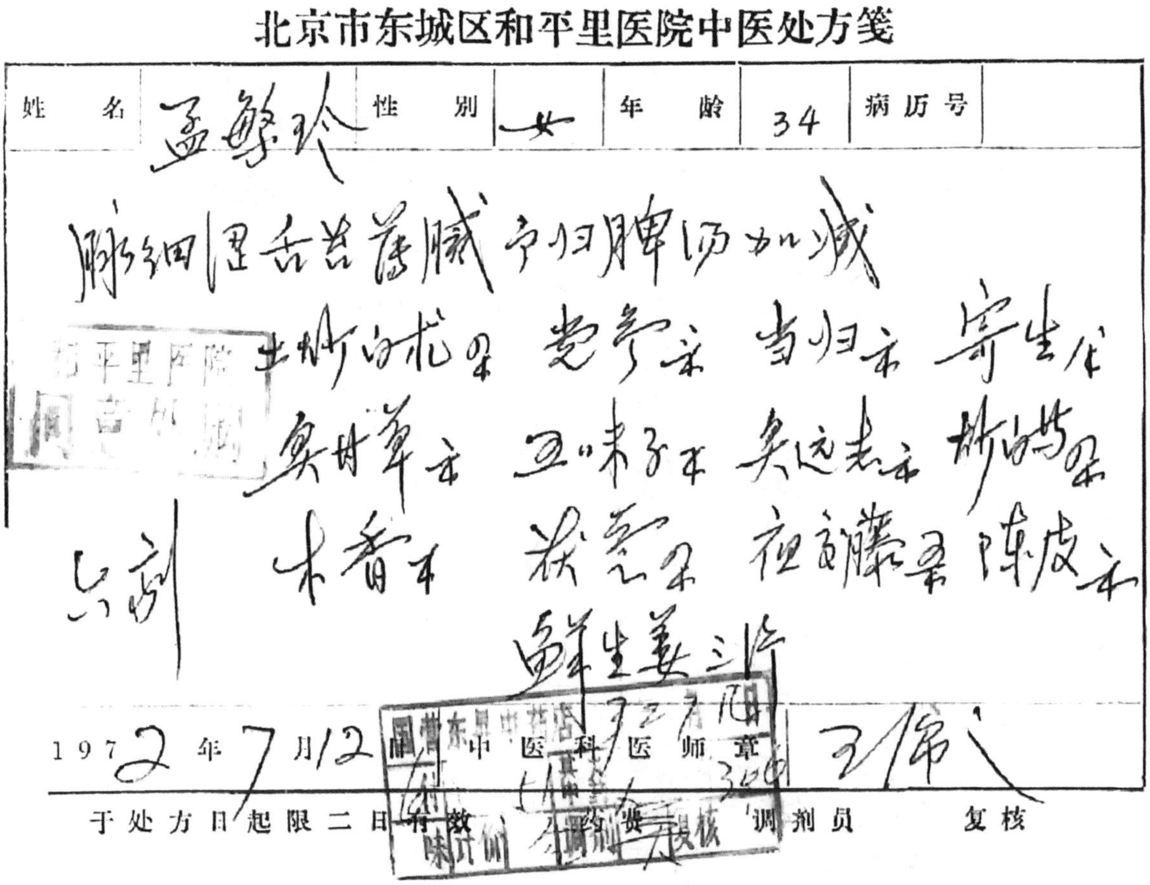

北京市东城区和平里医院中医处方笺

姓名	孟繁玲	性别	女	年龄	34	病历号	

脉细涩舌苔薄腻 予归脾汤加减

生炒白术各9 党参10 当归10 寄生15

炙甘草10 五味子10 炙远志10 炒白芍9

六剂 木香10 茯苓9 夜交藤15 陈皮10

鲜生姜三片

1972年7月12日 中医科医师章 王绵之

于处方日起限二日有效 调剂员 复核

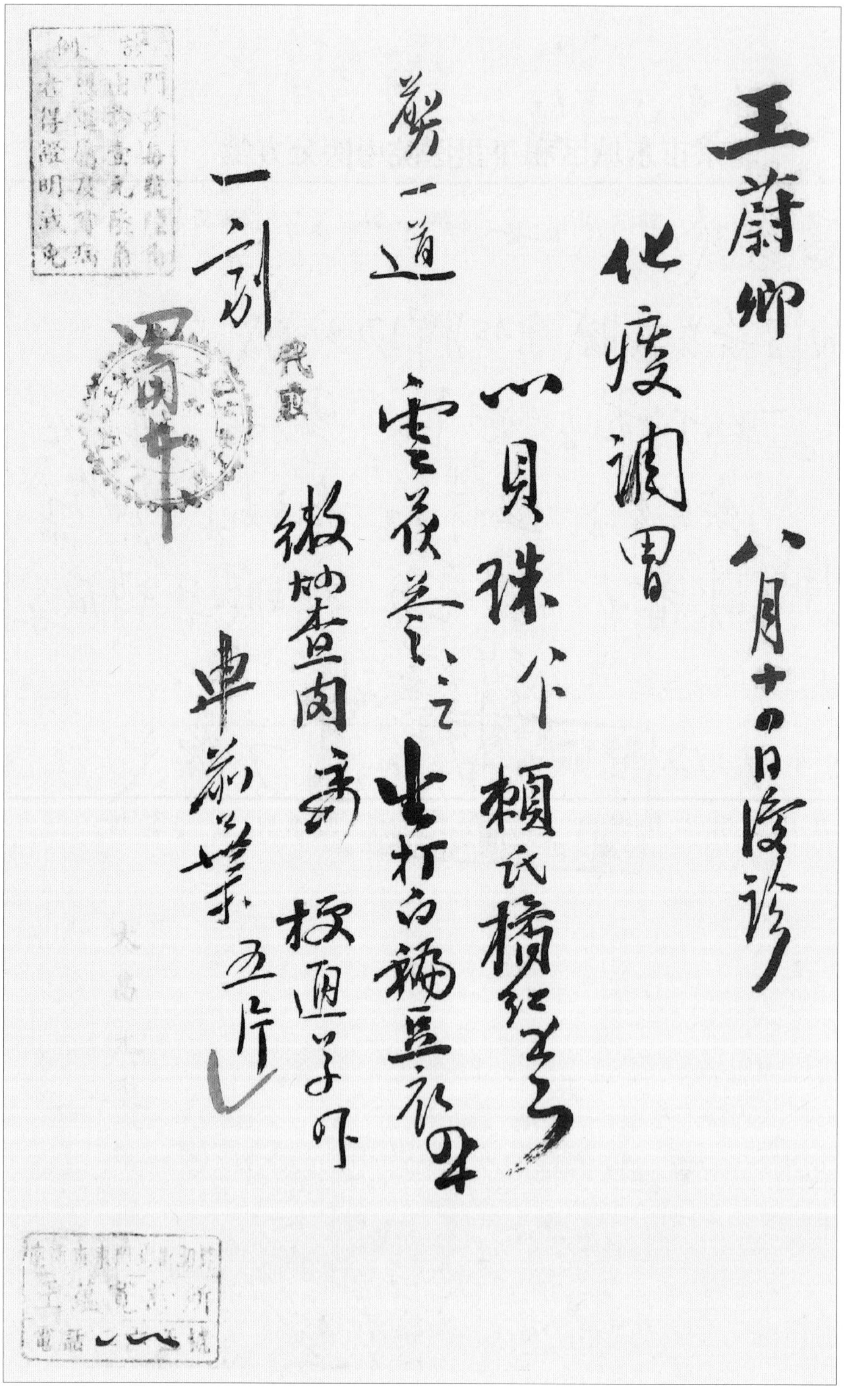
八月十四日復診
王蔚卿
化痰調胃
一劑

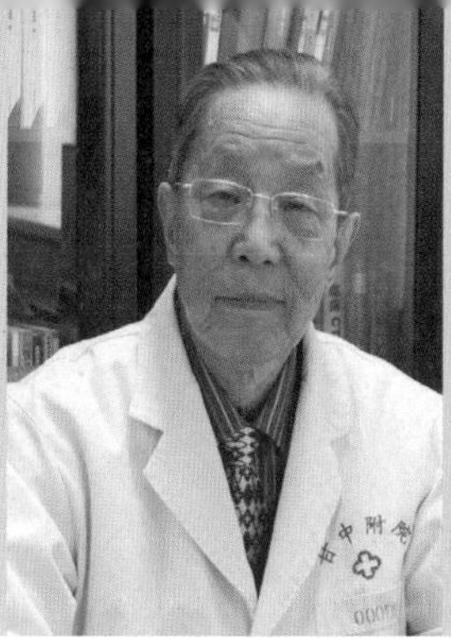

许自诚

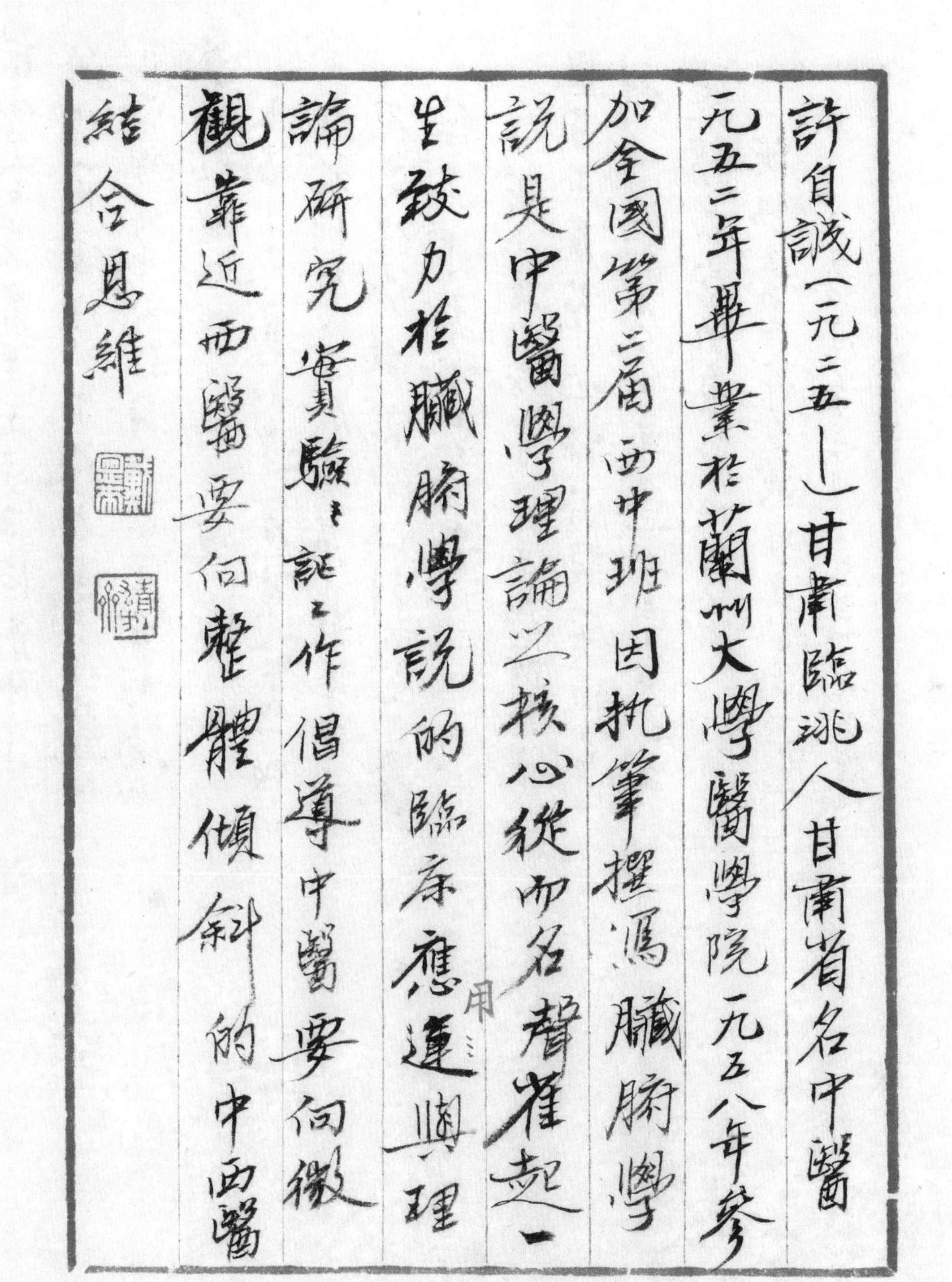

許自誠(一九二五—)甘肅臨洮人甘肅省名中醫
一九五二年畢業於蘭州大學醫學院一九五八年參
加全國第二屆西中班因執筆撰寫臟腑學
說是中醫學理論之核心從而名聲雀起一
生致力於臟腑學說的臨床應用與理
論研究實驗驗證之作倡導中醫要向微
觀靠近西醫要向整體傾斜的中西醫
結合思維

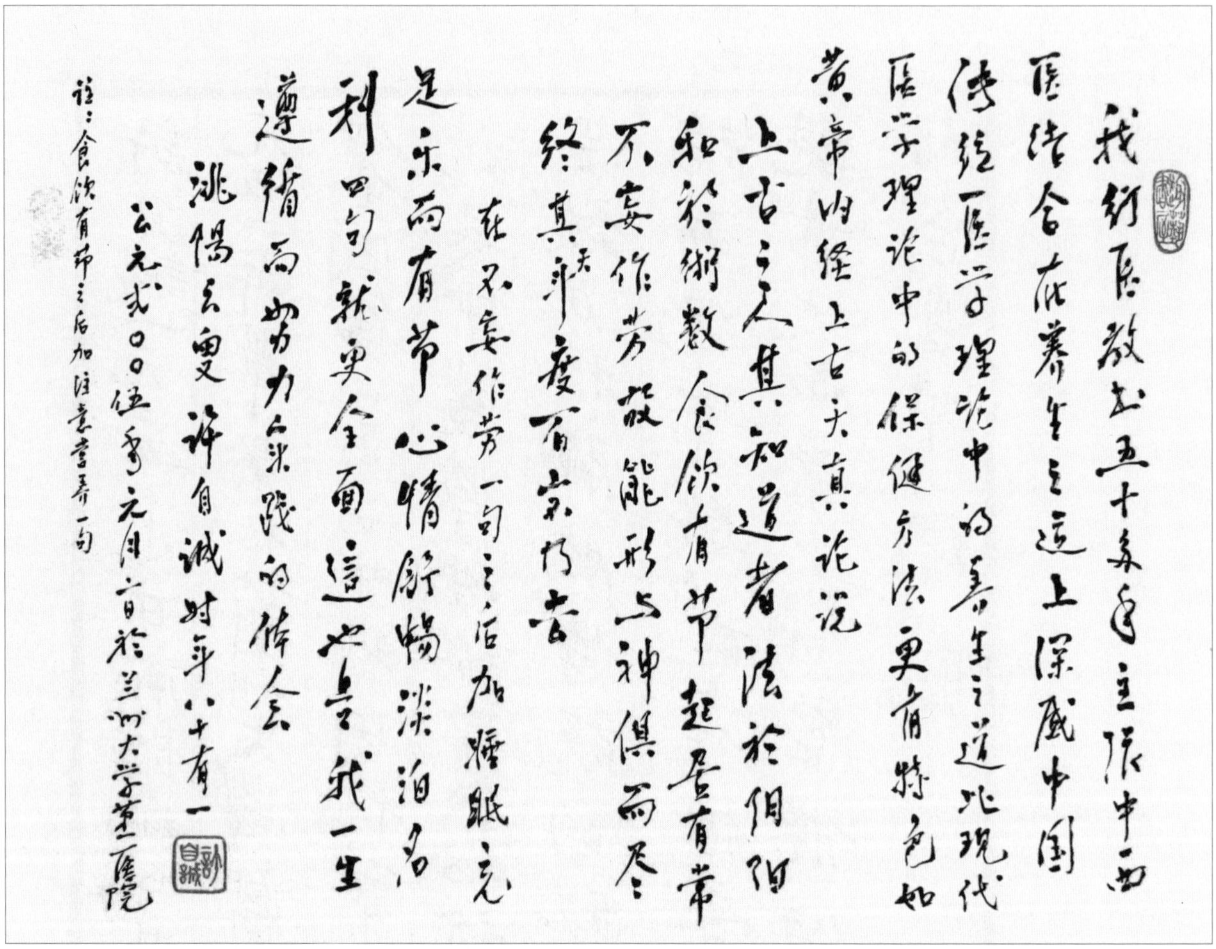

我行医教书五十多年，主张中西医结合，在养生之道上深感中国传统医学理论中的养生之道比现代医学理论中的保健方法更有特色。如黄帝内经上古天真论说：上古之人，其知道者，法於阴阳，和於術數，食饮有节，起居有常，不妄作劳，故能形與神俱，而尽终其天年，度百岁乃去。

在不妄作劳一句之后加睡眠充足，乐而有节，心情舒畅，淡泊名利四句，就更全面。这也是我一生遵循而努力实践的体会。

洮阳之叟 许自诚 时年八十有一

公元贰〇〇伍年元月六日於兰州大学第二医院

注：食饮有节之后加注意营养一句

唐世诚先生患晚期胃癌、未行手术及化疗，用中医辨证施治和西医辨病论治相结合的方法，迄今已健在，存活五年。近来口干、口渴、糊言乱语、神志恍惚、抽搐、脉弦，证为虚风内动、心神不宁。拟下方三剂，视状及体征合消处。

沙参30克 麦冬15克 石斛15克 柴胡10克

石菖蒲9克 天竺黄10克 钩藤30克 僵蚕10克

生黄芪30克 茯苓15克 炒白术10克 枳实15克

水煎服，日一剂，分二次服

许自诚

二〇〇四年六月廿日

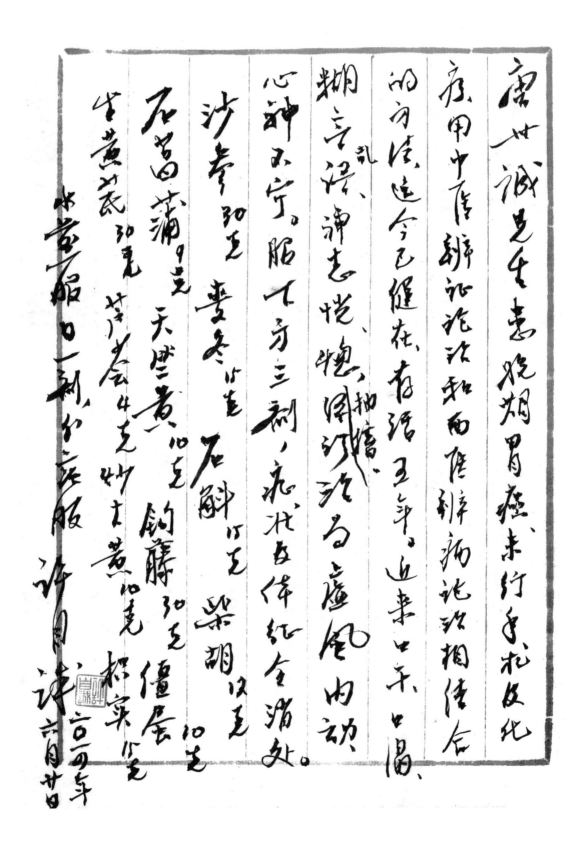

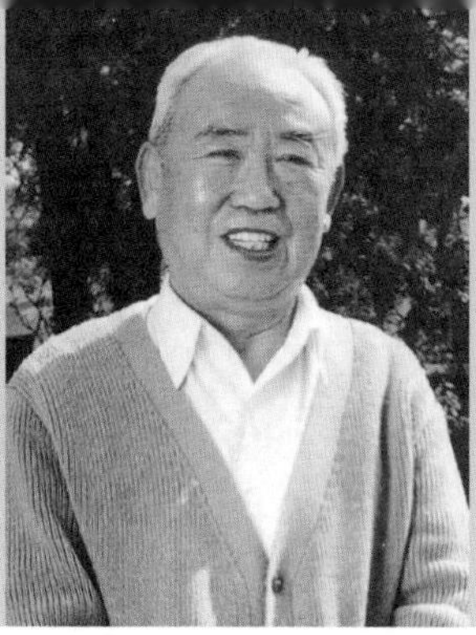

王德林

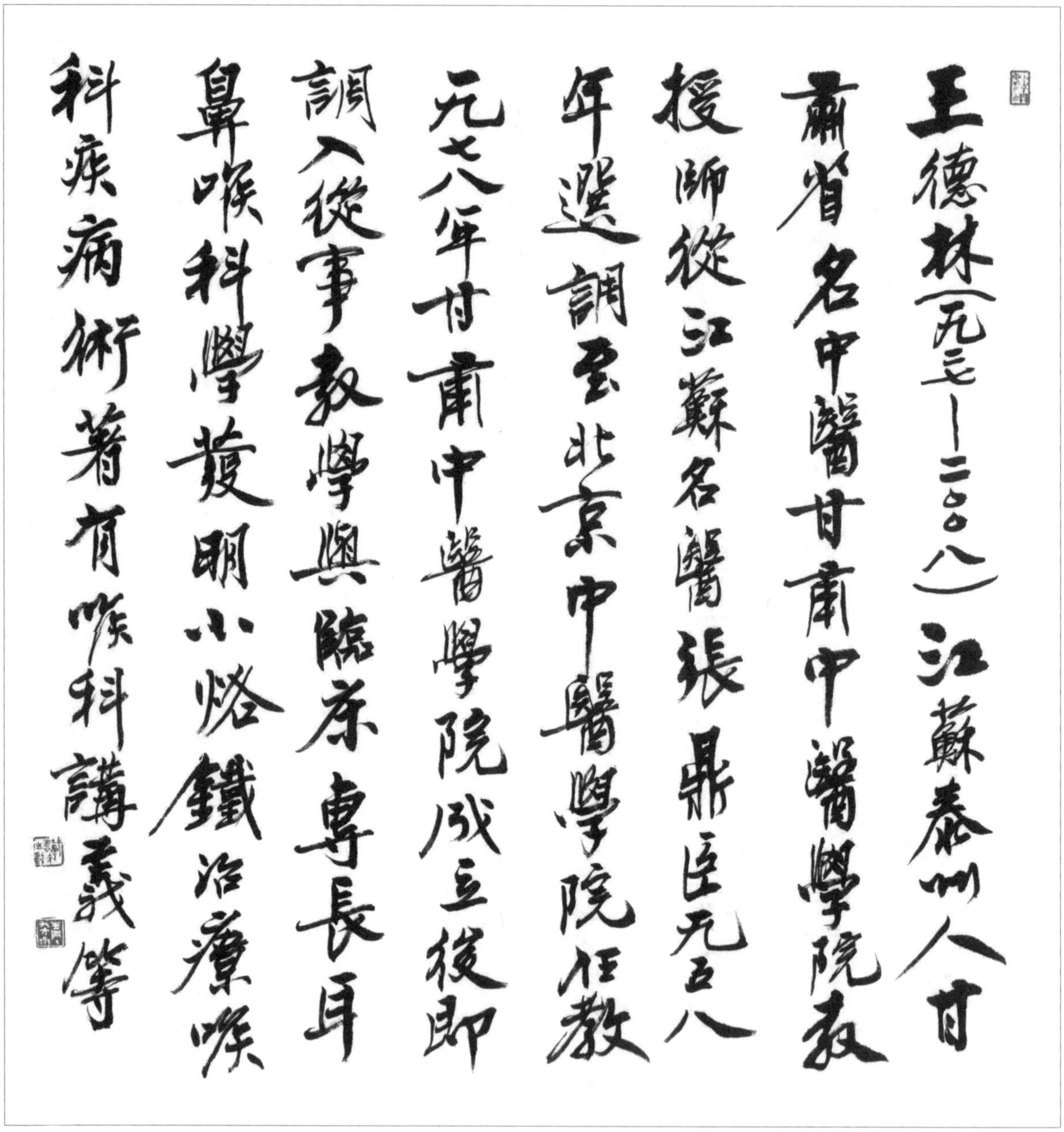

王德林（一九三七—二〇〇八）江蘇泰州人甘
肅省名中醫甘肅中醫學院教
授師從江蘇名醫張鼎臣一九五八
年選調至北京中醫學院任教
一九七八年甘肅中醫學院成立後即
調入從事教學與臨床專長耳
鼻喉科學擅用小烙鐵治療喉
科疾病術著有喉科講義等

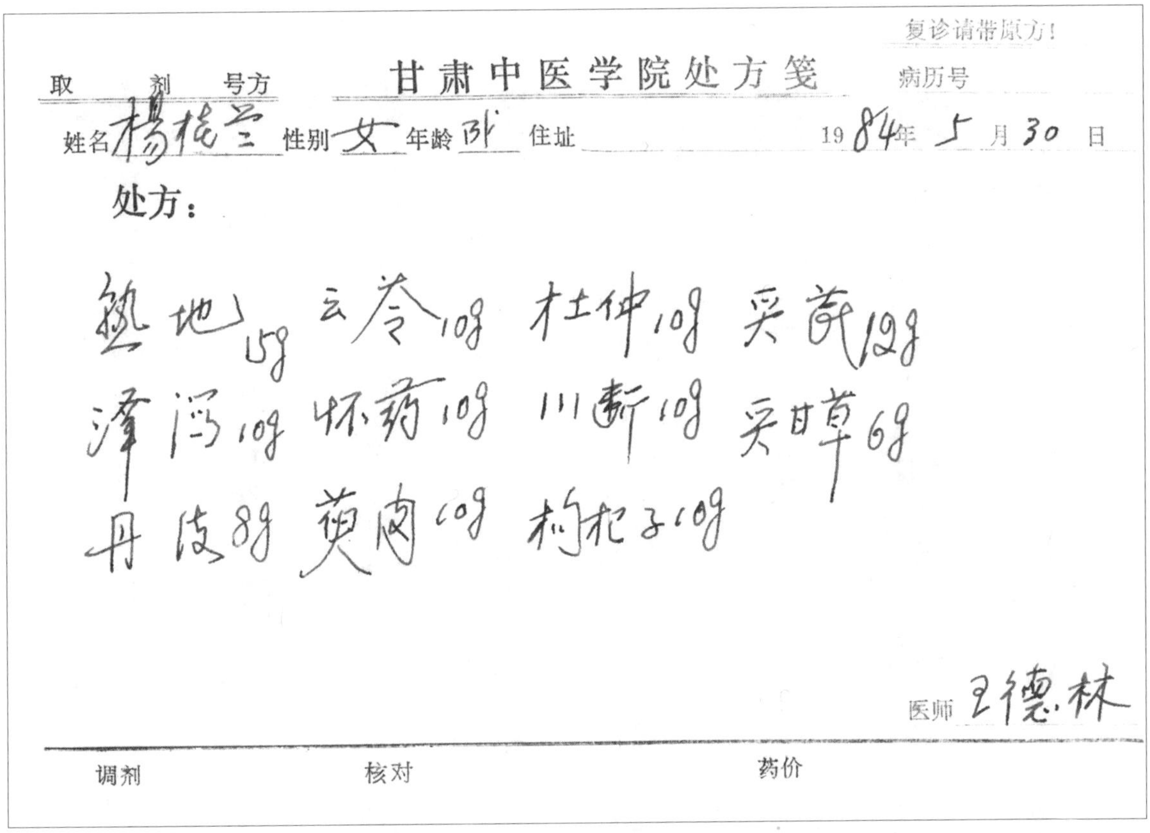

复诊请带原方！

取　剂　号方　　甘肃中医学院处方笺　　病历号

姓名 楊桂兰　性别 女　年龄 35　住址　　1984年5月30日

处方：

熟地15g　云苓10g　杜仲10g　炙芪12g

泽泻10g　怀药10g　川断10g　炙甘草6g

丹皮8g　萸肉10g　枸杞子10g

医师 王德林

调剂　　核对　　药价

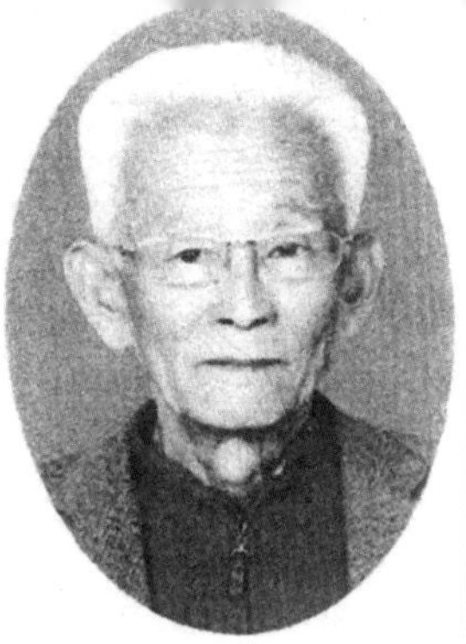

李可

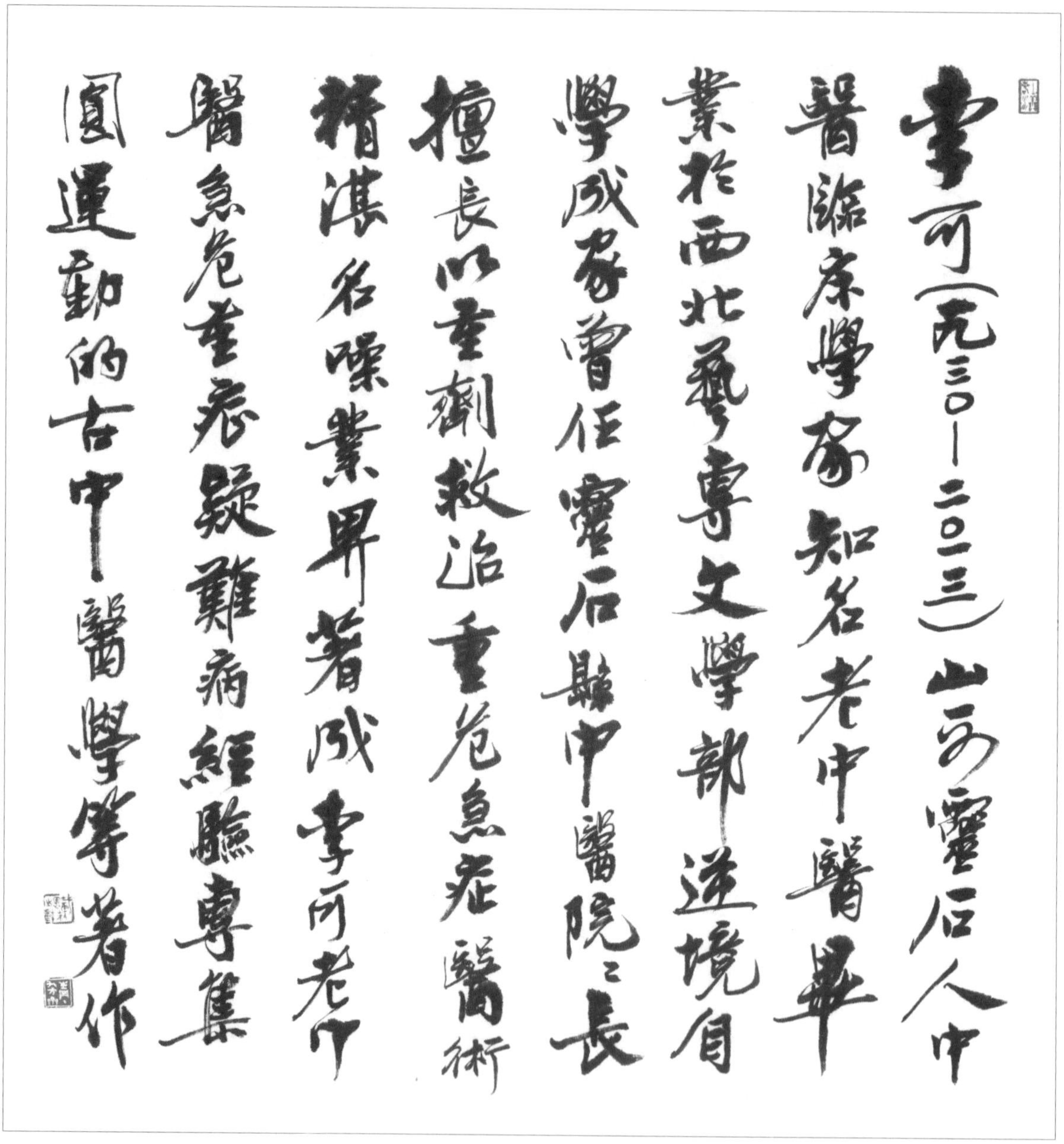
李可（一九三〇—二〇一三）山西靈石人中
醫臨床學家知名老中醫畢
業於西北藝專文學部逆境自
學成才曾任靈石縣中醫院院長
擅長以重劑救治重危急症醫術
精湛名噪業界著成李可老中
醫急危重症疑難病經驗專集
圓運動的古中醫學等著作

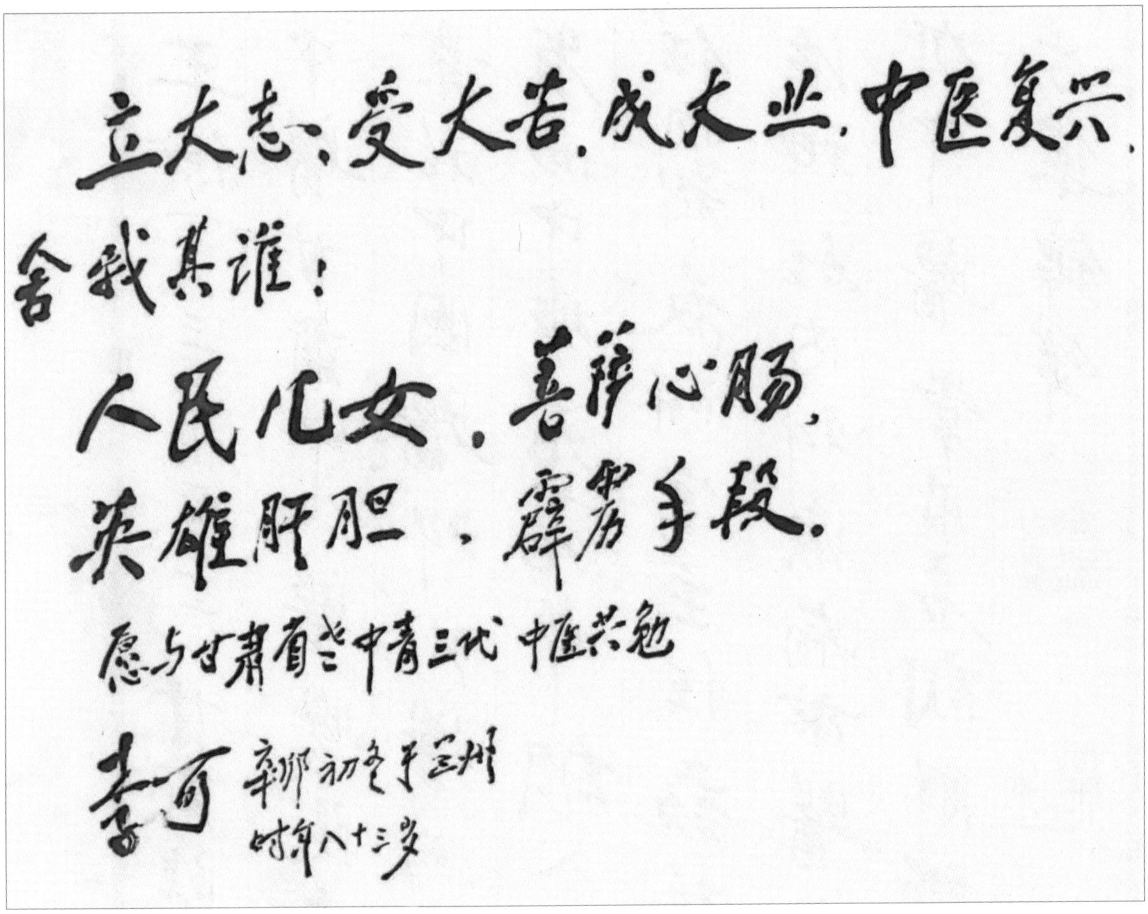

立大志、受大苦，成大业，中医复兴，
舍我其谁！
人民儿女，菩萨心肠，
英雄肝胆，霹雳手段。
愿与甘肃省老中青三代中医共勉
李可 辛卯初冬于兰州
时年八十三岁

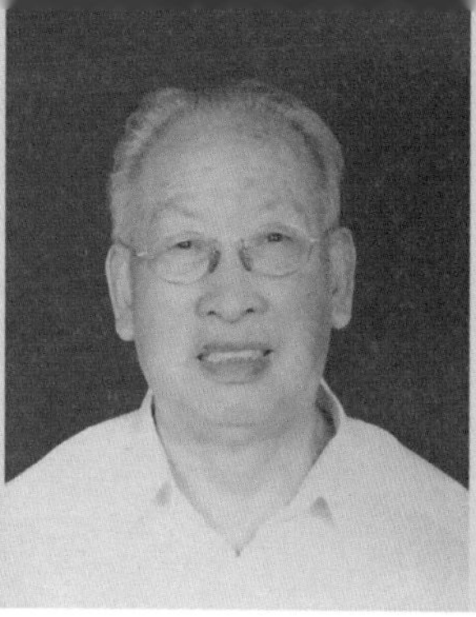

王俭

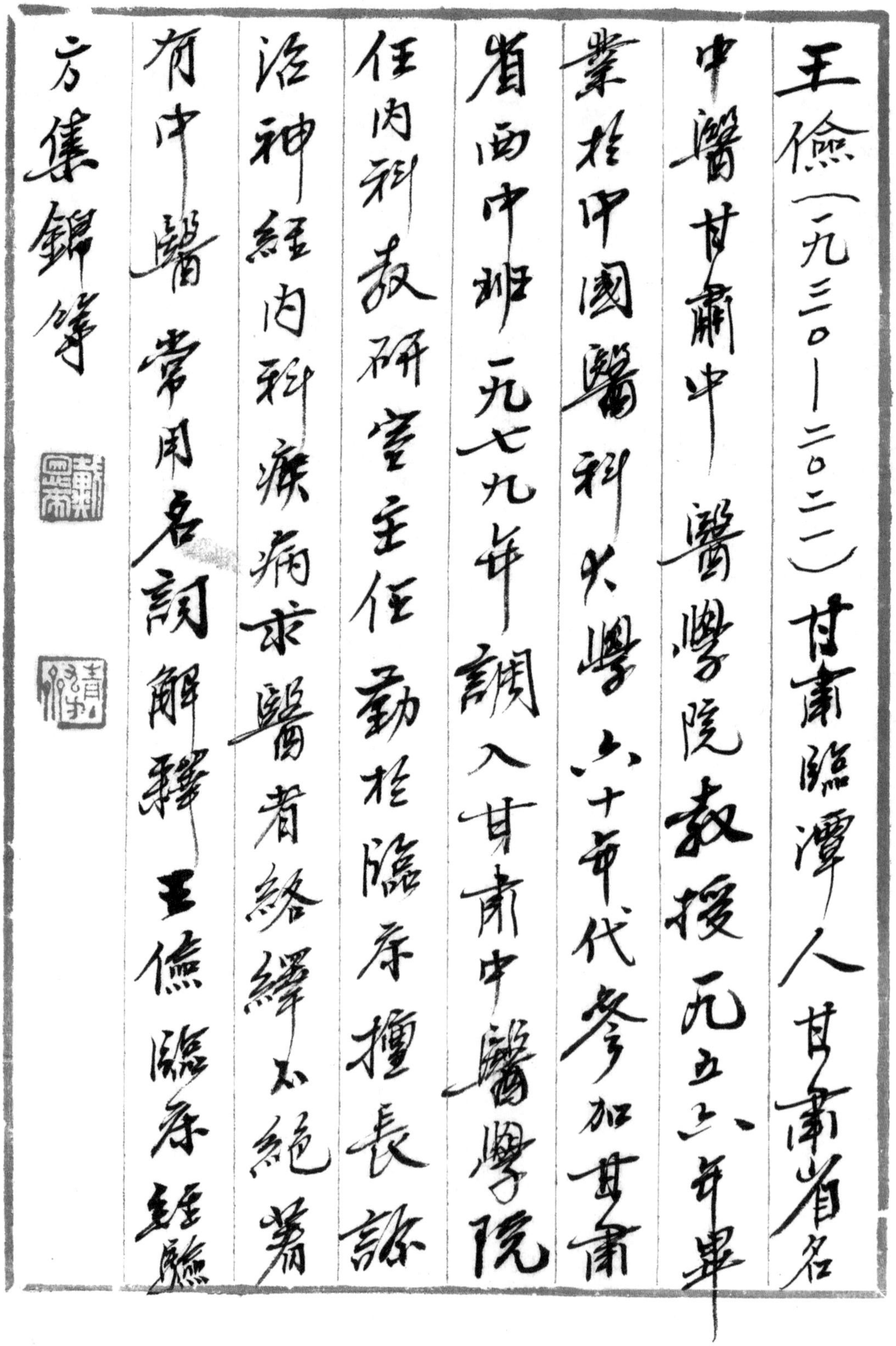

王儉（一九三〇—二〇二二）甘肅臨潭人甘肅省名中醫甘肅中醫學院教授一九五六年畢業於中國醫科大學六十年代參加甘肅省西中班一九七九年調入甘肅中醫學院任內科教研室主任勤於臨床擅長診治神經內科疾病求醫者絡繹不絕著有中醫常用名詞解釋 王儉臨床經驗方集錦等

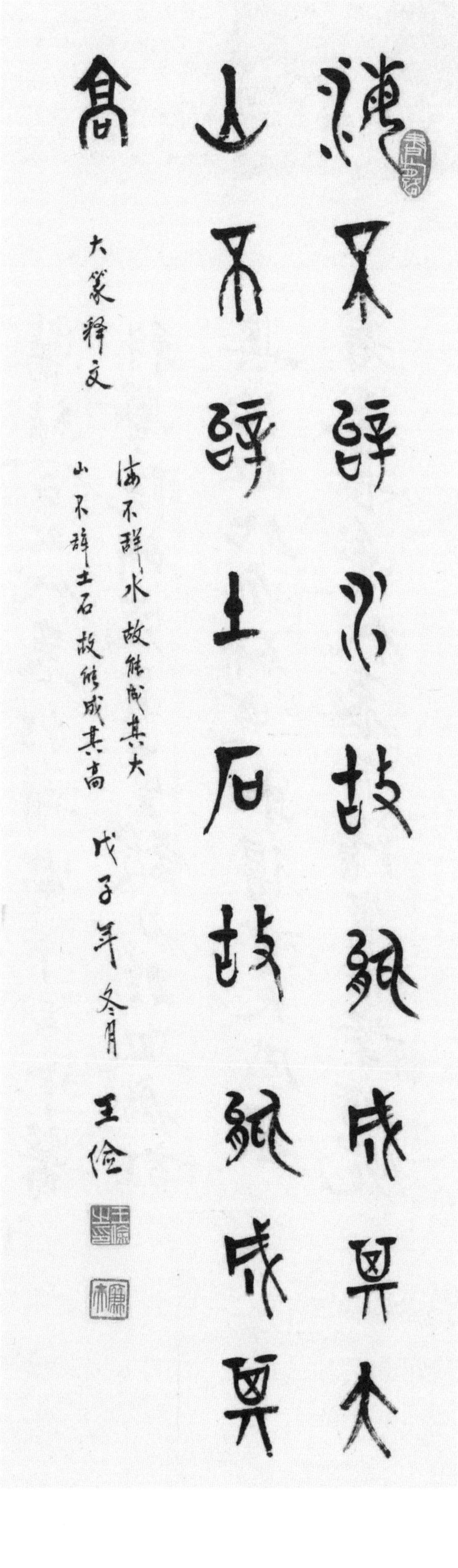

王俭先生篆书轴

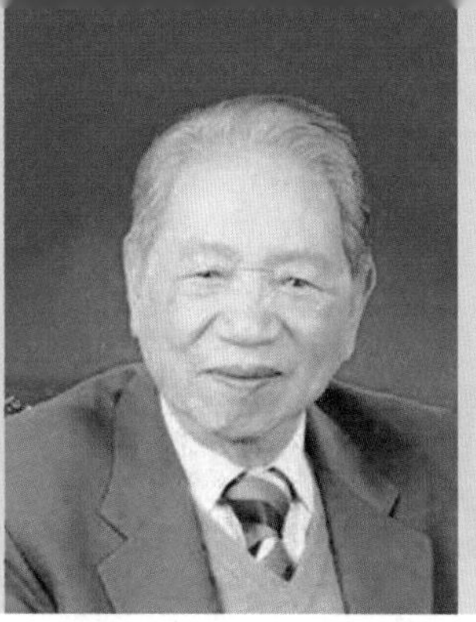

陈可冀

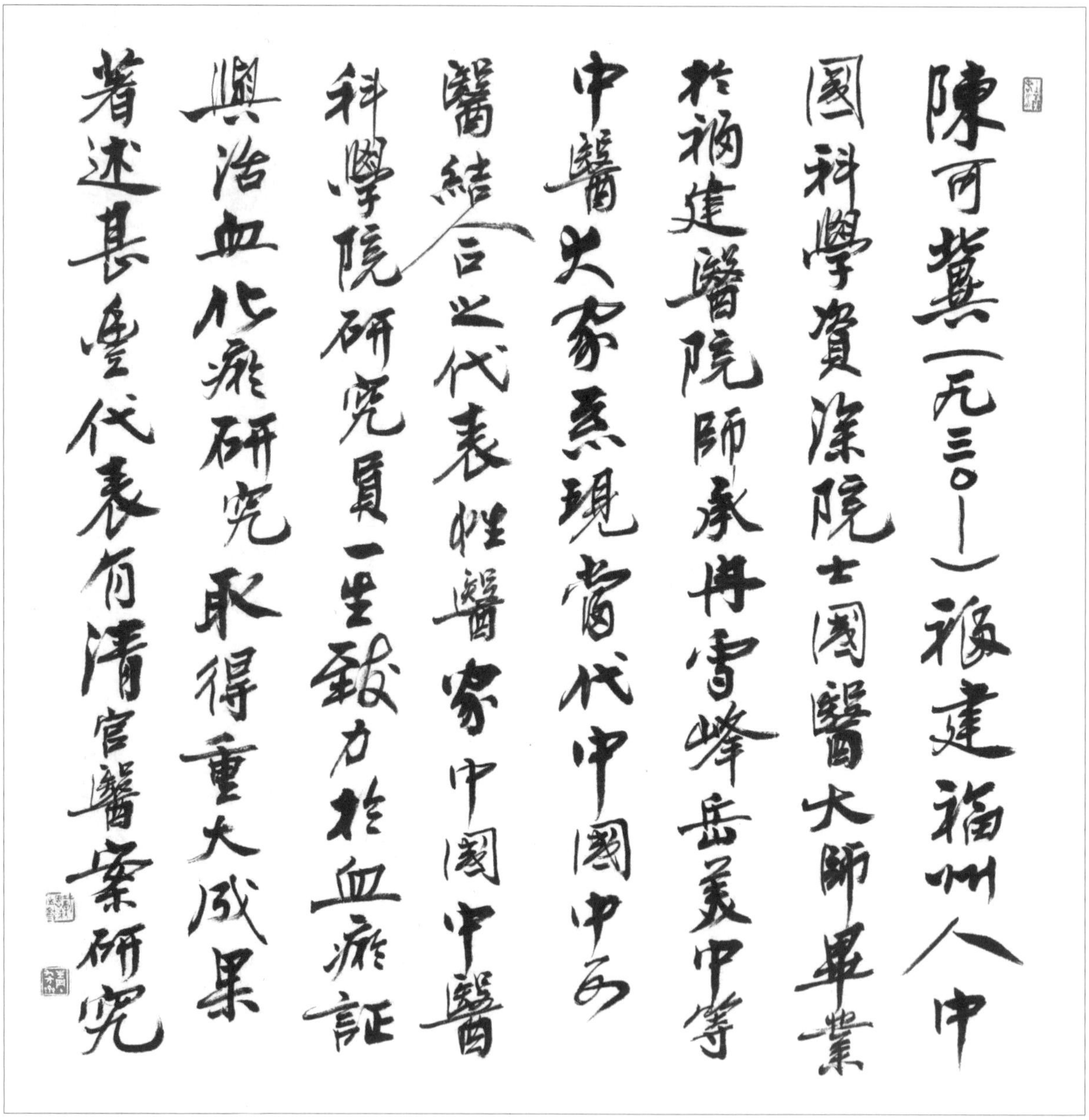
陳可冀（一九三〇—）福建福州人中
國科學院院士國醫大師畢業
於福建醫院師承冉雪峰岳美中等
中醫大家系現當代中國中西
醫結合之代表性醫家中國中醫
科學院研究員一生致力於血瘀証
與活血化瘀研究取得重大成果
著述甚豐代表有清宮醫案研究

中国中医科学院西苑医院处方笺

定点医疗机构编码：08151001　　　　　费别：（公、自、医保）

姓名：　　　性别：　　　年龄：　　　科别：　　　病案号：

临床诊断：

处方备案

存北京西苑医院

R：

生晒参 另煎兑入 10克　　生黄芪 15克

紫丹参 15克　　全当归 10克

延胡索 10克　　川芎䓖 10克

广藿香 12克　　佩兰叶 10克

广陈皮 10克　　生大黄 6克

水煎温服。

陈可冀

过敏试验：　　　医师签名（盖章）：　　2015 年 1 月 6 日

药品金额：　　　审核/调配签名（盖章）：　　　核对/发药签名（盖章）：

药师提示：

1、请遵医嘱服药；2、请在窗口点清药品；3、处方当日有效；4、发出药品不予退换。

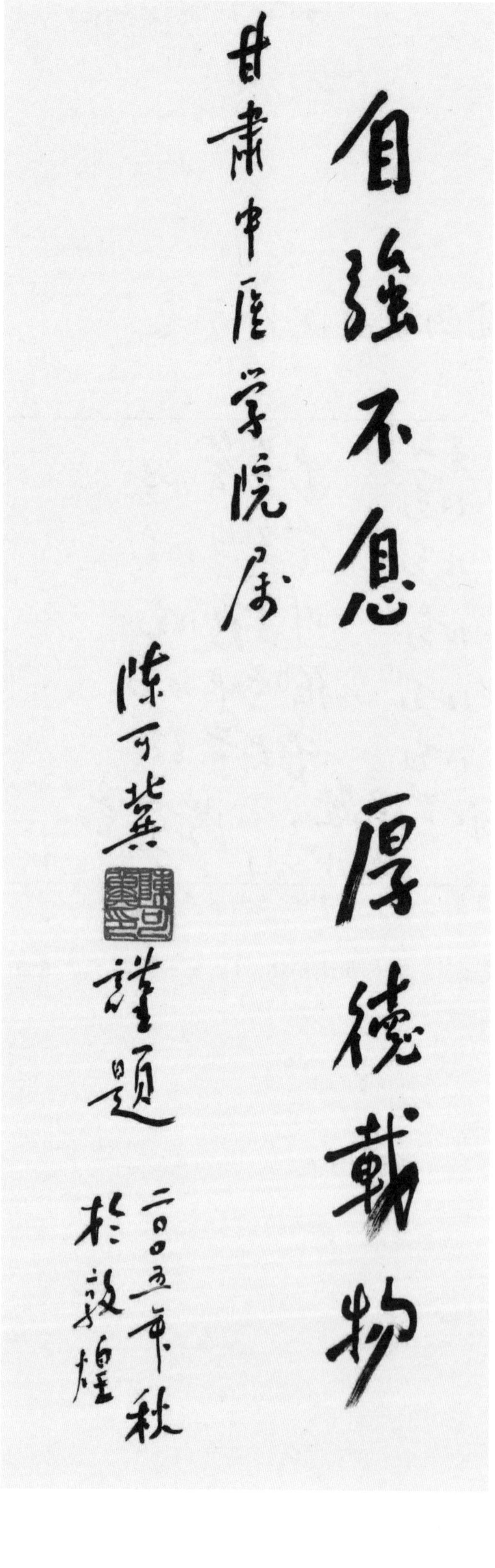

陈可冀先生行书轴

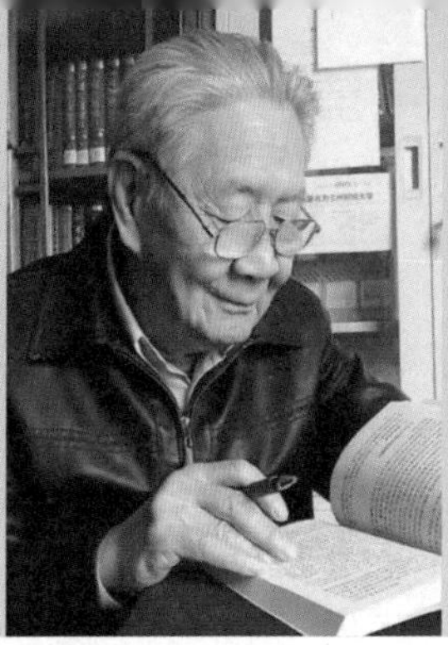

张绍重

張紹重（一九三〇—）祖籍遼寧鐵嶺生
於北京幼承家學及長即拜北平名
醫蕭龍友汪逢春學醫侍診
又師事國畫大師溥心畬習畫八十年
代初調至甘肅中醫學院圖書館工作
通醫能畫善書工詩尤精於古籍版
本學系甘肅省文史館資深館員
有北平四大名醫醫案等著作出版

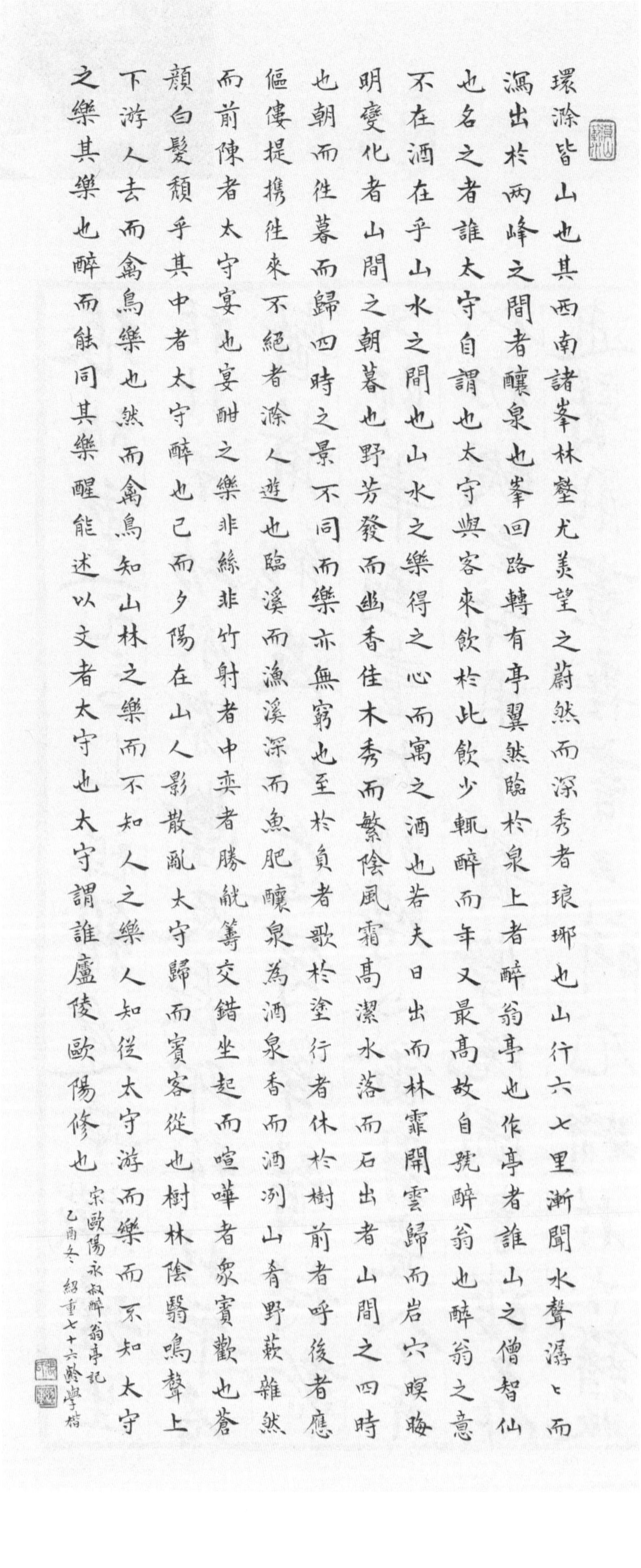
環滁皆山也其西南諸峯林壑尤美望之蔚然而深秀者琅琊也山行六七里漸聞水聲潺潺而
瀉出於兩峰之間者釀泉也峯回路轉有亭翼然臨於泉上者醉翁亭也作亭者誰山之僧智仙
也名之者誰太守自謂也太守與客來飲於此飲少輒醉而年又最高故自號醉翁也醉翁之意
不在酒在乎山水之間也山水之樂得之心而寓之酒也若夫日出而林霏開雲歸而岩穴暝晦
明變化者山間之朝暮也野芳發而幽香佳木秀而繁陰風霜高潔水落而石出者山間之四時
也朝而往暮而歸四時之景不同而樂亦無窮也至於負者歌於塗行者休於樹前者呼後者應
傴僂提攜往來不絕者滁人遊也臨溪而漁溪深而魚肥釀泉為酒泉香而酒洌山肴野蔌雜然
而前陳者太守宴也宴酣之樂非絲非竹射者中弈者勝觥籌交錯坐起而喧嘩者衆賓歡也蒼
顏白髮頹乎其中者太守醉也已而夕陽在山人影散亂太守歸而賓客從也樹林陰翳鳴聲上
下游人去而禽鳥樂也然而禽鳥知山林之樂而不知人之樂人知從太守游而樂而不知太守
之樂其樂也醉而能同其樂醒能述以文者太守也太守謂誰廬陵歐陽修也
宋歐陽永叔醉翁亭記
乙酉冬 紹重七十六齡學楷

张绍重先生楷书轴

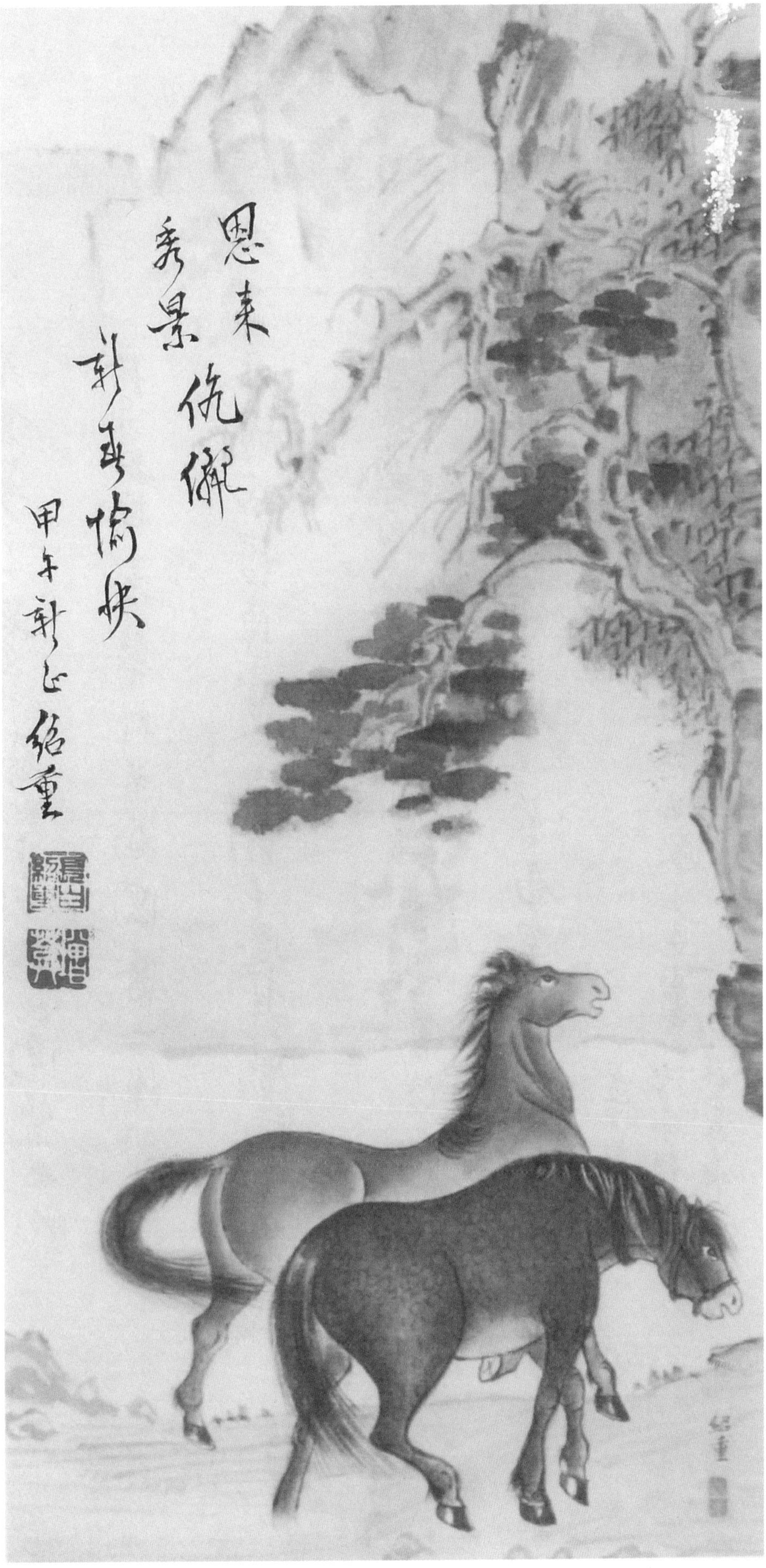

张绍重先生双骏图轴

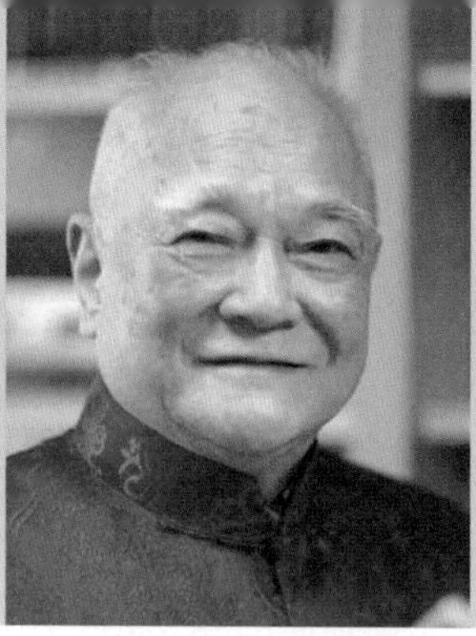

李济仁

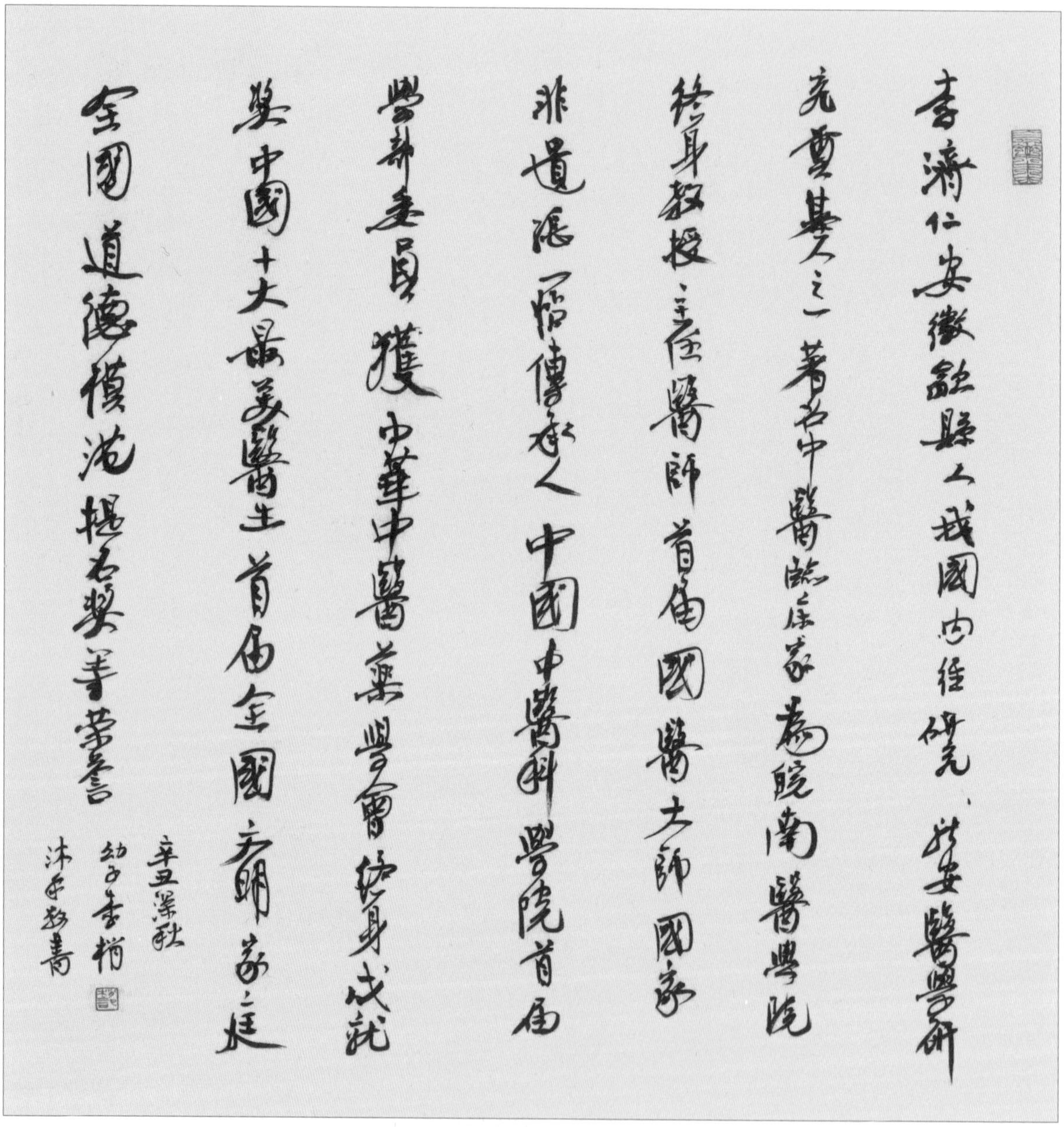
李濟仁 安徽歙縣人 我國當代研究新安醫學
先驅者之一 著名中醫臨床家 為皖南醫學院
終身教授、主任醫師 首屆國醫大師 國家
非遺張一帖傳承人 中國中醫科學院首屆
學部委員 獲中華中醫藥學會終身成就
獎 中國十大最美醫生 首屆全國文明家庭
全國道德模範提名獎等榮譽
辛丑深秋
幼平書楷
沐手敬書

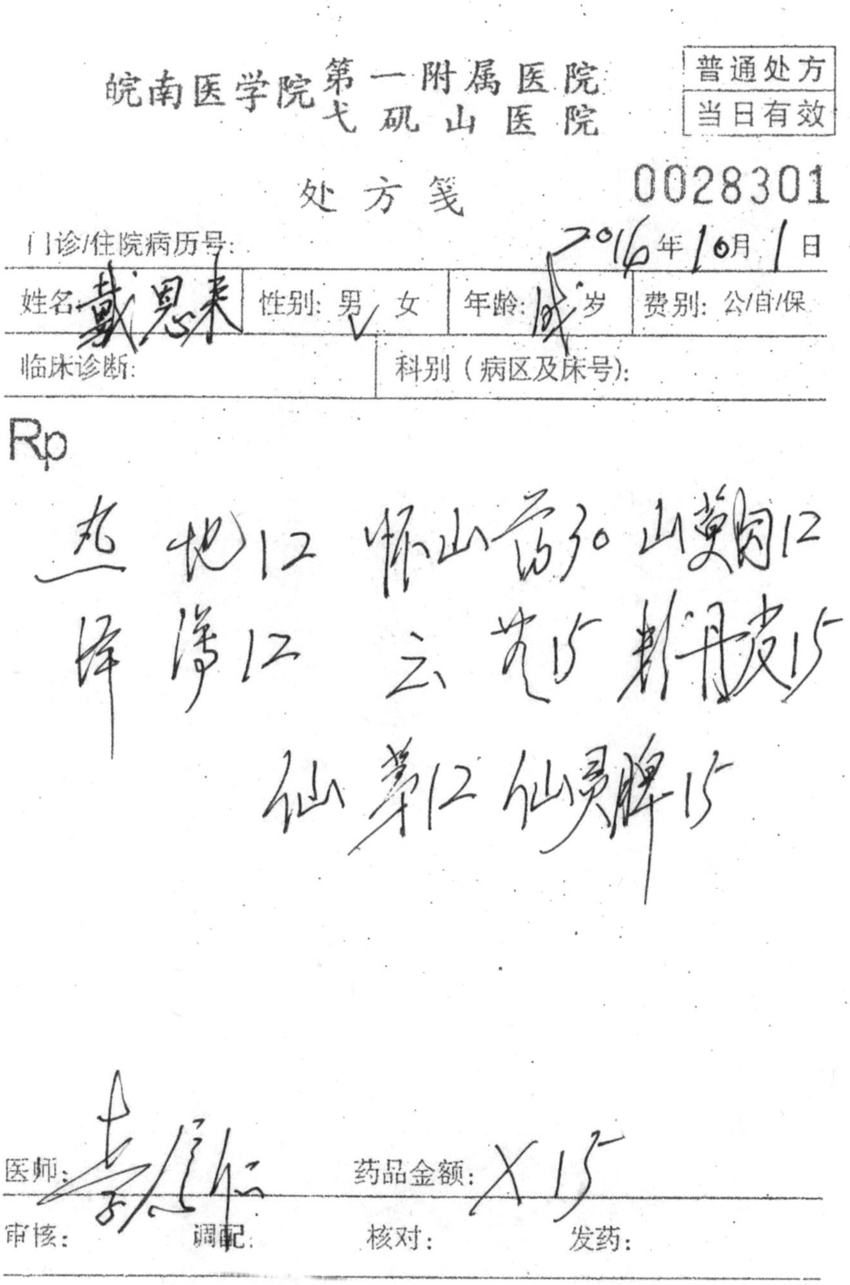

皖南医学院第一附属医院
弋矶山医院

普通处方
当日有效

处方笺 0028301

门诊/住院病历号： 2016年10月1日

姓名：戴恩来 性别：男√ 女 年龄：成岁 费别：公/自/保

临床诊断： 科别（病区及床号）：

Rp

熟地12 怀山药30 山萸肉12
泽泻12 云苓15 牡丹皮15
仙茅12 仙灵脾15

医师：李济仁 药品金额：X15

审核： 调配： 核对： 发药：

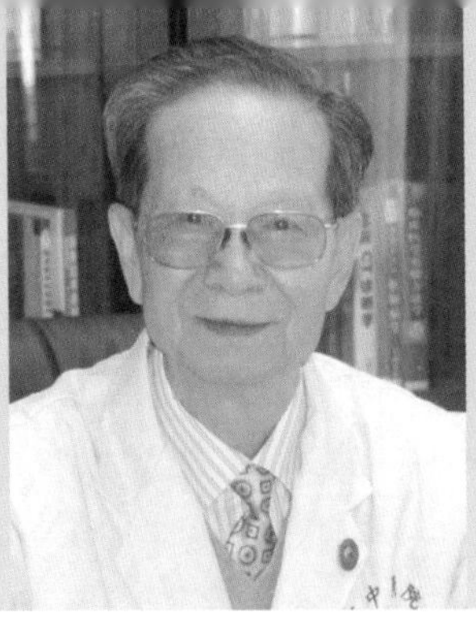

刘宝厚

劉寶厚（一九三一—）甘肅蘭州人隴上大儒劉爾炘之孫全國首屆名中醫蘭州大學第二醫院教授主任醫師一九五七年畢業於西安醫學院師從隴上名醫柯與參致力於氣管炎及腎小球疾病的研究提出濕熱不除蛋白難消瘀血不祛腎氣難復的病機觀點倡導病位病性辨證主張中西醫雙重診斷中西藥有機結合的模式出版專著近十部

实行中西双重诊断中西药有机结合的臨床医学模式创最佳疗效为人民提供质优价廉的医疗保健服务

劉宝厚 感言

二〇一四年十二月

40526

兰州医学院第二附属医院

中医处方笺

№ 0002616

病区______床号______

姓名 魏罡 性别 女 年龄 10 地址______ 199年 4月26日

白花蛇舌草30.0 半枝莲15.0 山萸肉20.0 生地20.0

女贞子15.0 旱莲草15.0 紫珠草20.0 白茅根20.0

山药20.0 蝉蜕15.0 丹皮10.0 茯苓15.0

泽泻10.0

医师签字 刘宝厚

水煎服

剂数 4 药价______ 自费______ 调配______

挂号费 壹角 当日有效 过期作废

吴正中

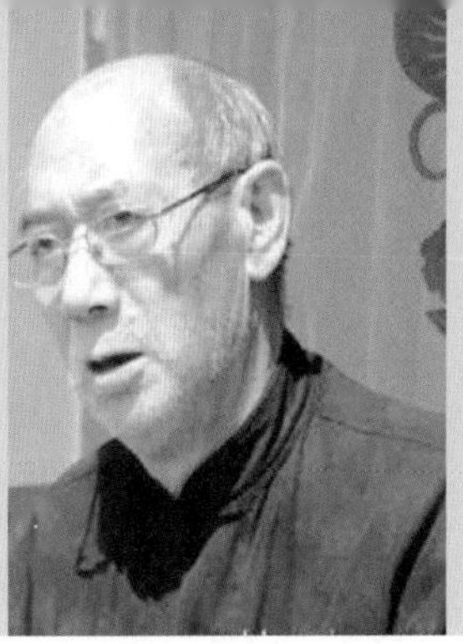

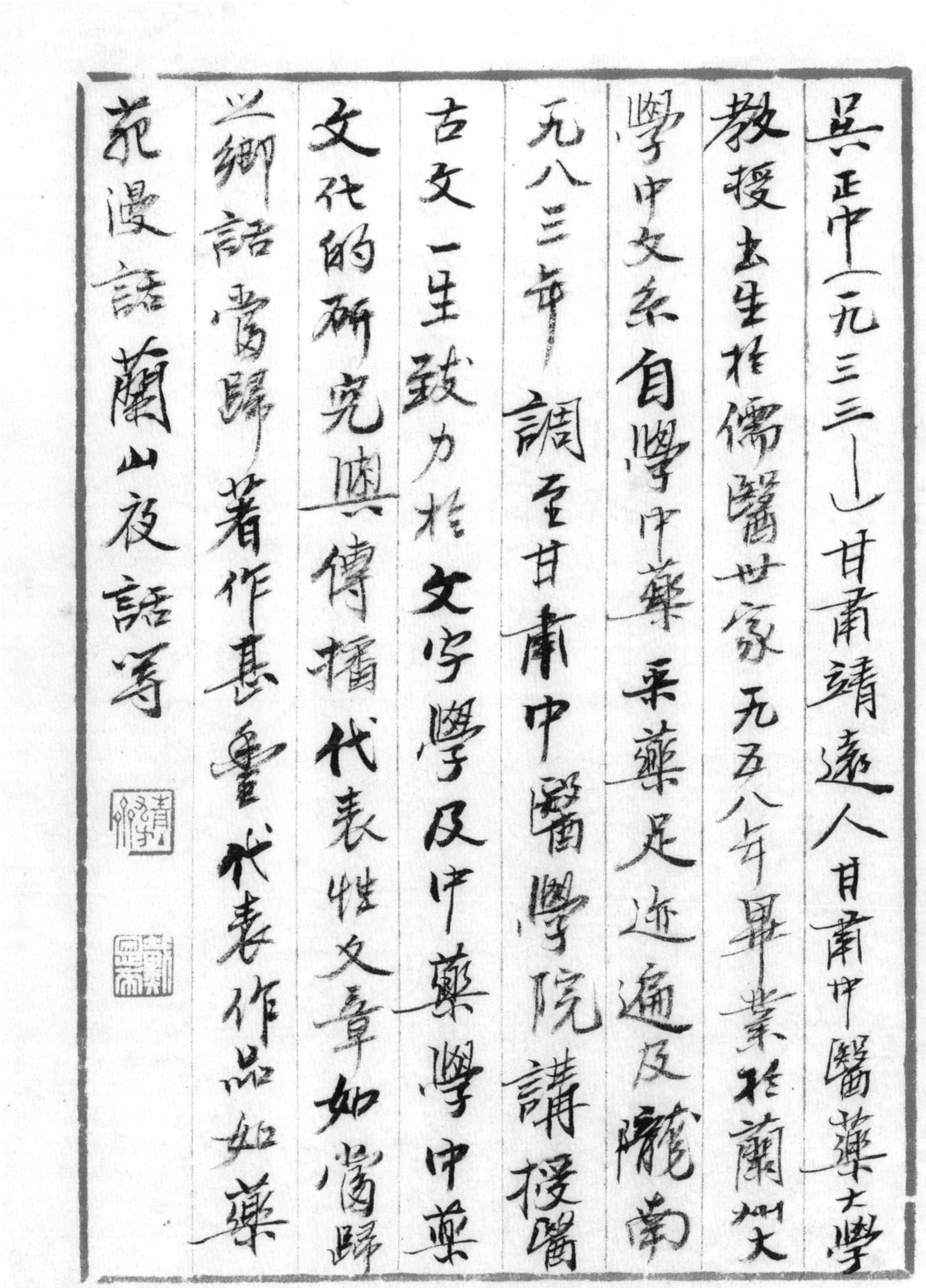
吳正中（一九三三—）甘肅靖遠人 甘肅中醫藥大學
教授 出生於儒醫世家 一九五八年畢業於蘭州大
學中文系 自學中醫藥 采藥足跡遍及隴南
一九八三年 調至甘肅中醫學院講授醫
古文 一生致力於文字學及中藥學 中藥
文化的研究與傳播 代表性文章如當歸
以鄉語當歸 著作甚豐 代表作品如藥
花漫話 蘭山夜話等

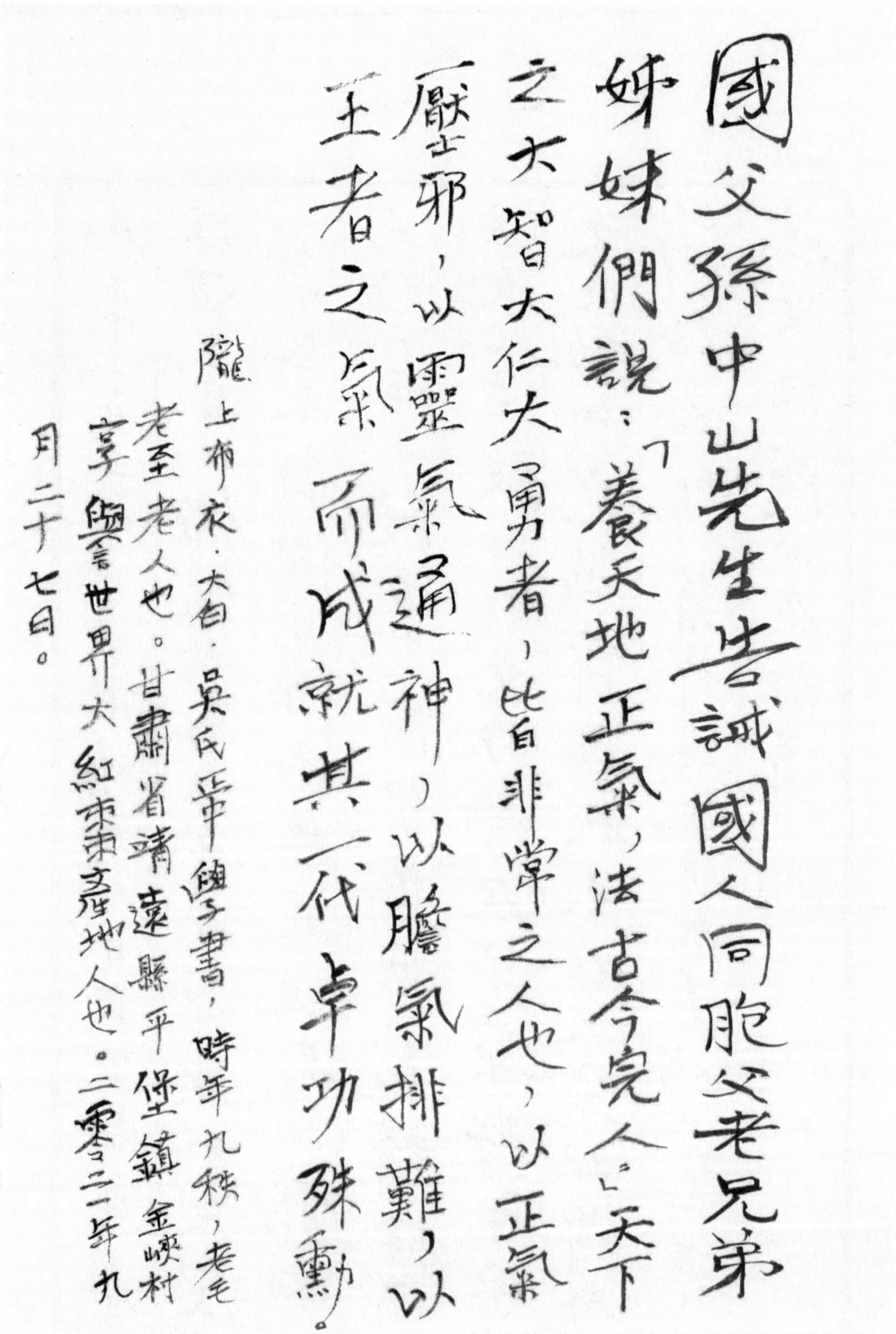

國父孫中山先生告誡國人同胞父老兄弟姊妹們說：「養天地正氣，法古今完人。」天下之大智大仁大勇者，皆非常之人也，以正氣壓邪，以靈氣通神，以膽氣排難，以王者之氣而成就其一代卓功殊勳。

隴上布衣、大白、吳氏正中學書，時年九秩，耄耋老人也。甘肅省靖遠縣平堡鎮金峽村享譽世界大紅棗產地人也。二零二一年九月二十七日。

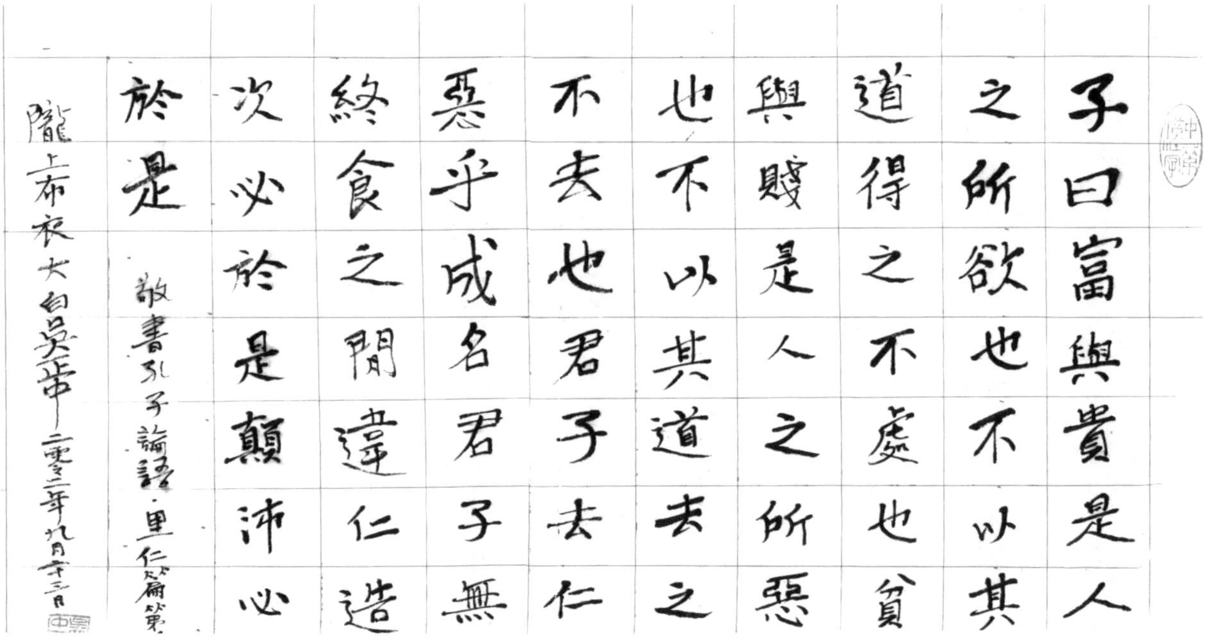
子曰富與貴是人
之所欲也不以其
道得之不處也貧
與賤是人之所惡
也不以其道去之
不去也君子去仁
惡乎成名君子無
終食之閒違仁造
次必於是顛沛必
於是
敬書孔子論語·里仁篇第
隴上布衣大白吴正中 二零二二年九月十三日

吴正中先生行书轴

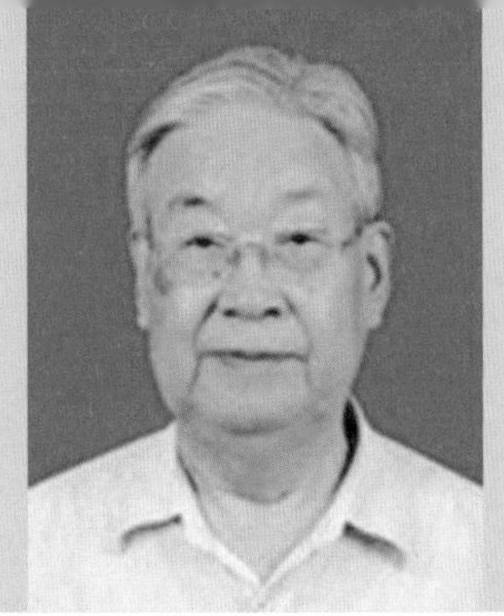

雷忠义

雷忠義（一九三四—）陝西合陽人
國醫大師陝西省中醫院（中醫
研究院）主任醫師 系陝西省中
醫院創建人之一 一生致力於痰
瘀互結證的研究并取得顯
著研究成果研制成功新藥
丹蔞片舒心寧片均獲得政府
獎 著有國醫名師雷忠義臨證菁華

陕西省中医医院
门诊处方

普

费别：公费　自费　　　　No: 0099437

科室：心病一科　　　　2018 年 11 月 21 日

姓名	艾佑文	性别	男/女	年龄	70 岁
		门诊病历号			
单位或家庭住址					
临床诊断及证型	胸痹（痰瘀互结）				

RP:

黄芪30g　薤白30g　丹参30g　赤芍15g

佛手15g　莪术15g　檀香10g　三七粉3g（冲）

六付，每日服一剂

雷忠义

医师	雷忠义		药品金额及收讫章		元		
审核		调配		核对		发药	

注：1.本处方2日内有效
　　2.取药时请您当面核对药品名称、规格、数量
　　3.延长处方用量时间原因：慢性病 老年病 外地 其他

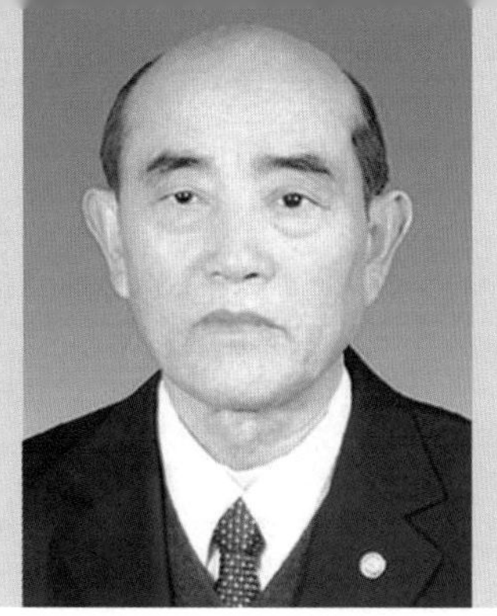

李业甫

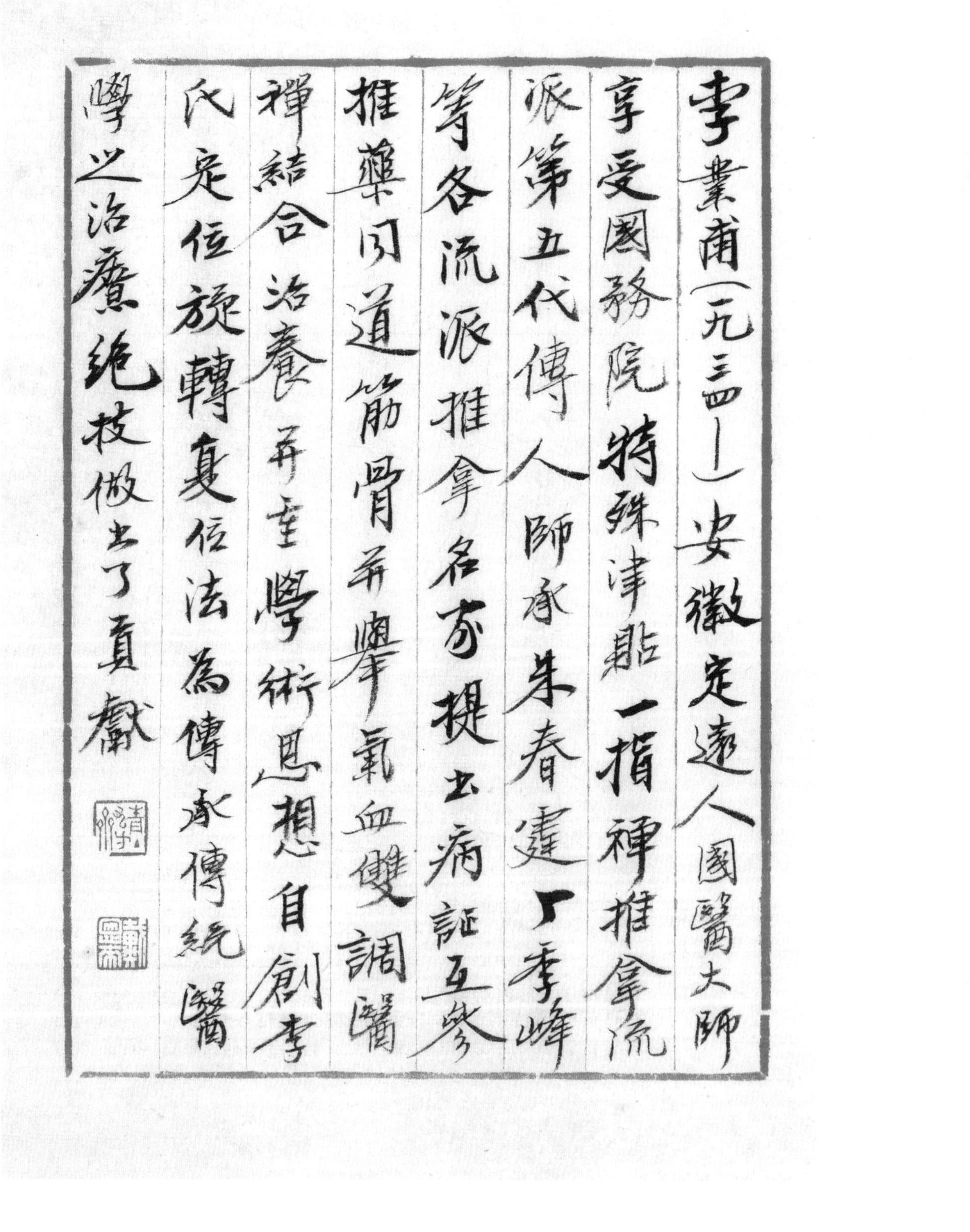

李業甫（一九三四—）安徽定遠人國醫大師享受國務院特殊津貼一指禪推拿流派第五代傳人師承朱春霆丁季峰等各流派推拿名家提出病証互參推藥同道筋骨并舉氣血雙調醫禪結合治養并重學術思想自創李氏定位旋轉復位法為傳承傳統醫學之治療絕技做出了貢獻

安徽省中西医结合医院
安徽中医药大学第三附属医院

处方笺

普通处方 0004451

门诊/住院病历号　　　　2017年9月12日

姓名：[illegible]　性别：男　女　年龄：52岁　费别：公/自/保

单位或家庭住址：米河路16号

临床诊断及证型：[illegible]　科别：[illegible]

Rx

金狗脊16　川杜仲16　当归16

熟地黄12　骨碎补14　川牛膝14

杭白芍12　仙木瓜12　羌独活各12

粉甘草6

×7付

每日一付水煎服分二次服

医师：李业甫　李业甫 004　药品金额：

审核：　调配：　核对：　发药：

注：1、本处方2日内有效；
2、取药时请您当面核对药品名称、规格、数量；
3、延长处方用量时间原因：慢性病、老年病、外地、其他。

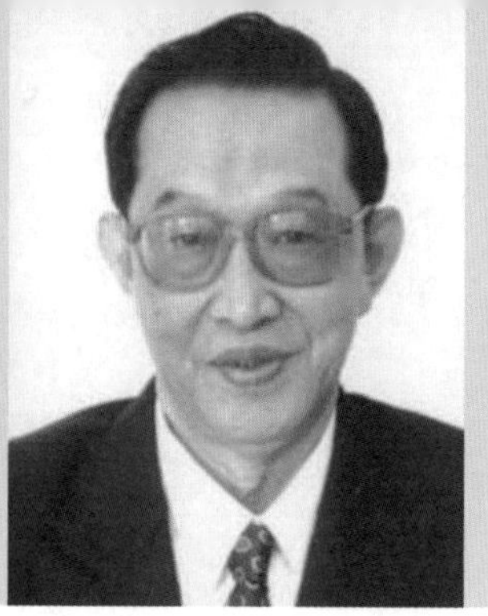

夏永潮

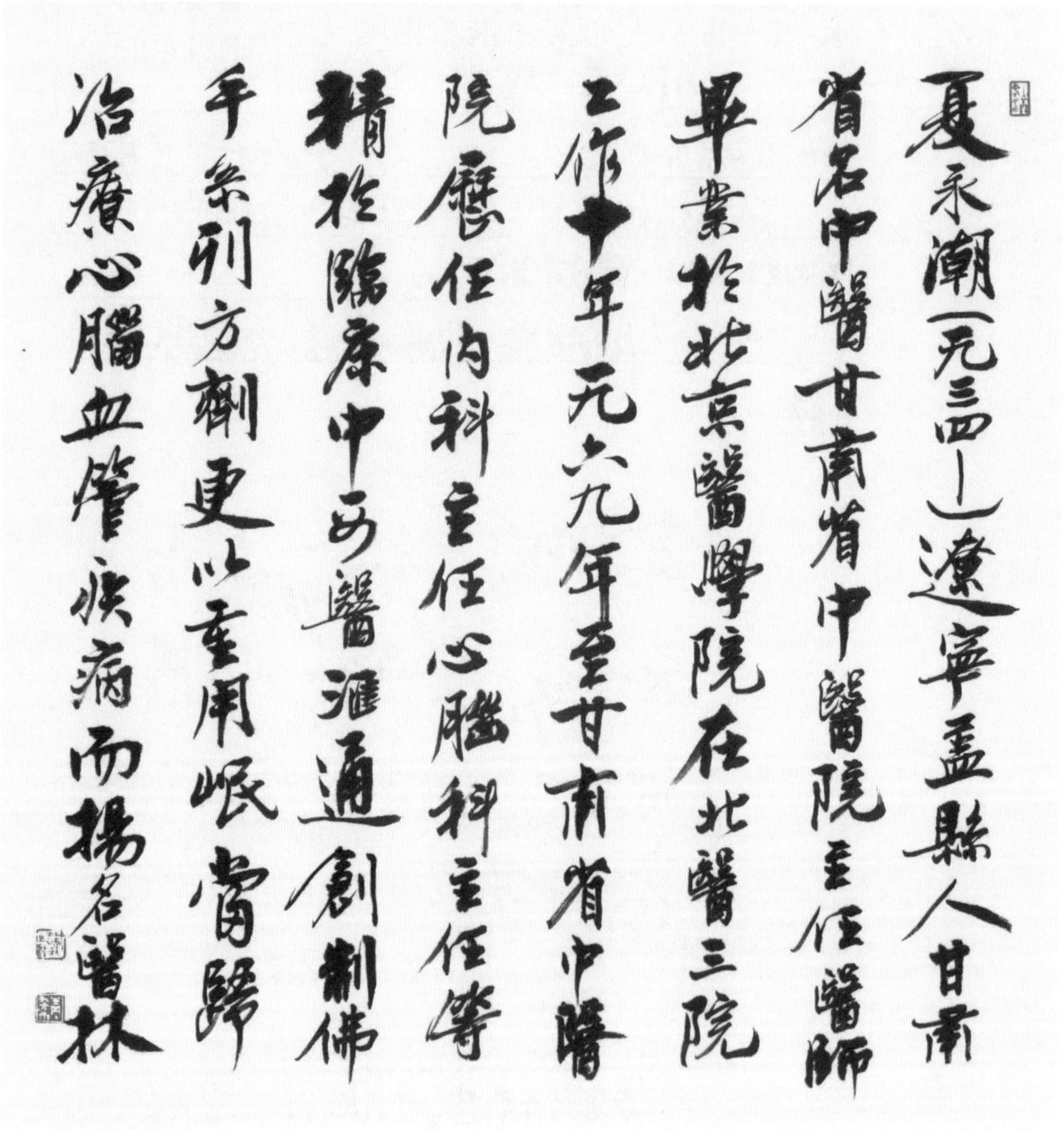
夏永潮（一九三四—）遼寧蓋縣人甘肅
省名中醫甘肅省中醫院主任醫師
畢業於北京醫學院在北醫三院
工作十年一九六九年至甘肅省中醫
院歷任内科主任心腦科主任等
精於臨床中西醫滙通創制佛
手系列方劑更以重用岷當歸
治療心腦血管疾病而揚名醫林

佛手三妙汤

当归50-120g 川芎20g 苍术10g 黄柏9g
川牛膝15g 三棱9g 莪术9g 水蛭9g(研冲)
木瓜15g 独活10g 益母草20g 甘草9g

水煎分次服 每日一剂

功用：清热燥湿，化瘀通络。

主治：湿热下注之痿证，血络阻塞证。本方治疗动脉静脉堵塞不通证有效。1例下肢深静脉血栓形成症，即将手术取栓，经本方治愈（可参阅《夏永潮医话医案集》）。

夏永潮
2014年7月25日

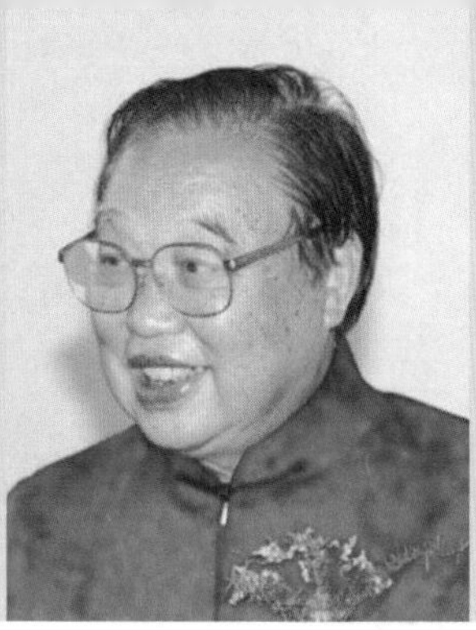

张学文

張學文（一九三五—）陝西漢中人 國醫大師 陝西中醫藥大學終身教授 出生在中醫世家 一九五三年起從事中醫臨床工作 一九五八年在陝西省中醫進修學校畢業後留校任教 歷任陝西中醫學院附屬醫院內科主任 學院院長等職 擅長心腦血管病的診治 提出顱腦水瘀證新觀點 引起同行關注 著有醫學求索集等

咸阳中医疑难病研究所处方笺

15年5月13日

姓　　名	性别	年龄	病历号码
梁玉玲	女	85	

R

天麻12.0 菊花12.0 川牛膝30.0

地龙10.0 丹参15.0 石菖蒲10.0

黄连8.0 茯苓12.0 胆南星10.0

郁金12.0 桑枝15.0 枸杞子10.0

10付 隔日服

医师：张学文　药费

千	百	十	元	角	分

划价：　合计

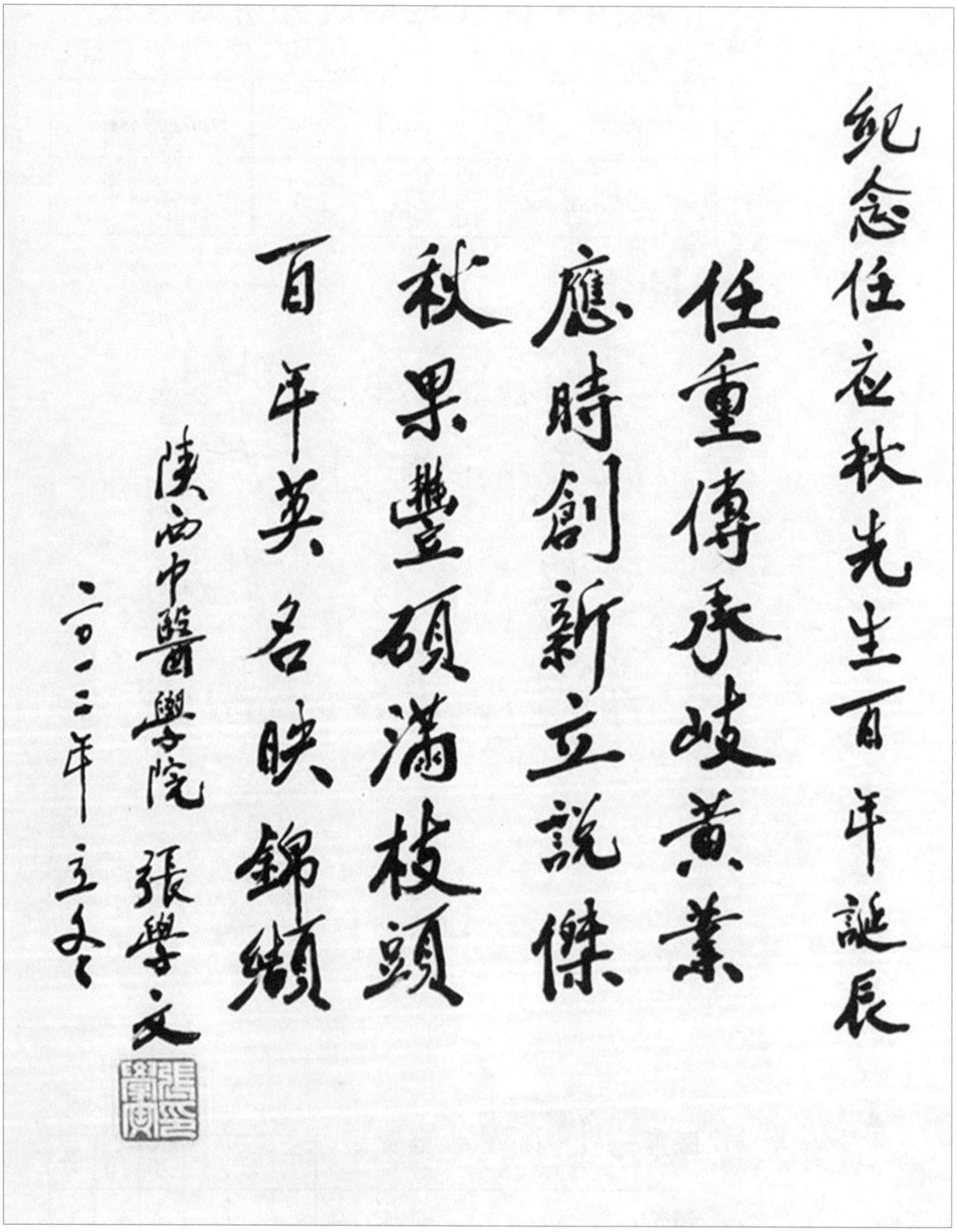
紀念任應秋先生百年誕辰
任重傳承岐黃業
應時創新立說傑
秋果豐碩滿枝頭
百年英名映錦纈
陝西中醫學院 張學文
二〇一二年立冬

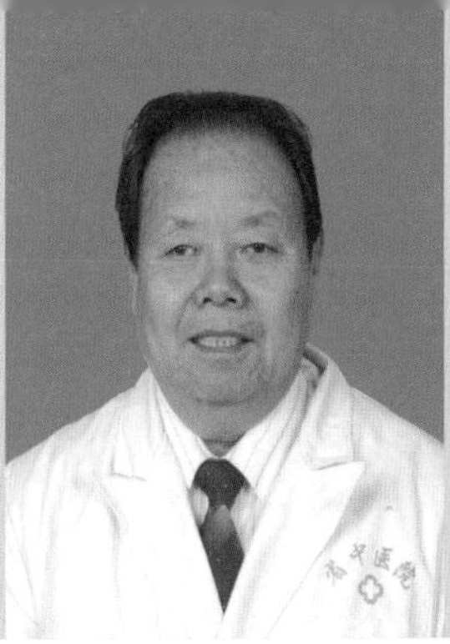

王自立

王自立（一九三六—）甘肅涇川人全國首屆名中醫博士生導師幼承家學後又深造於北京中醫學院師從席梁丞先生業醫五十餘載擅治內科諸症尤其於脾胃之疾更具心得提出健脾先運脾運脾先調氣的學術觀點對甘肅中醫內科學專業委員的創建做出了貢獻

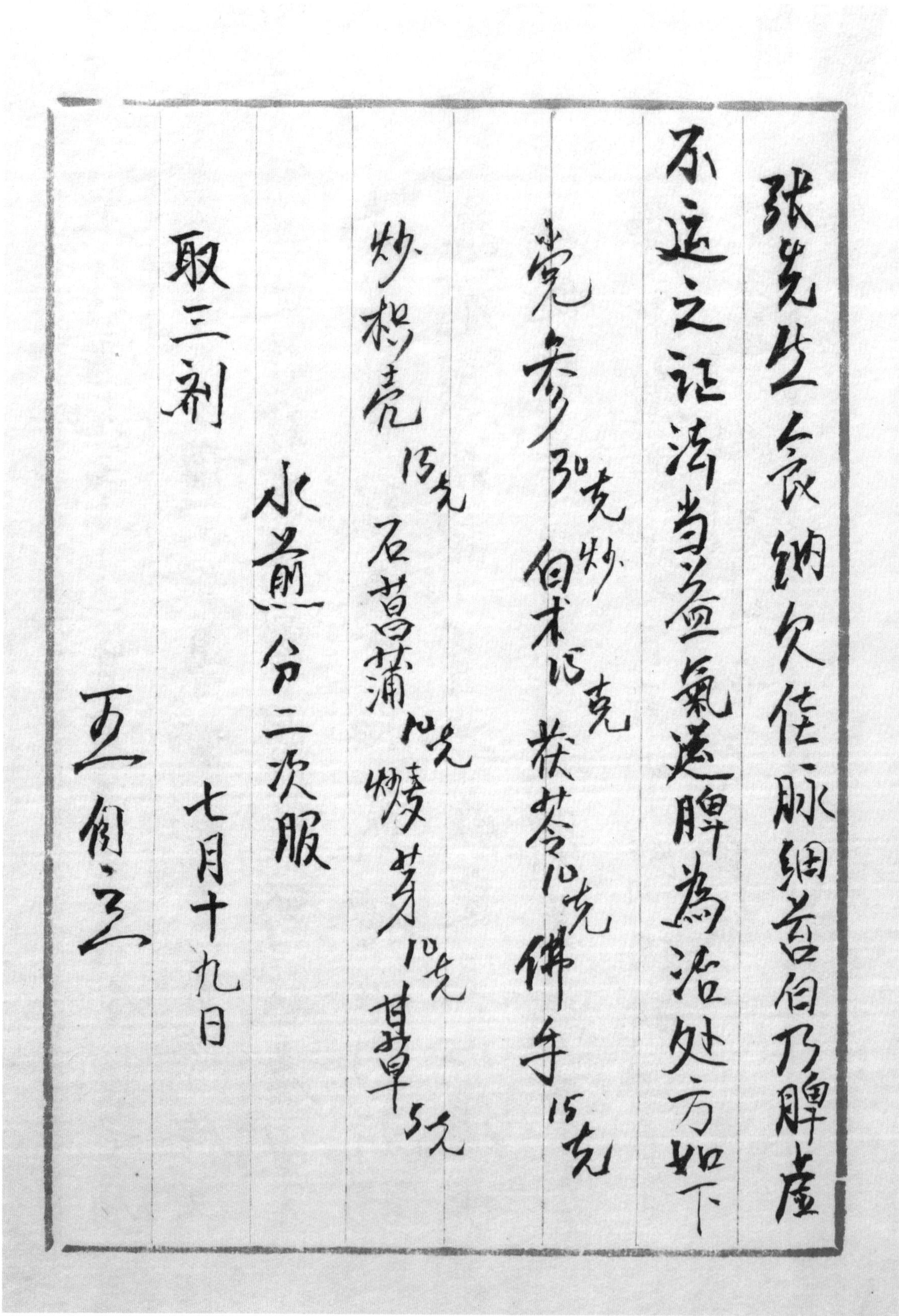

张先生食纳欠佳脉细苔白乃脾虚不运之证法当益气运脾为治处方如下

党参30克 炒白术15克 茯苓10克 佛手15克

炒枳壳15克 石菖蒲10克 炒麦芽10克 甘草5克

水煎分二次服

取三剂

七月十九日

王自立

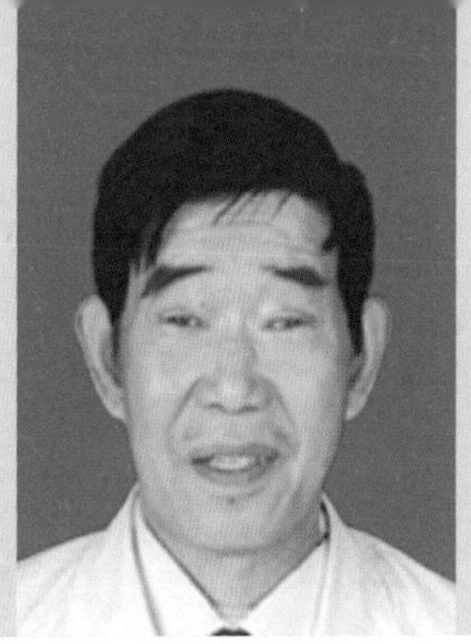

宋贵杰

宋貴杰（一九三八—二〇一五）甘肅清水人甘肅省名中醫甘肅中醫學院教授畢業於河南平樂正骨學院師從平樂正骨傳人（高雲峰教授在甘肅省中醫院工作數十年一九八一年調入甘肅中醫學院創建了骨傷系勤於臨床經驗豐富求醫者甚衆著有骨折與脫位的中醫治療新編骨折脫位筋傷學等

甘肃中医学院

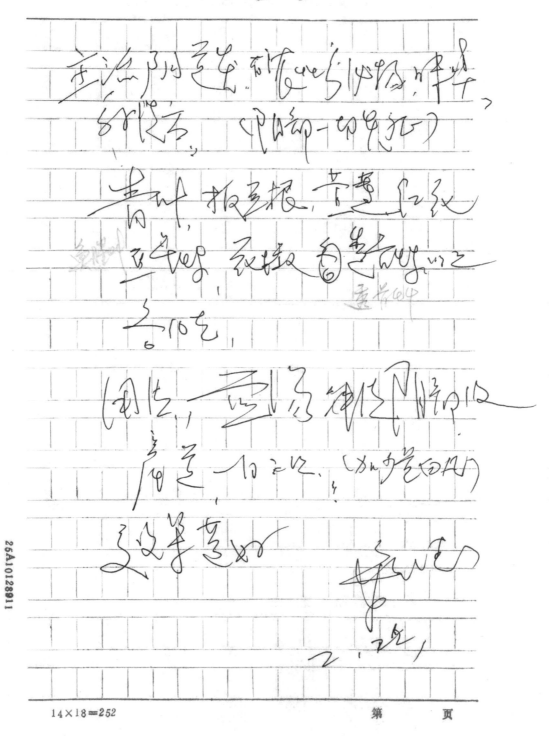

主治阴虚发热，骨蒸[illegible]，[illegible]
(阴虚一切发热)

青蒿，银柴胡，黄连，知母，秦艽，鳖甲，地骨皮，[illegible]
各10克，

用法，[illegible]
[illegible]

[illegible]

25A10128911

14×18=252　　第　　页

裴正学

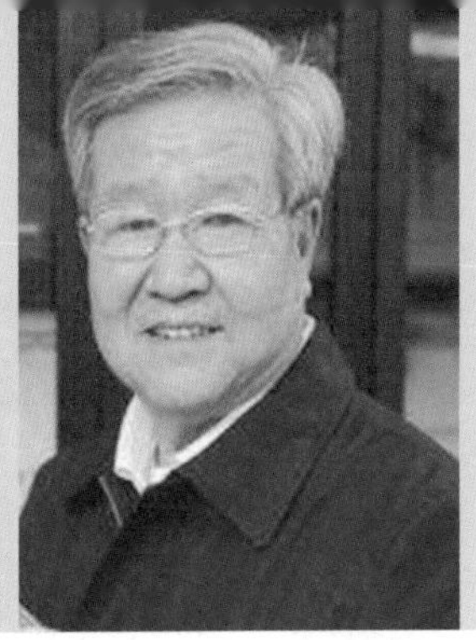

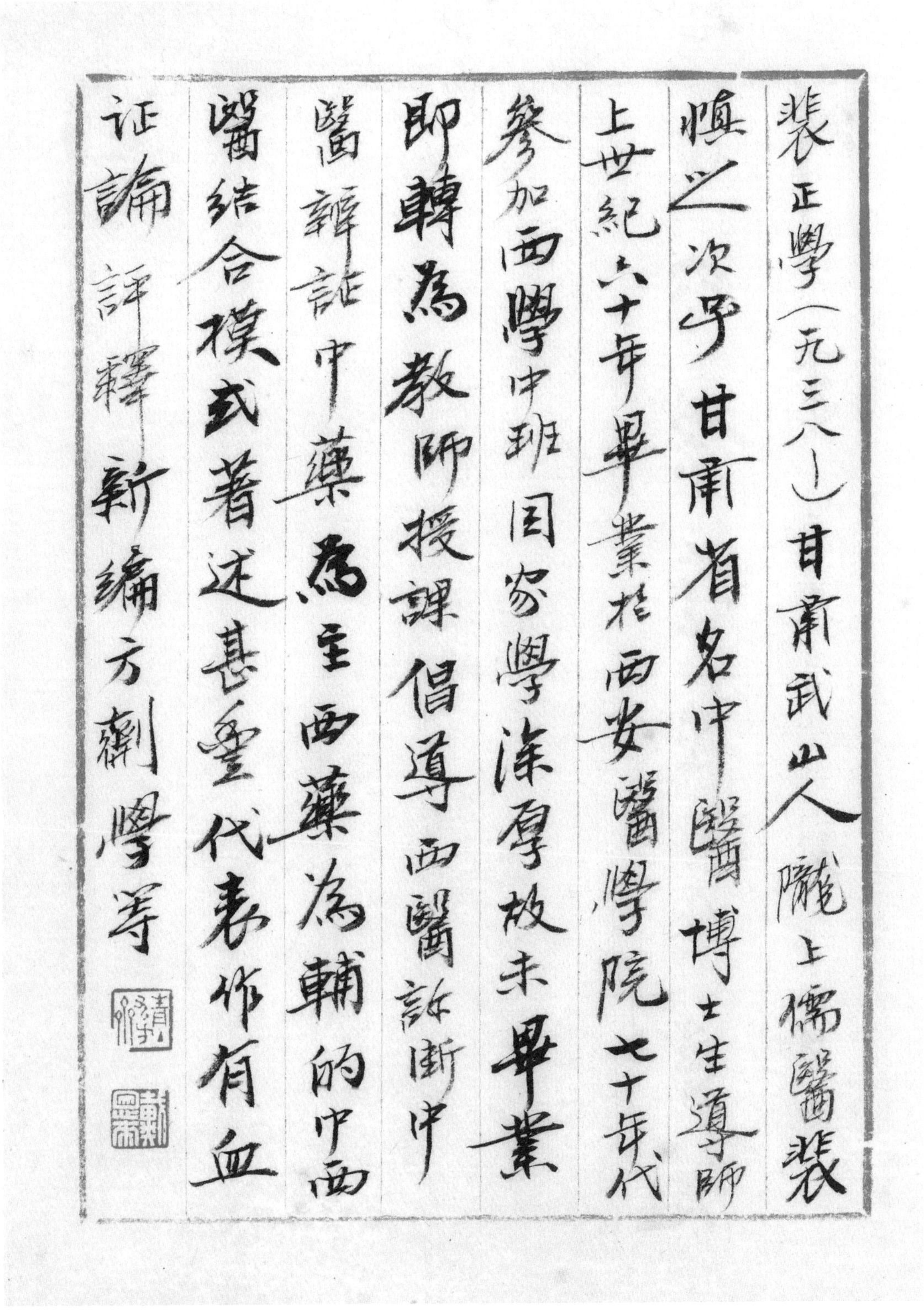

裴正學（一九三八—）甘肅武山人隴上儒醫裴慎之次子甘肅省名中醫博士生導師上世紀六十年畢業於西安醫學院七十年代參加西學中班因家學深厚故未畢業即轉為教師授課倡導西醫診斷中醫辨證中藥為主西藥為輔的中西醫結合模式著述甚豐代表作有血证論評釋新編方劑學等

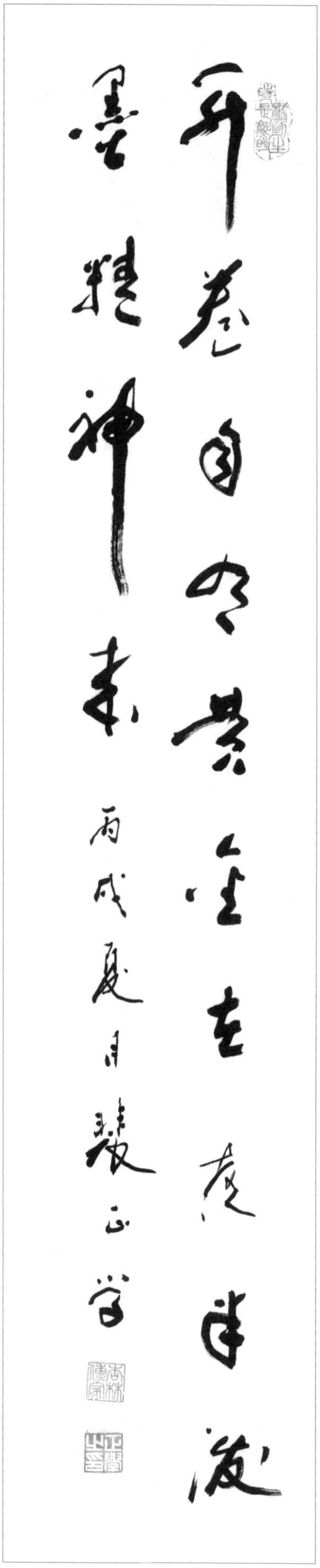

裴正学先生行书轴

兰州方

生地12克 山茱萸10克 人参须15克 北沙参15克

太子参15克 路党参15克 麦冬10克 五味子3克

桂枝10克 白芍10克 甘草6克 生姜6克 大枣4枚

浮小麦30克 水煎服 一日一剂

此方於一九七三苏州血液病会宣读，未

会议宣布，此前余以此方加减进退[illegible]

治愈一例急性白血病 裴正学

甲午年秋

裴正学印

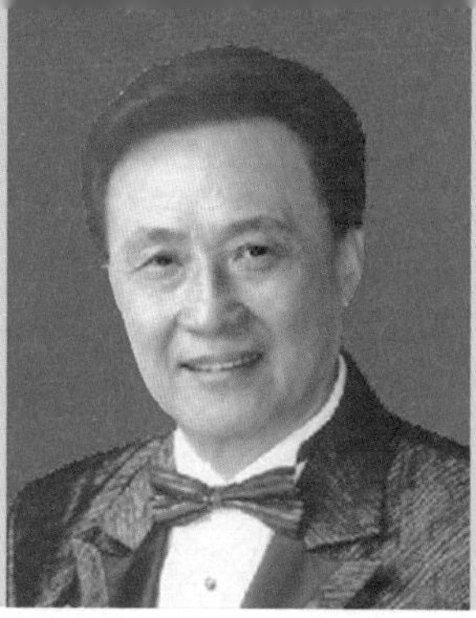

华良才

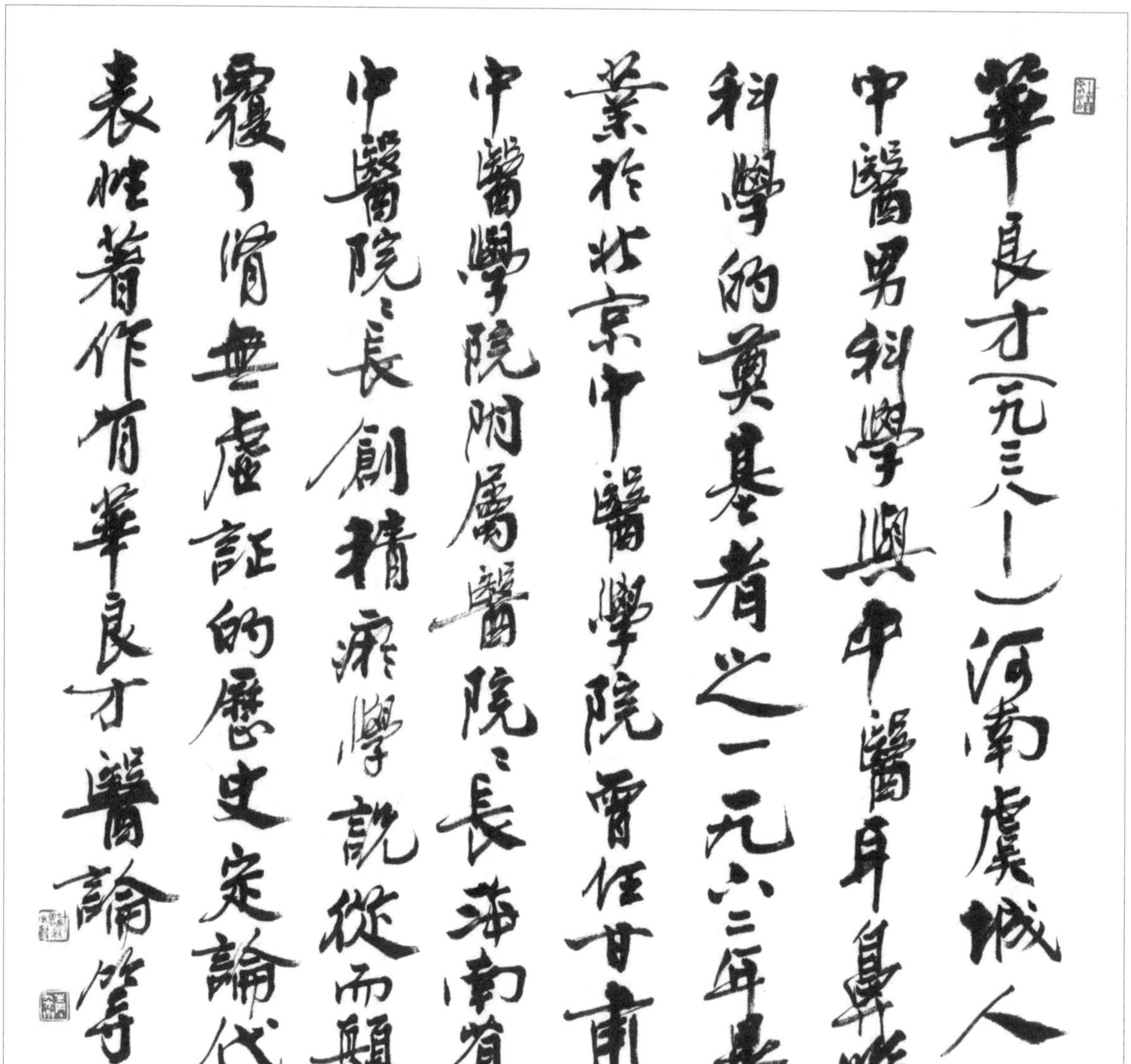
華良才（一九三八—）河南虞城人
中醫男科學與中醫耳鼻喉
科學的奠基者之一一九六二年畢
業於北京中醫學院曾任甘肅
中醫學院附屬醫院院長海南省
中醫院院長創精瘀學說從而顛
覆了滑無虛証的歷史定論代
表性著作有華良才醫論等

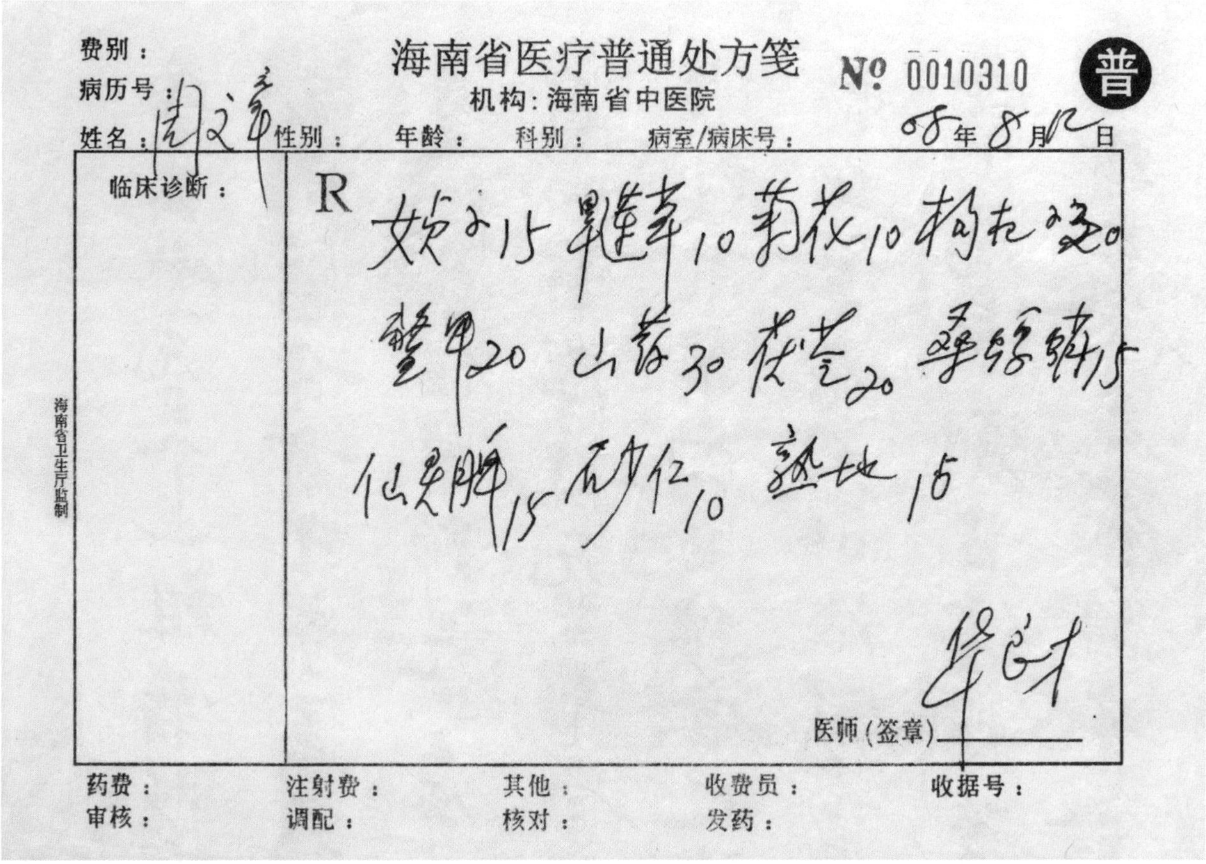

费别：

海南省医疗普通处方笺　№ 0010310　普

机构：海南省中医院

病历号：[illegible]

姓名：周文[illegible]　性别：　年龄：　科别：　病室/病床号：　08年8月12日

临床诊断：

R

女贞子15　墨旱莲10　菊花10　枸杞子20

鳖甲20　山药30　茯苓20　桑螵蛸15

仙灵脾15　砂仁10　熟地15

华良才

医师(签章)

药费：　注射费：　其他：　收费员：　收据号：

审核：　调配：　核对：　发药：

海南省卫生厅监制

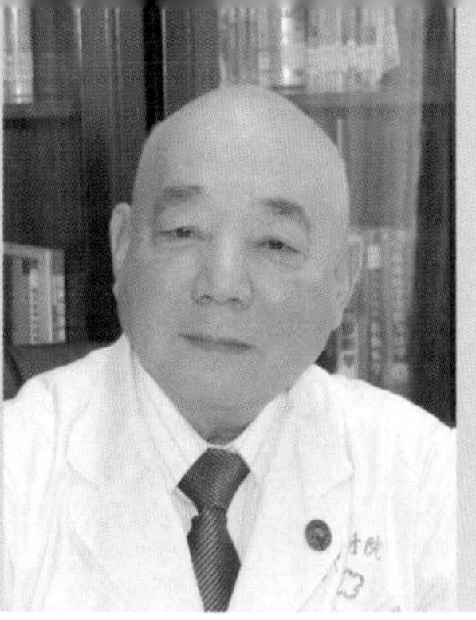

曹玉山

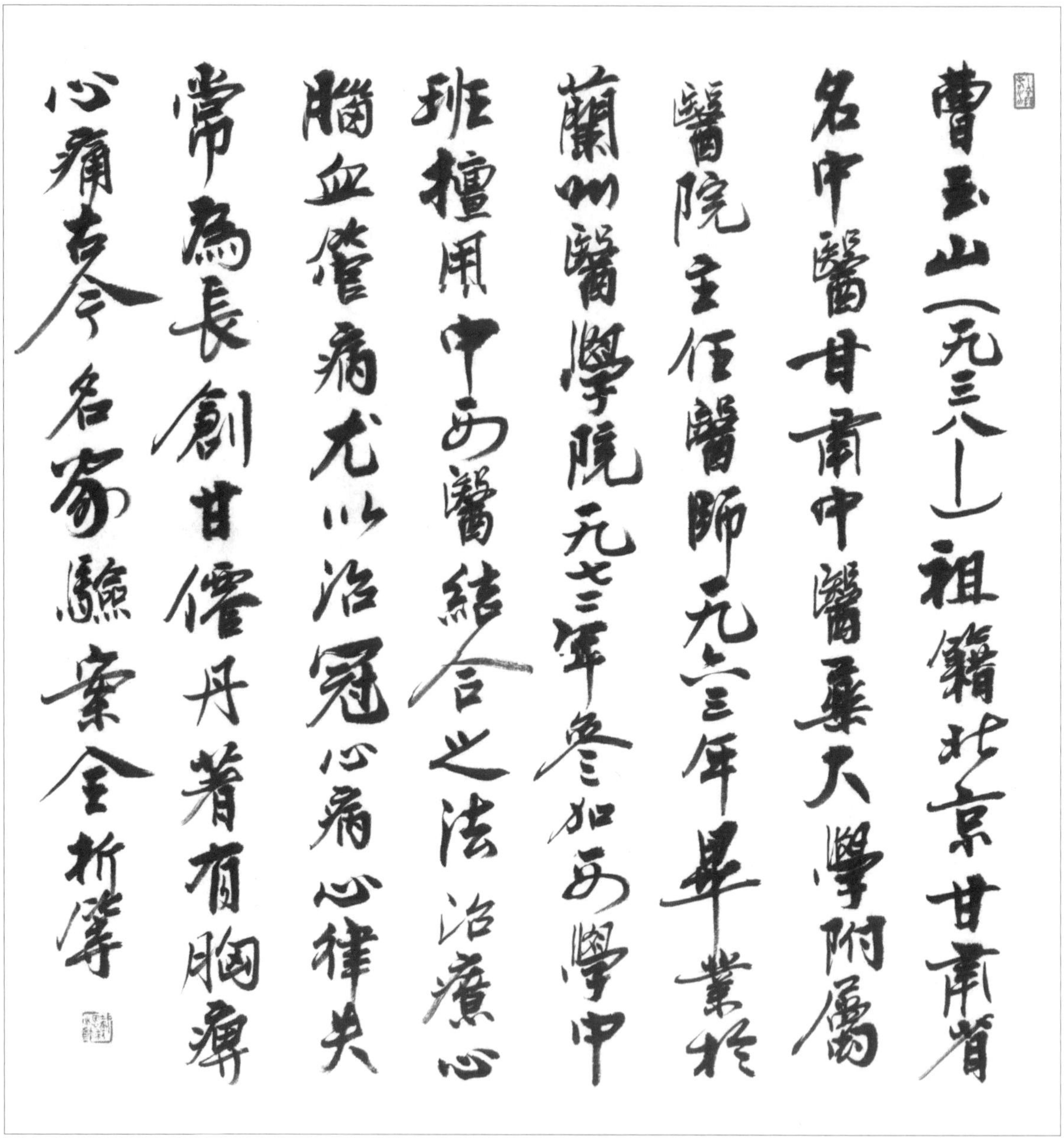
曹玉山（一九三八— ）祖籍北京甘肅省
名中醫甘肅中醫藥大學附屬
醫院主任醫師一九六三年畢業於
蘭州醫學院一九七三年參加西學中
班擅用中西醫結合之法治療心
腦血管病尤以治冠心病心律失
常為長創甘僧丹著有胸痹
心痛古今名家驗案全析等

甘仙丹

甘松15-20g　黄芩15-20g　仙灵脾15-20g

丹参12-15g

此方适用于胸阳不振、肾阳衰微兼血瘀者。缓慢性心律失常或窦性心动过缓合併房室传导阻滞者。此方在二十世纪九十年代已制成院内制剂临床施用。

二〇一四年九月

曹玉山印

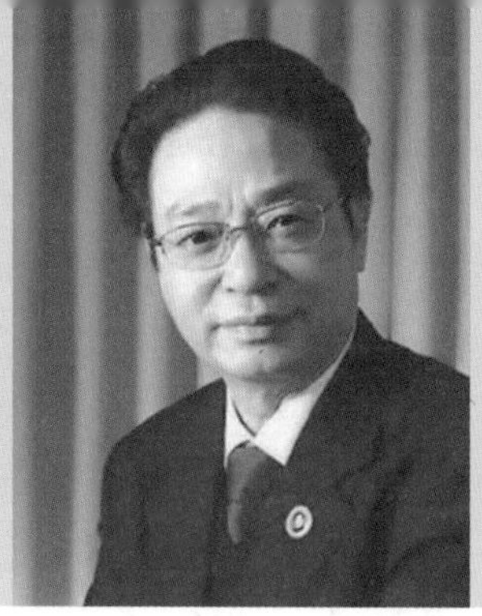

孙光荣

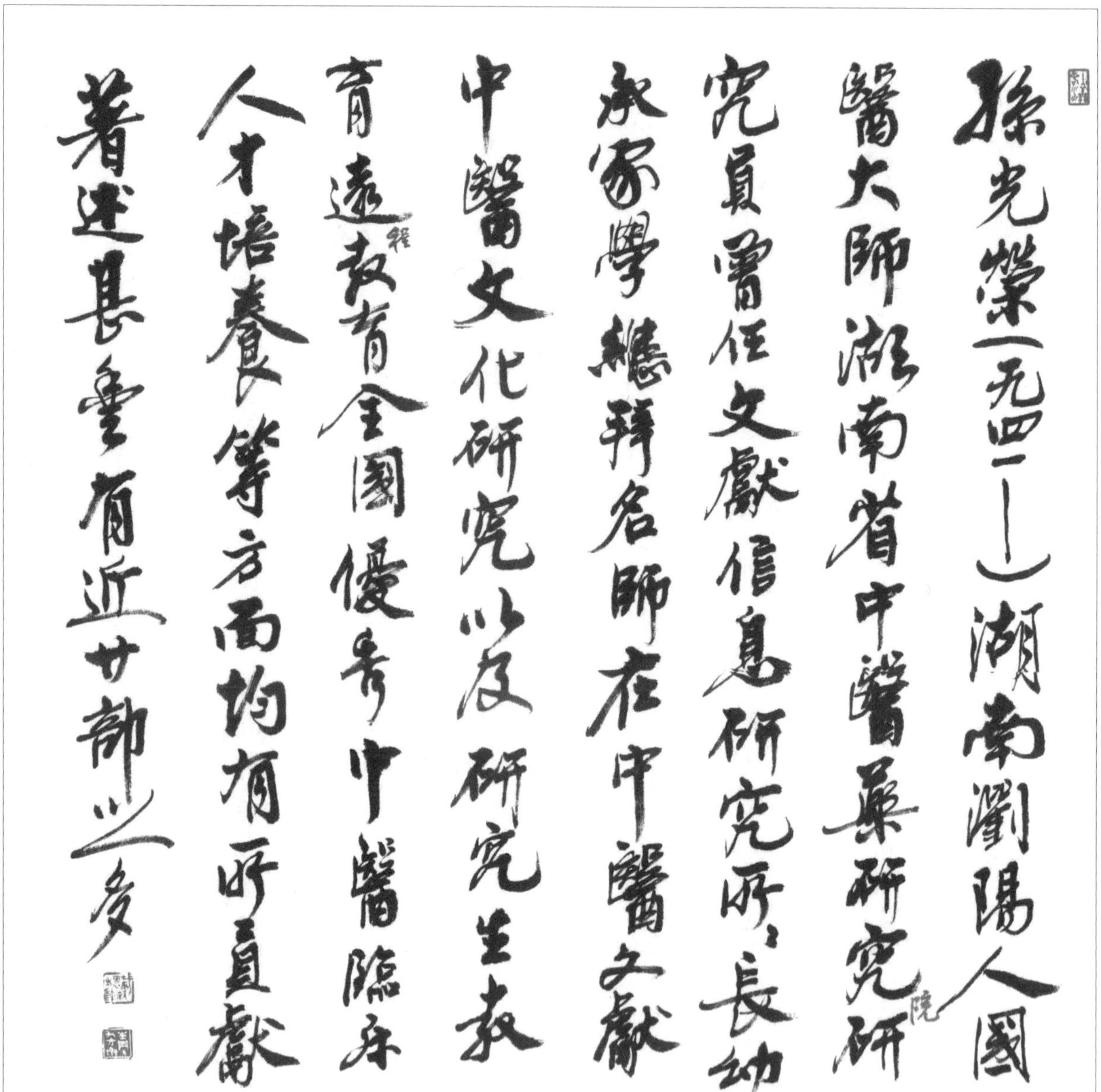
孫光榮（一九四一—）湖南瀏陽人國
醫大師湖南省中醫藥研究院研
究員曾任文獻信息研究所長幼
承家學繼拜名師在中醫文獻
中醫文化研究以及研究生教
育遠程教育全國優秀中醫臨床
人才培養等方面均有所貢獻
著述甚豐有近廿部之多

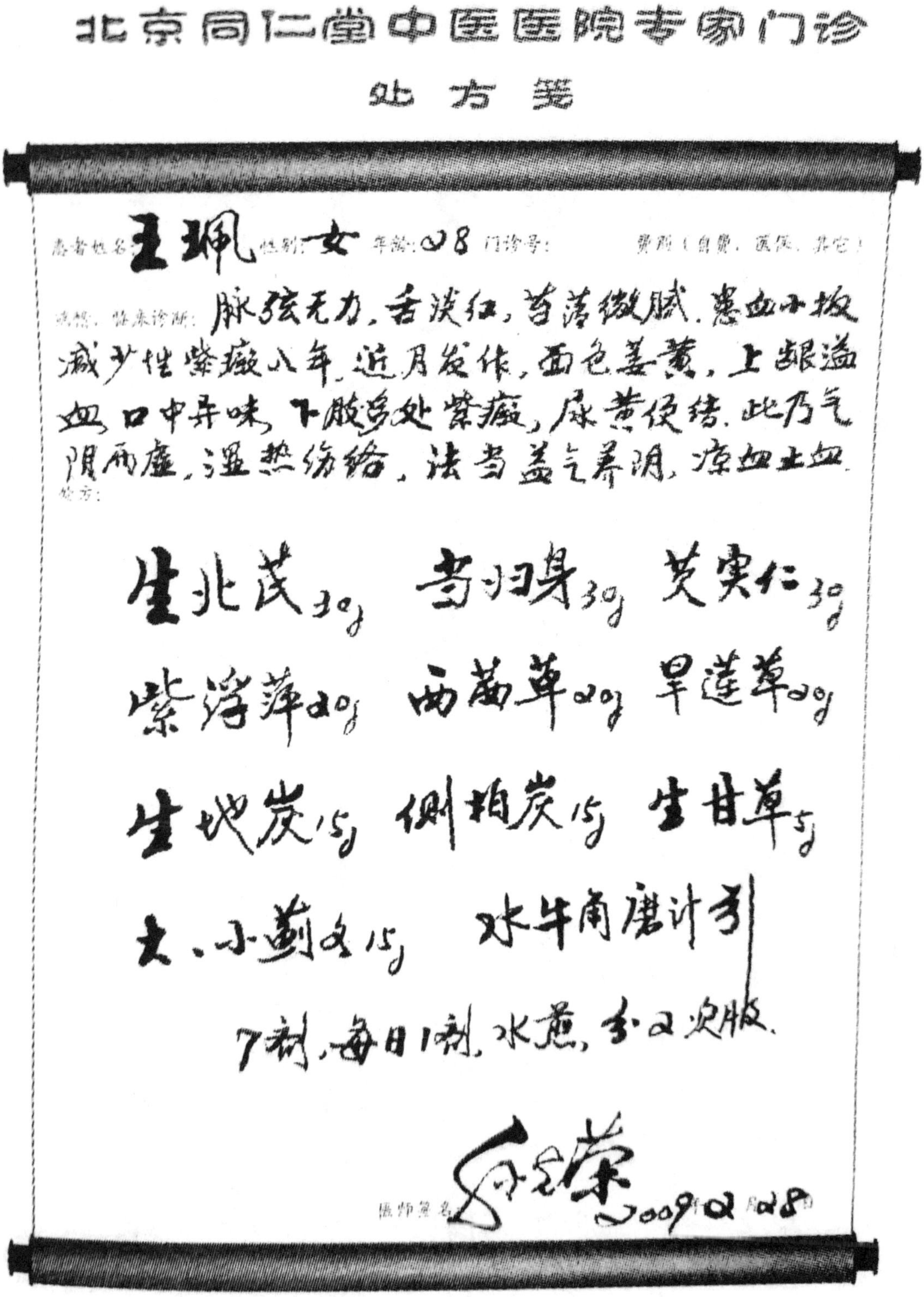

北京同仁堂中医医院专家门诊

处方笺

患者姓名：王珮 性别：女 年龄：28 门诊号： 费别（自费、医保、其它）

病情、临床诊断：脉弦无力，舌淡红，苔薄微腻。患血小板减少性紫癜八年，近月发作，面色萎黄，上龈溢血，口中异味，下肢多处紫癜，尿黄便结。此乃气阴两虚，湿热伤络。法当益气养阴，凉血止血。

处方：

生北芪30g 当归身30g 芡实仁30g

紫浮萍20g 茜草20g 旱莲草20g

生地炭15g 侧柏炭15g 生甘草5g

大、小蓟各15g 水牛角磨汁引

7剂，每日1剂，水煎，分2次服。

医师签名：孙光荣 2009.2.28

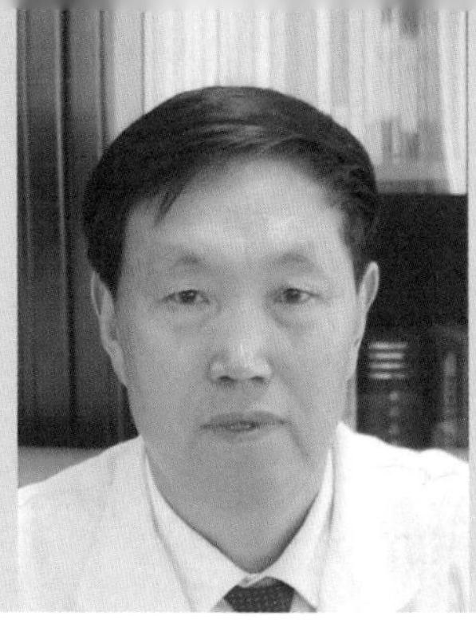

王道坤

王道坤（一九四一），山西和順人，甘肅省名中醫，省政府參事，第三批全國老中醫藥專家學術經驗繼承工作指導老師，享受國務院政府特殊津貼，甘肅中醫學院教授，碩士研究生導師，長期從事各家學說研究及脾胃病診治，積累了豐富的臨床經驗，療效顯著，著有《從醫必讀》《決死生秘要》等。

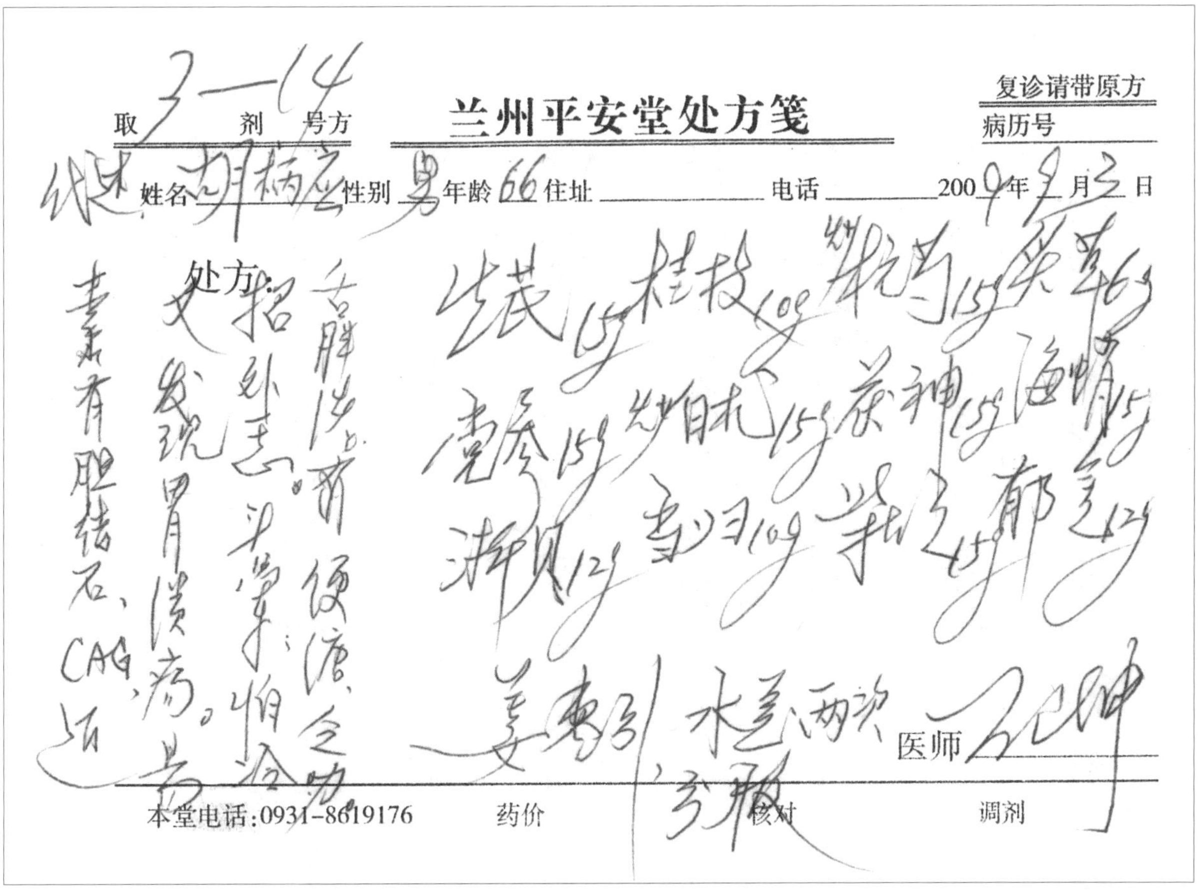
取 3—14 剂 号方
兰州平安堂处方笺
复诊请带原方
病历号
姓名
性别 男
年龄 66
住址
电话
200 年 月 日
处方：
桂枝10g
党参15g
茯神15g
浙贝12g
当归10g
郁金12g
水煎
医师
本堂电话：0931-8619176
药价
核对
调剂

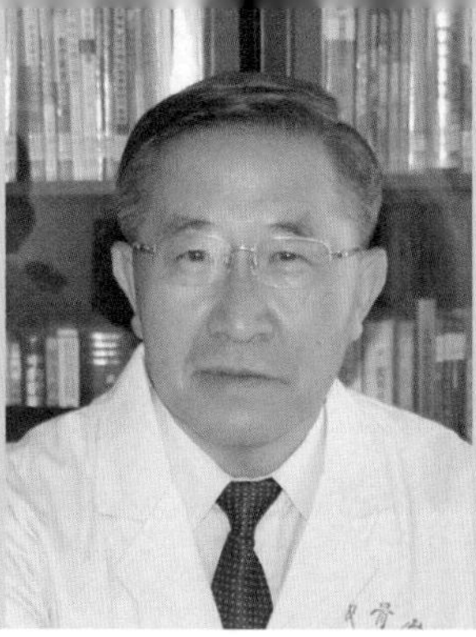

赵健雄

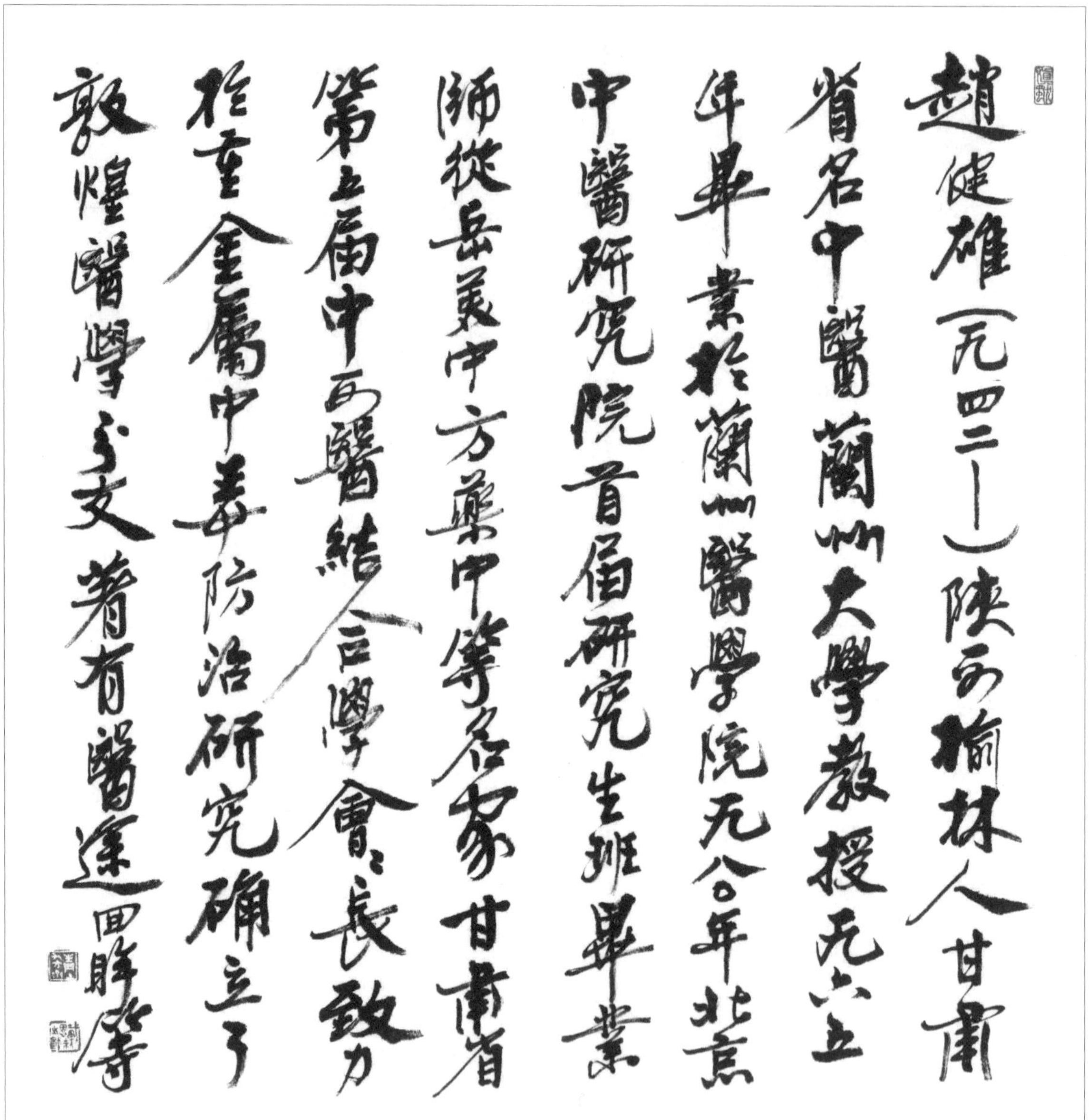

趙健雄（一九四二—）陝西榆林人甘肅
省名中醫蘭州大學教授一九六五
年畢業於蘭州醫學院一九八〇年北京
中醫研究院首屆研究生班畢業
師從岳美中方藥中等名家甘肅省
第五屆中西醫結合學會會長致力
於重金屬中毒防治研究確立了
敦煌醫學分支著有醫逵集 田胖敬書

过敏性紫癜是中医治疗的优势病种。实证多缘风热毒邪淫及腠理，灼伤营血，血溢络外成斑。虚证多系素体阴虚火旺，或脾虚失摄。急性期多为实证，治宜清热解毒，祛风，凉血化斑。慢性期多为虚证，治宜益气养血滋阴。亦有虚实夹杂者，应兼顾二者化裁。

赵健雄

二〇一〇年八月

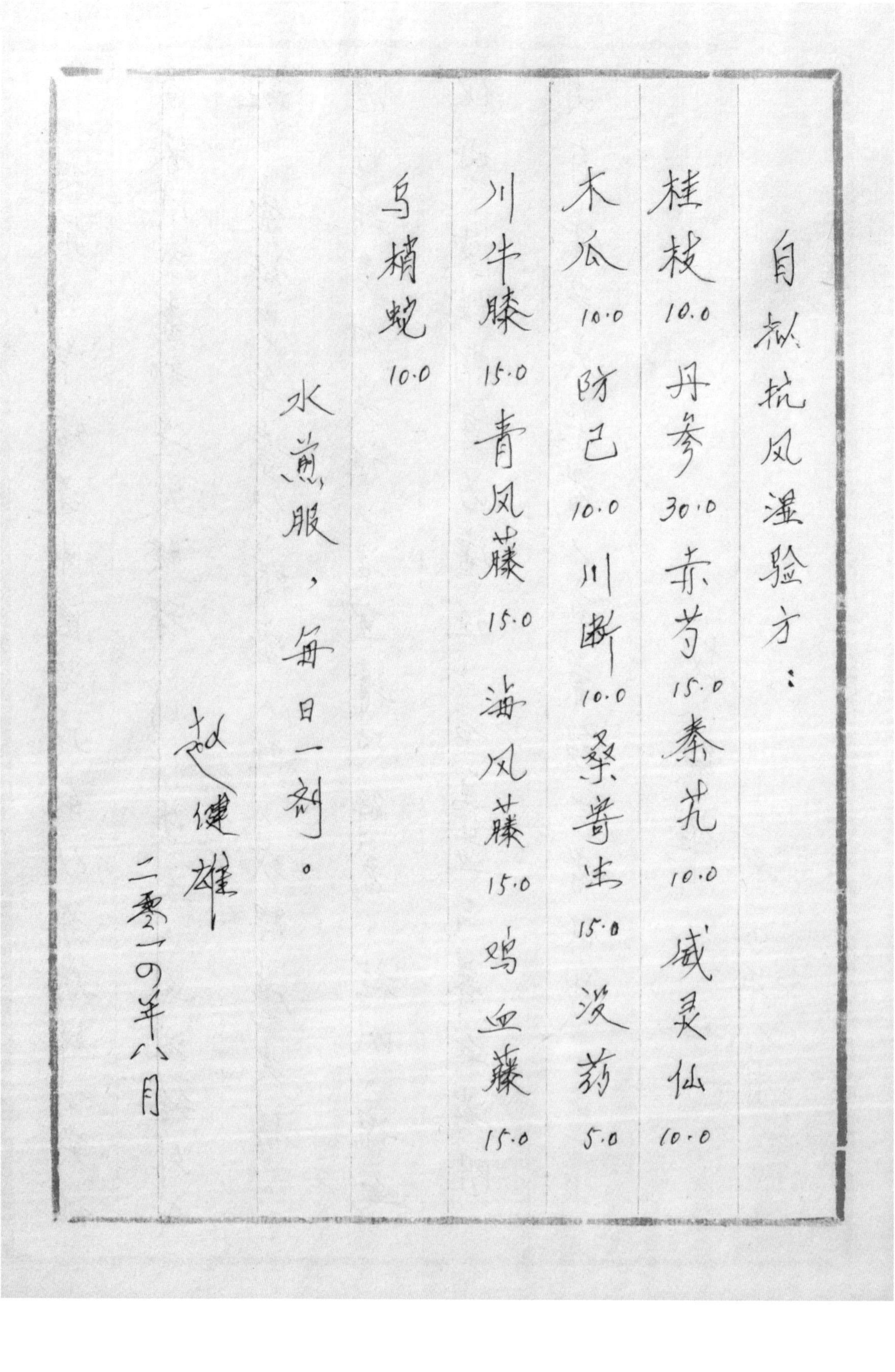

自拟抗风湿验方：

桂枝 10.0 丹参 30.0 赤芍 15.0 秦艽 10.0 威灵仙 10.0

木瓜 10.0 防己 10.0 川断 10.0 桑寄生 15.0 没药 5.0

川牛膝 15.0 青风藤 15.0 海风藤 15.0 鸡血藤 15.0

乌梢蛇 10.0

水煎服，每日一剂。

赵健雄

二零一〇年八月

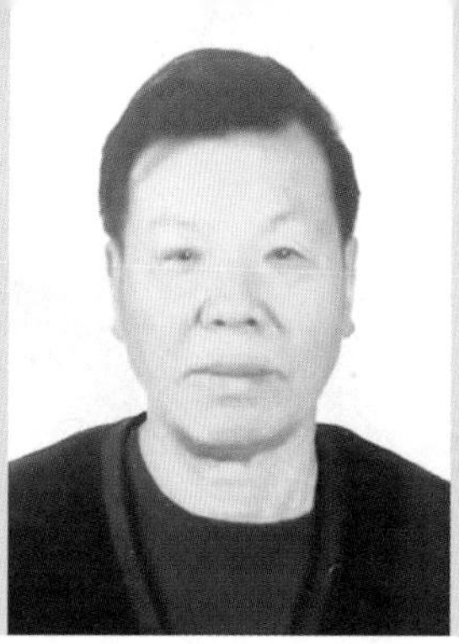

赵文鼎

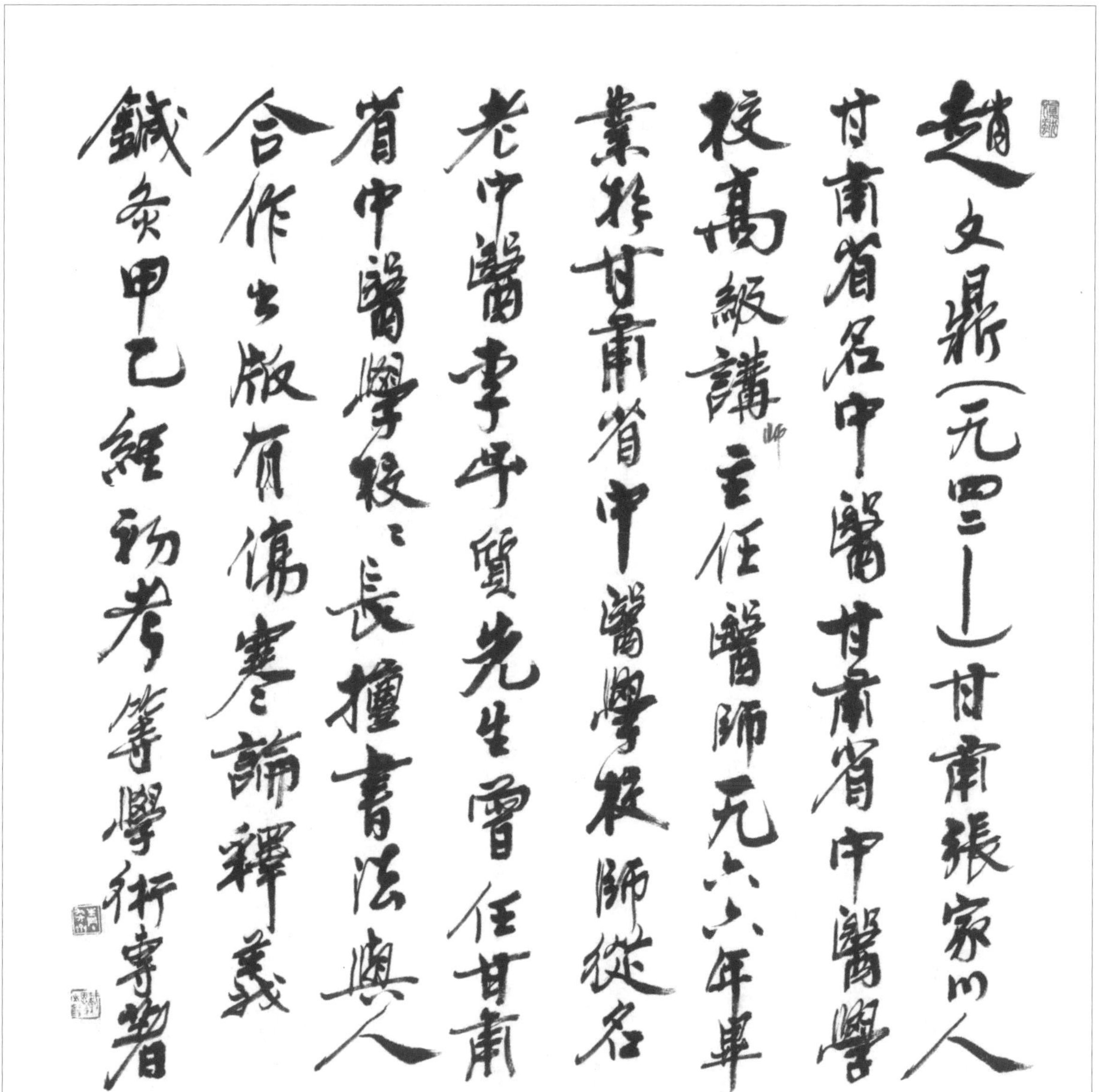

趙文鼎（一九四三—）甘肅張家川人
甘肅省名中醫 甘肅省中醫學
校高級講師 主任醫師 一九六六年畢
業於甘肅省中醫學校 師從名
老中醫李乎質先生 曾任甘肅
省中醫學校校長 擅書法 與人
合作出版有傷寒論釋義
鍼灸甲乙經初考等學術專著

王女士

脚底下見扁平疣因冷凍已潰瘍處方：

馬齒莧60克 紫草30克 大青叶30克

桑叶15克 山慈姑20克 生薏仁30克

敗醬草30克 板兰根30克 夏枯草30克

水煎外洗，一日一剂 取六剂

趙文鼎 七月十二日

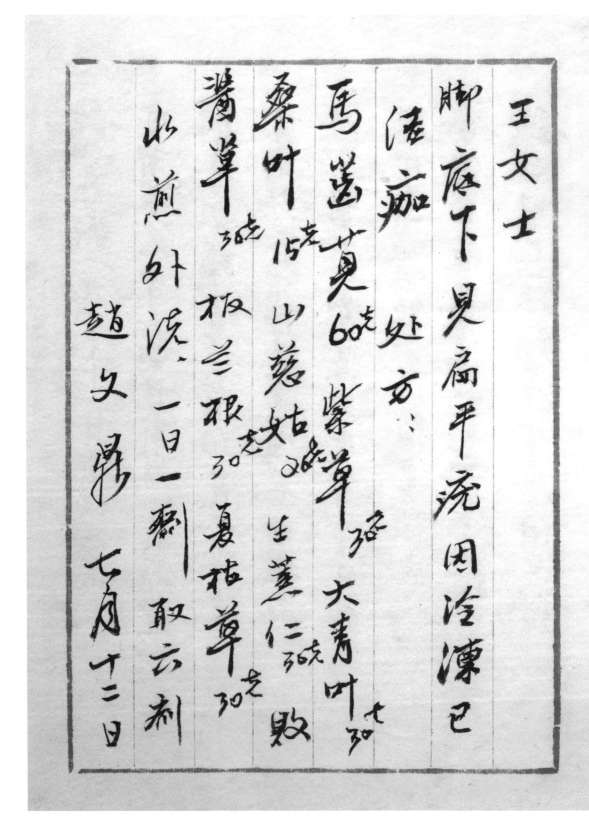

红楼省是梦

绿水兴怀多

戊子谷雨 赵文鼎

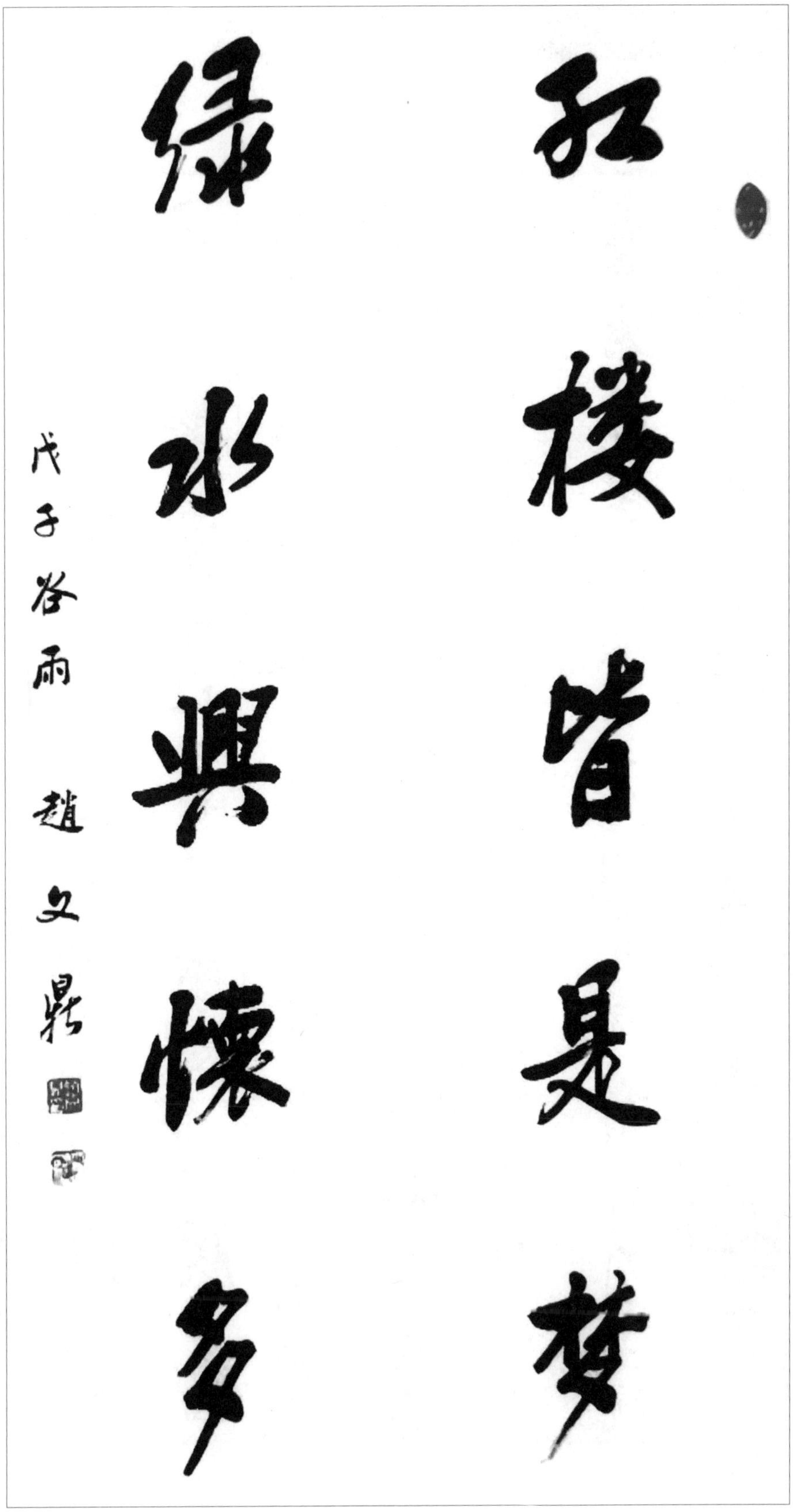

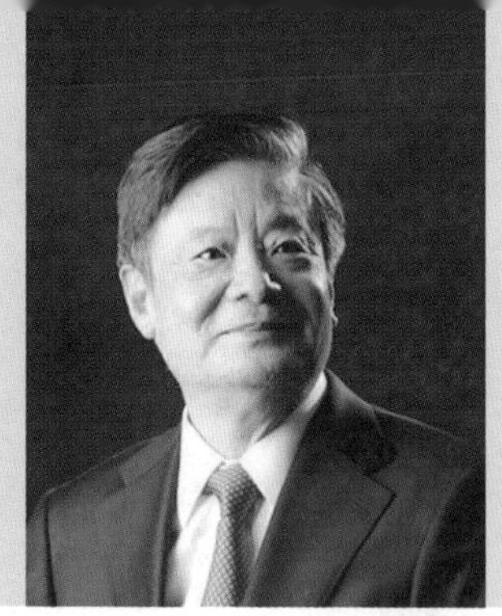

王琦

王琦（一九四三— ）江蘇高郵人 中國工程院院士
國大師 北京中醫藥大學終身教授 一九
八〇年畢業於北京中醫研究院首屆
研究生班 師從方藥中等名家 中醫
體質學創始人 二〇二〇年聘為中國醫
學科學院學部委員 二〇二一年在北京中
醫藥大學創建王琦書院 著作有王琦
男科學 中醫體質學說等

(30)

楊文华 女 45 北京朝陽

素体陽虚，中焦虚寒，症见畏寒双膝及足背冷，遇寒则泻；肝郁血瘀，症见焦虑脑鸣失眠咽中异物，经少血块舌紫纤维瘤，拟方温陽散寒，疏肝理气，化瘀通络，兼以潜镇。

桂枝15 白芍10 炙甘草6 生姜10 红枣10 淡附片15（先煎1小时）

柴胡15 枳壳10 川芎30 香附10 丹参20 细辛3

灯盏花30 蔓荆子30 石菖蒲10 延胡15 玫瑰花

王琦 2015-9-19

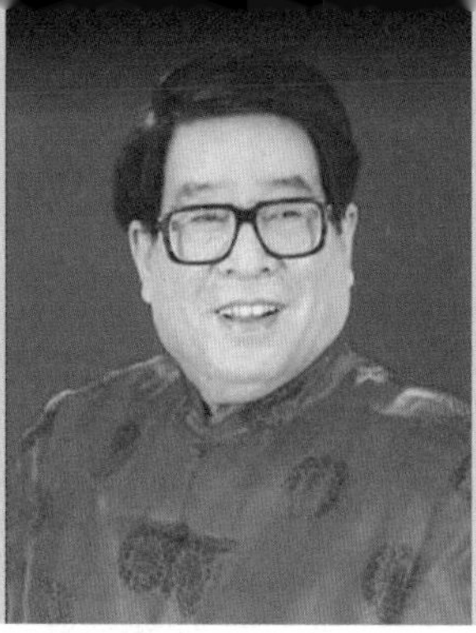

张大宁

張大寧（一九四四—）天津市人　國醫大師　中央文史館館員　天津市中醫院主任醫師　一九六六年畢業於天津中醫學院　長期從事腎臟病的中醫藥防治研究　臨床療效顯著　求醫者甚衆　曾任天津市中醫院院長　全國中醫腎病專委會主任　著述甚豐　代表作有實用中醫腎病學　中醫腎病學大辭典等

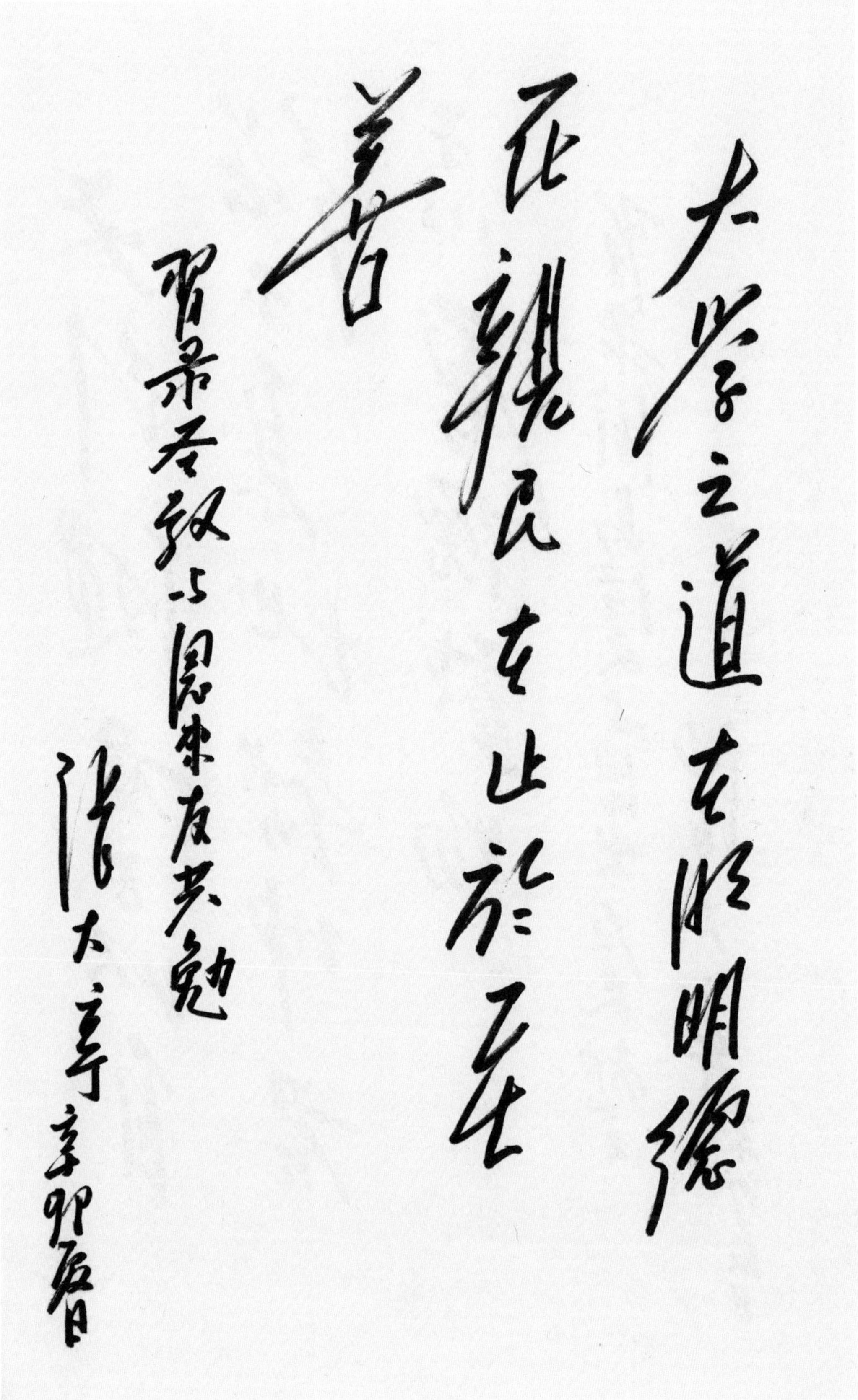
大學之道在明明德
在親民在止於至
善
習希吾叔以恩來友共勉
張大寧
辛卯春日

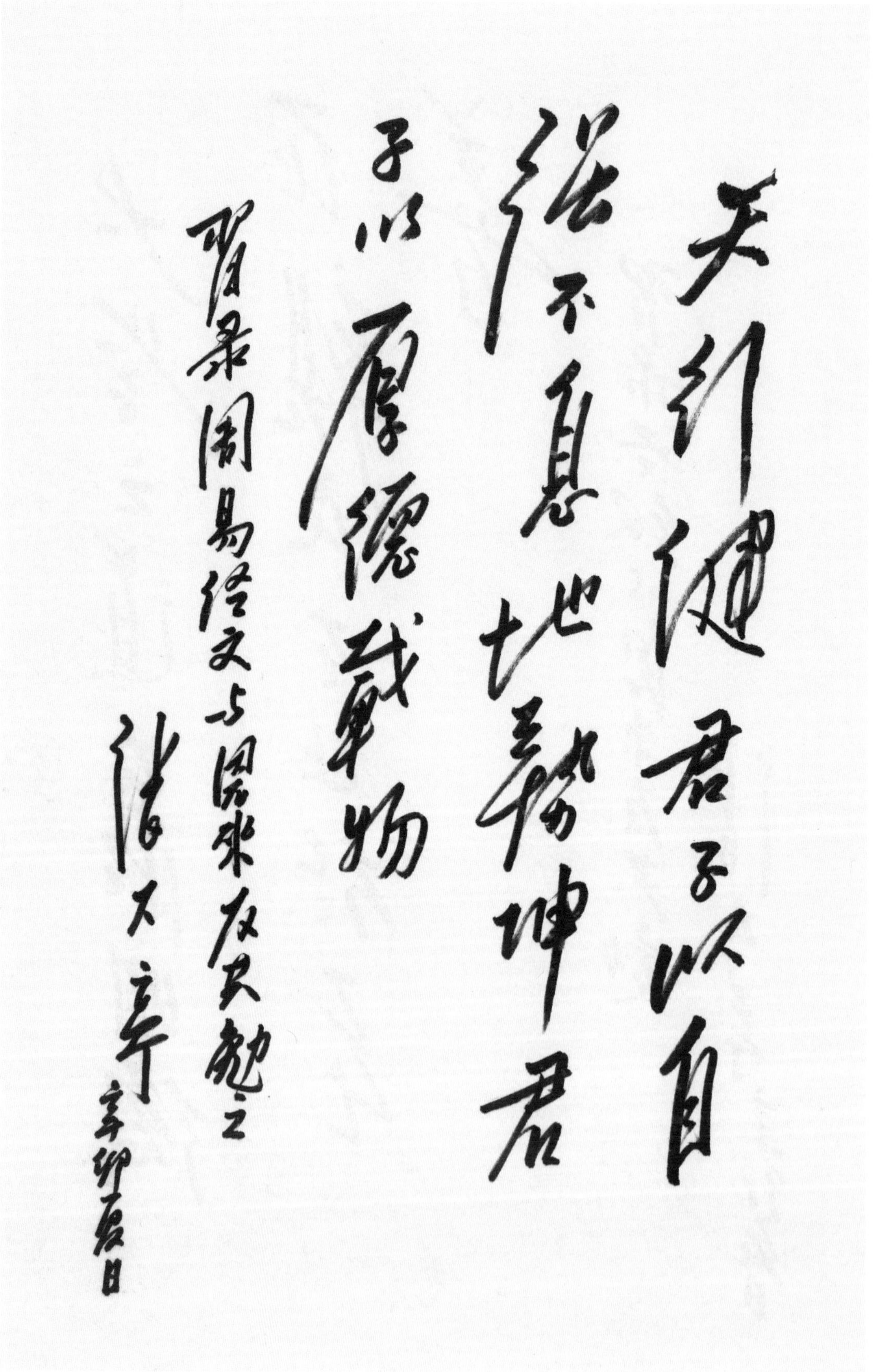
天行健君子以自强不息
地势坤君子以厚德载物
节录周易经文与同学友共勉之
张大宁
辛卯春日

王庆其

王庆其(一九四一——)上海市人。上海市名中医上海中医药大学教授。出生于中医世家,一九八〇年毕业于北京中医研究首届研究生,师承方药中教授、国医大师裘沛然教授,致力于黄帝内经的教学与研究,著有内经选读、黄帝内经理论与实践等。

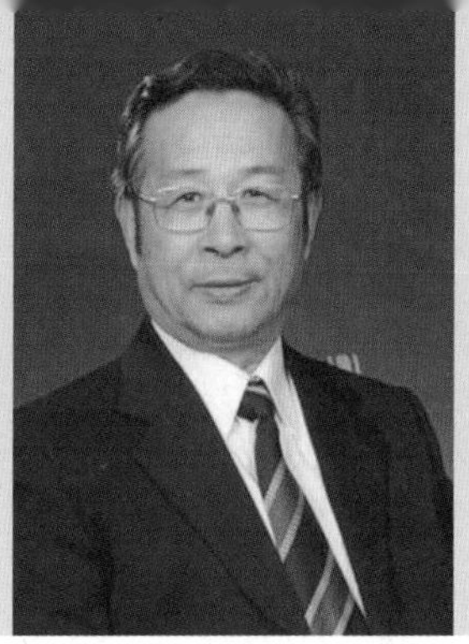

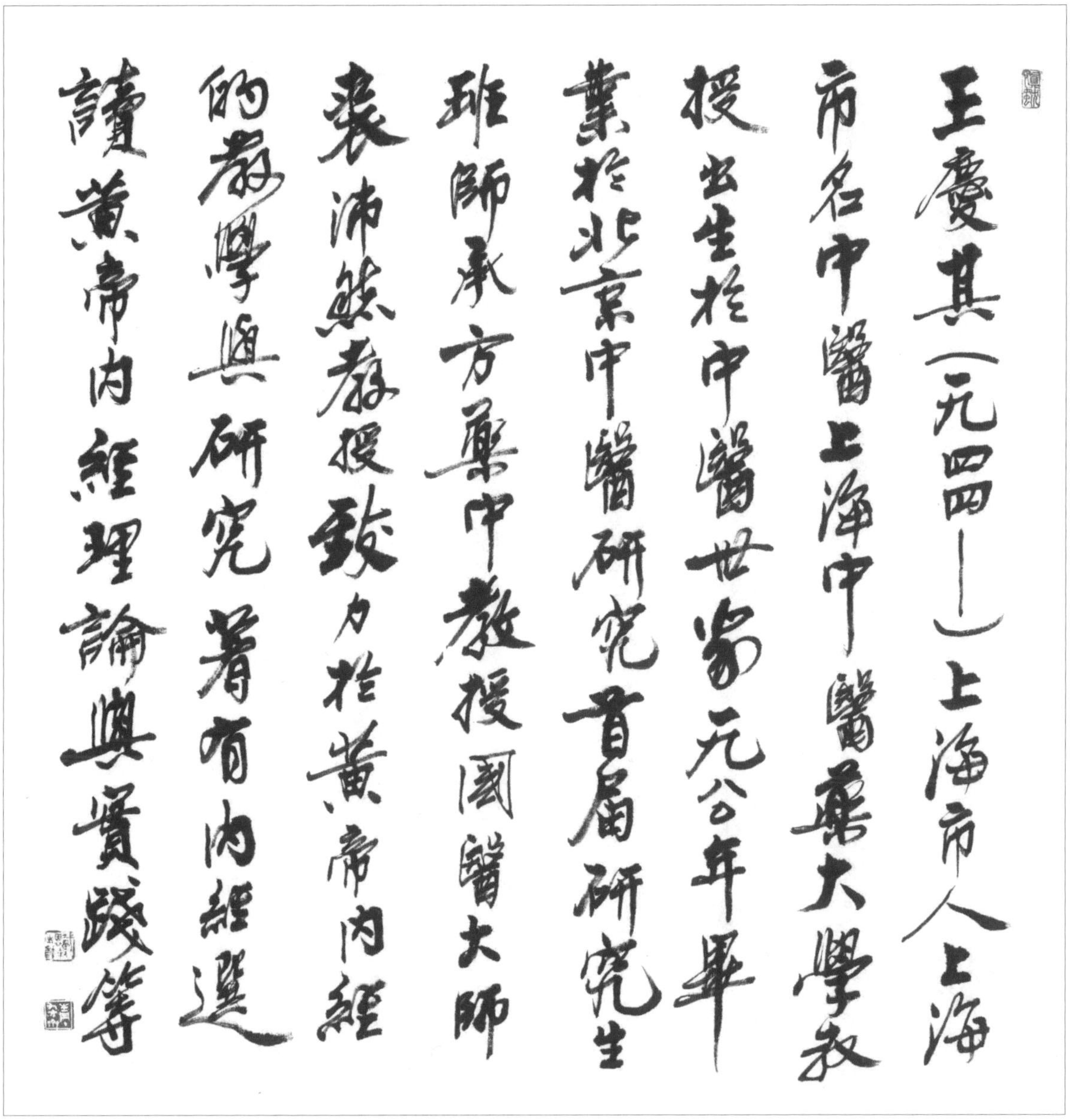

谢某 男 五十一岁 九二年四月十二日诊

右侧肢体偏瘫半年余 言语口齿

不清 右上肢瘛挛不得舒展 右下肢跛行

治以祛风通络 养血活血

大丹参30克 川芎15克 桃仁12克

木防己12克 大蜈蚣2条 桂枝12克

当归12克 羌独活各12克 桑寄生15克

西红花1克 青防风12克 制狗脊[illegible]克

十四剂

叶某 男 二十八岁 初诊 甲午年五月

發作性眩晕时发，本月近又

加重，肩背酸痛，胸闷不畅，夜寐欠安

拟补气活血通络祛风

桑桂枝各12克 川芎12克 当归12克

丹参15克 炙黄芪15克 伸筋草15克

甘草6克 威灵仙15克 淮牛膝12克

北细辛6克

十四剂 王庆其

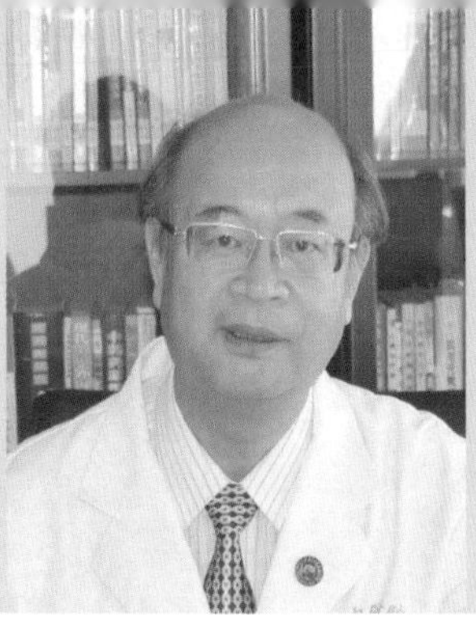

张士卿

張士卿（一九四五～）河北邯鄲人全國名中醫甘肅中醫藥大學終身教授畢業於北京中醫學院北京中醫研究院首屆研究生班師從著名兒科學家王伯岳甘肅省名中醫于己百深得其傳曾任甘肅中醫學院附屬醫院院長甘肅中醫學院院長擅治兒科諸證發明小兒增食合劑著有于己百臨床經驗集王伯岳臨床經驗集等

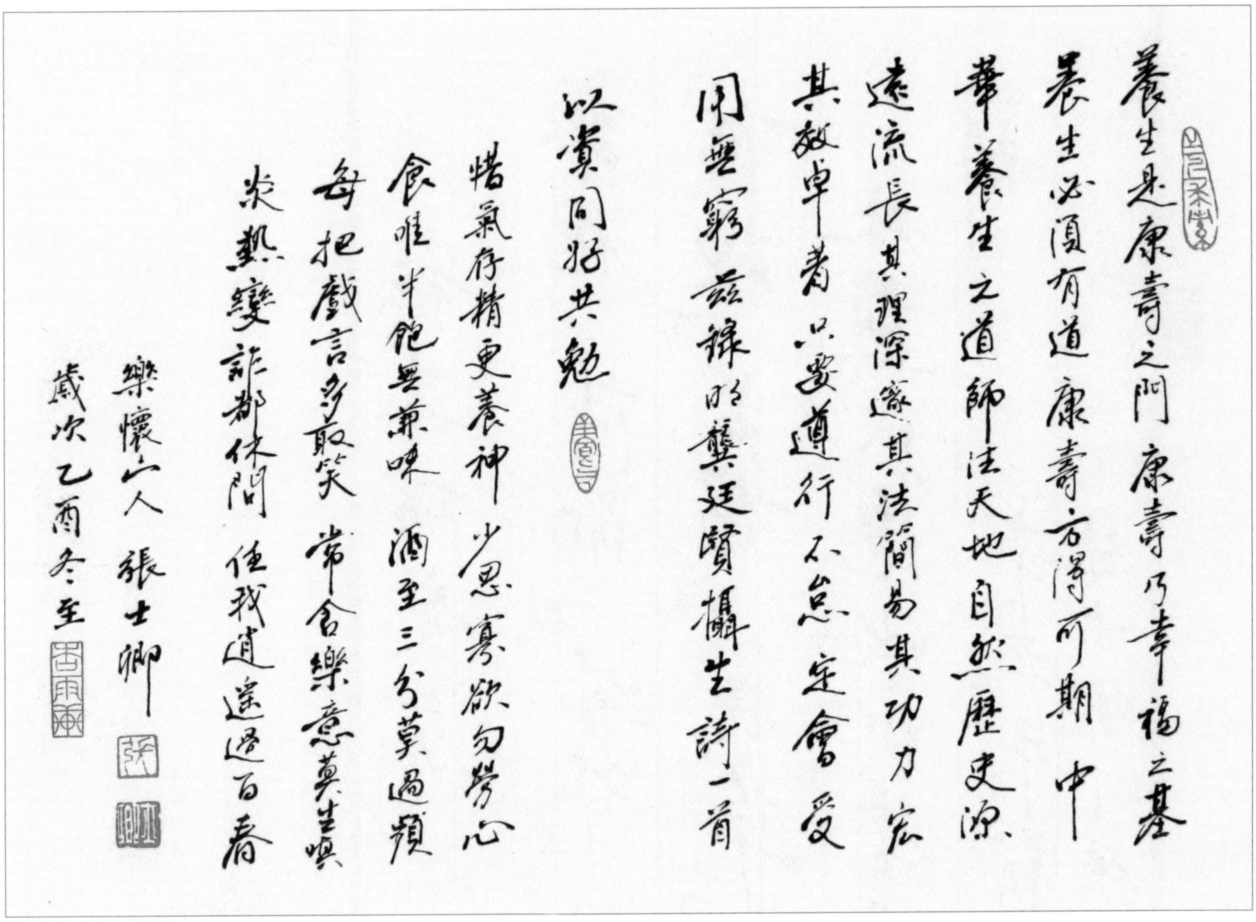
養生是康壽之門 康壽乃幸福之基
養生必須有道 康壽方得可期 中
華養生之道 師法天地自然 歷史源
遠流長 其理深邃 其法簡易 其功力宏
其效卓著 只要遵行不怠 定會受
用無窮 茲錄明龔廷賢攝生詩一首
以資同好共勉
惜氣存精更養神 少思寡欲勿勞心
食唯半飽無兼味 酒至三分莫過頻
每把戲言多取笑 常含樂意莫生嗔
炎熱變詐都休問 任我逍遙過百春
樂懷山人 張士卿
歲次乙酉冬至

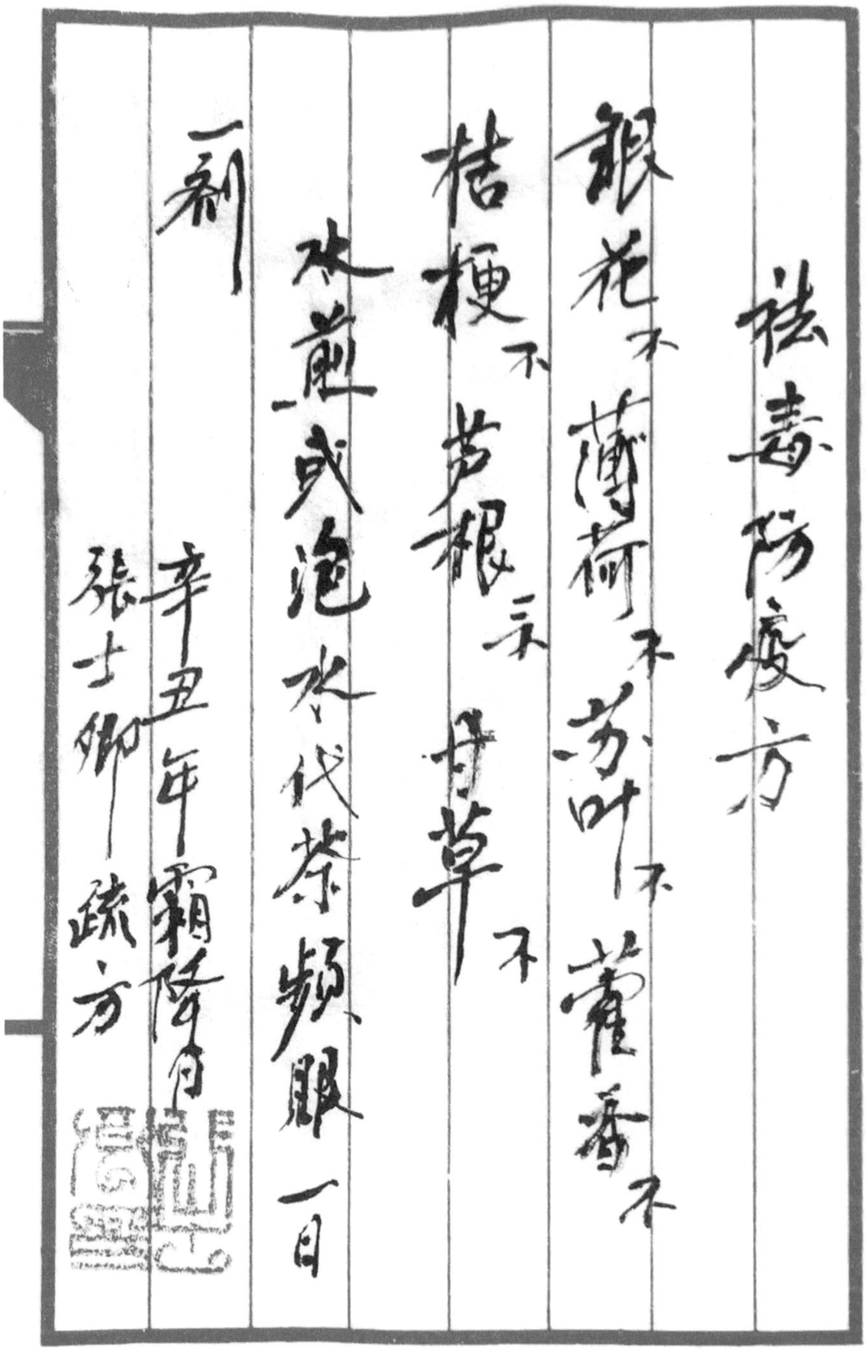

祛毒防疫方

银花不 薄荷不 苏叶不 藿香不

桔梗不 芦根示 甘草不

水煎或泡水代茶频服一日

一剂

辛丑年霜降日

张士卿疏方

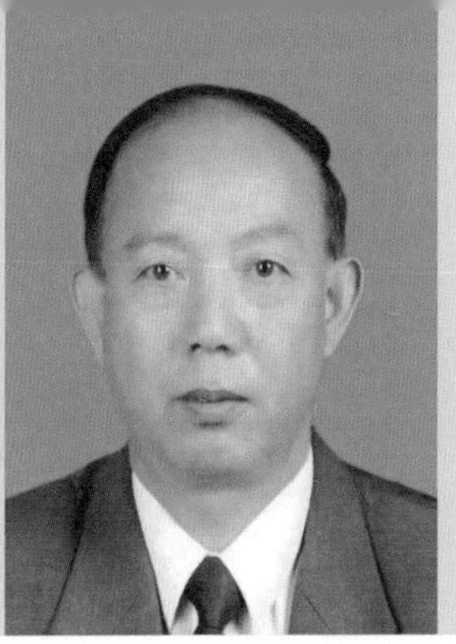

高志林

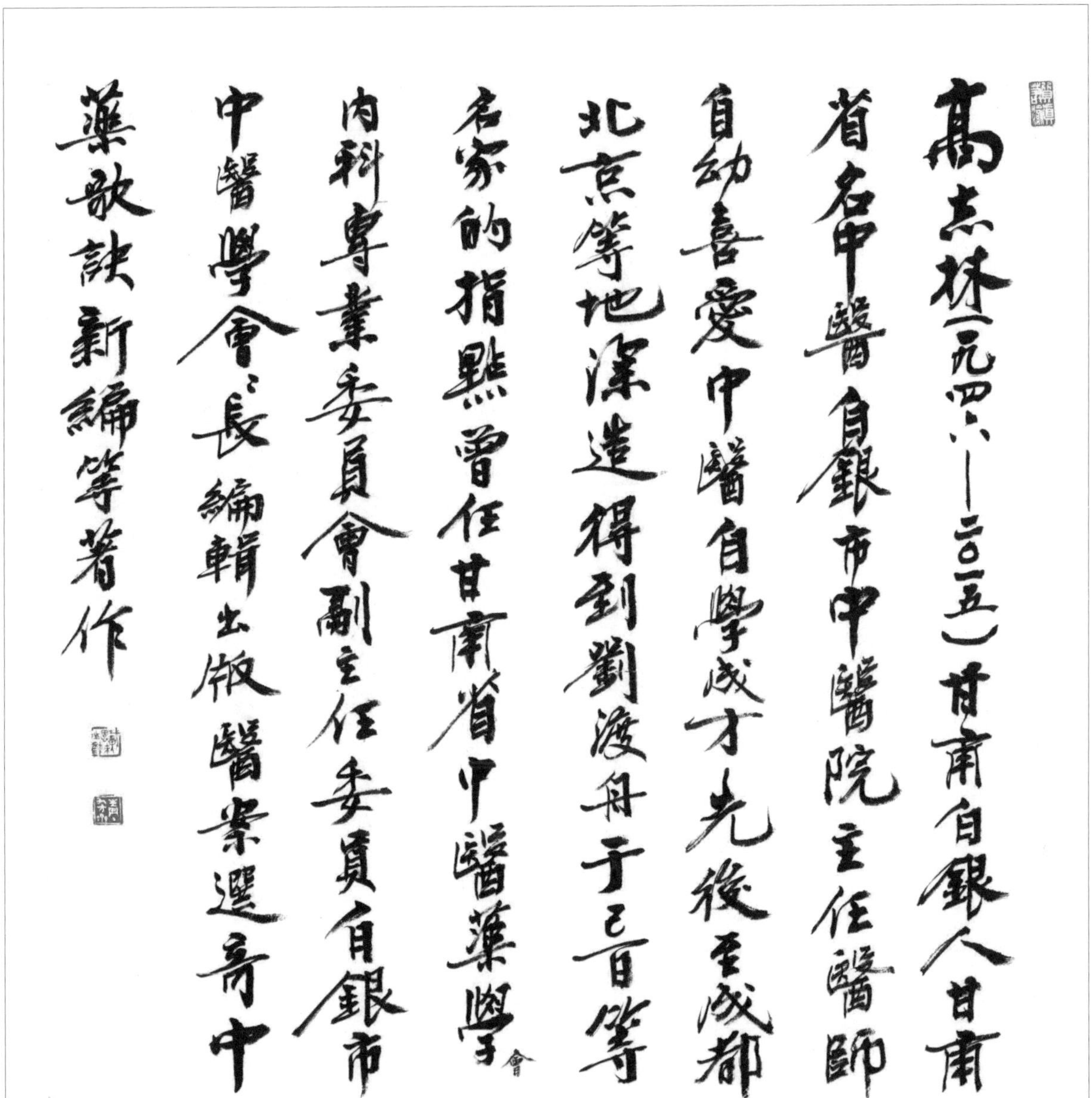
高志林（一九四六—二〇一五）甘肅白銀人甘肅省名中醫白銀市中醫院主任醫師
自幼喜愛中醫自學成才先後至成都北京等地深造得到劉渡舟于己百等名家的指點曾任甘肅省中醫藥學會內科專業委員會副主任委員白銀市中醫學會會長編輯出版醫案選奇中藥歌訣新編等著作

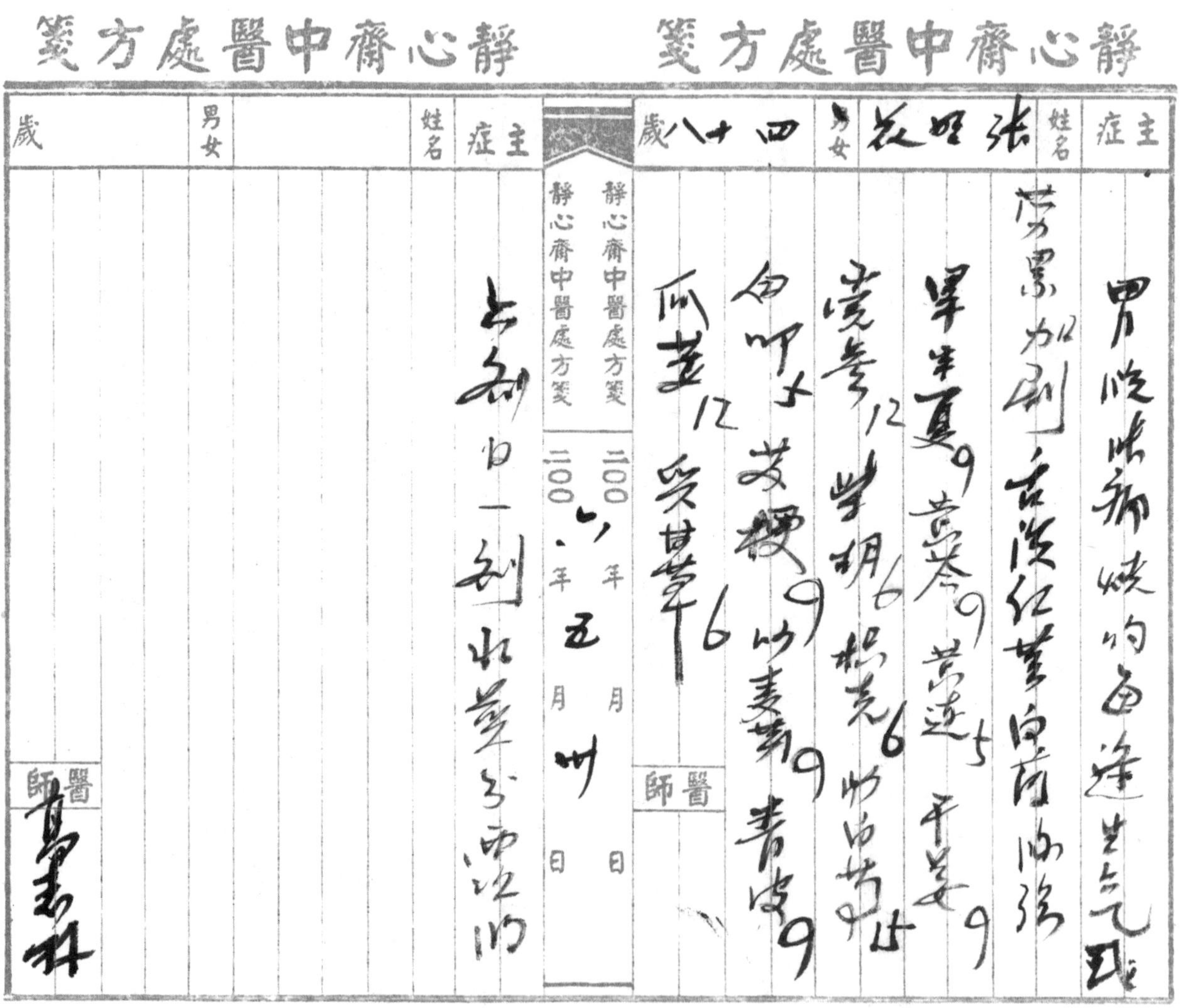

靜心齋中醫處方箋　　靜心齋中醫處方箋

主症　姓名　男女　四十八歲

靜心齋中醫處方箋　二〇〇六年五月卅日

醫師

主症　姓名　男女　歲

醫師

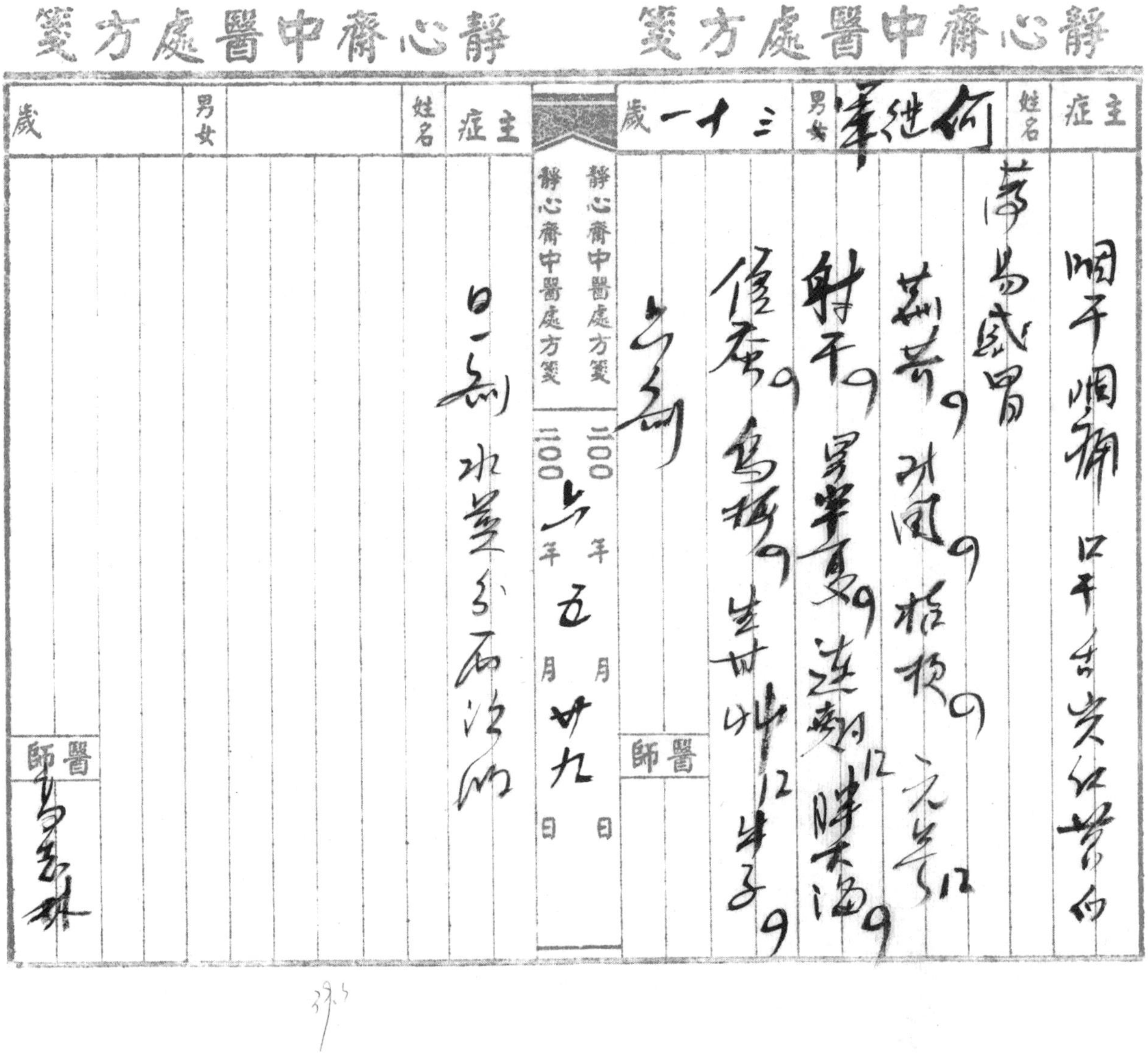

静心斋中医处方笺

主症：咽干咽痛 口干舌尖红苔白

姓名：何继华　男女　三十一岁

[illegible]为感冒

荆芥9 防风9 桔梗9 元参12

射干9 旱半夏9 连翘12 胖大海9

僵蚕9 乌梅9 生甘草12 牛子9

六剂

静心斋中医处方笺

二〇〇六年五月廿九日

静心斋中医处方笺

主症

姓名　男女　岁

日一剂 水煎分两次服

医师 高志林

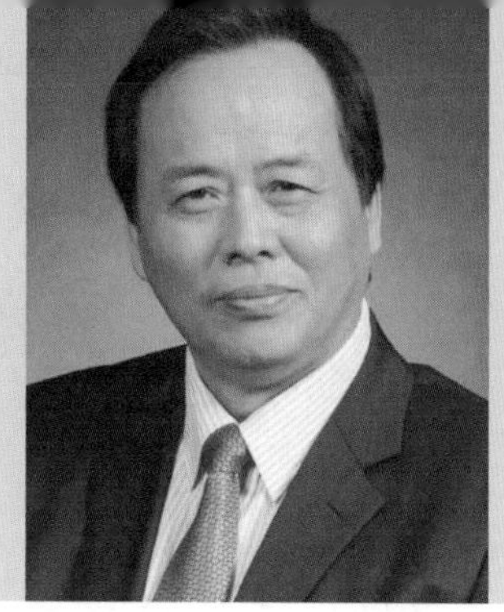

仝小林

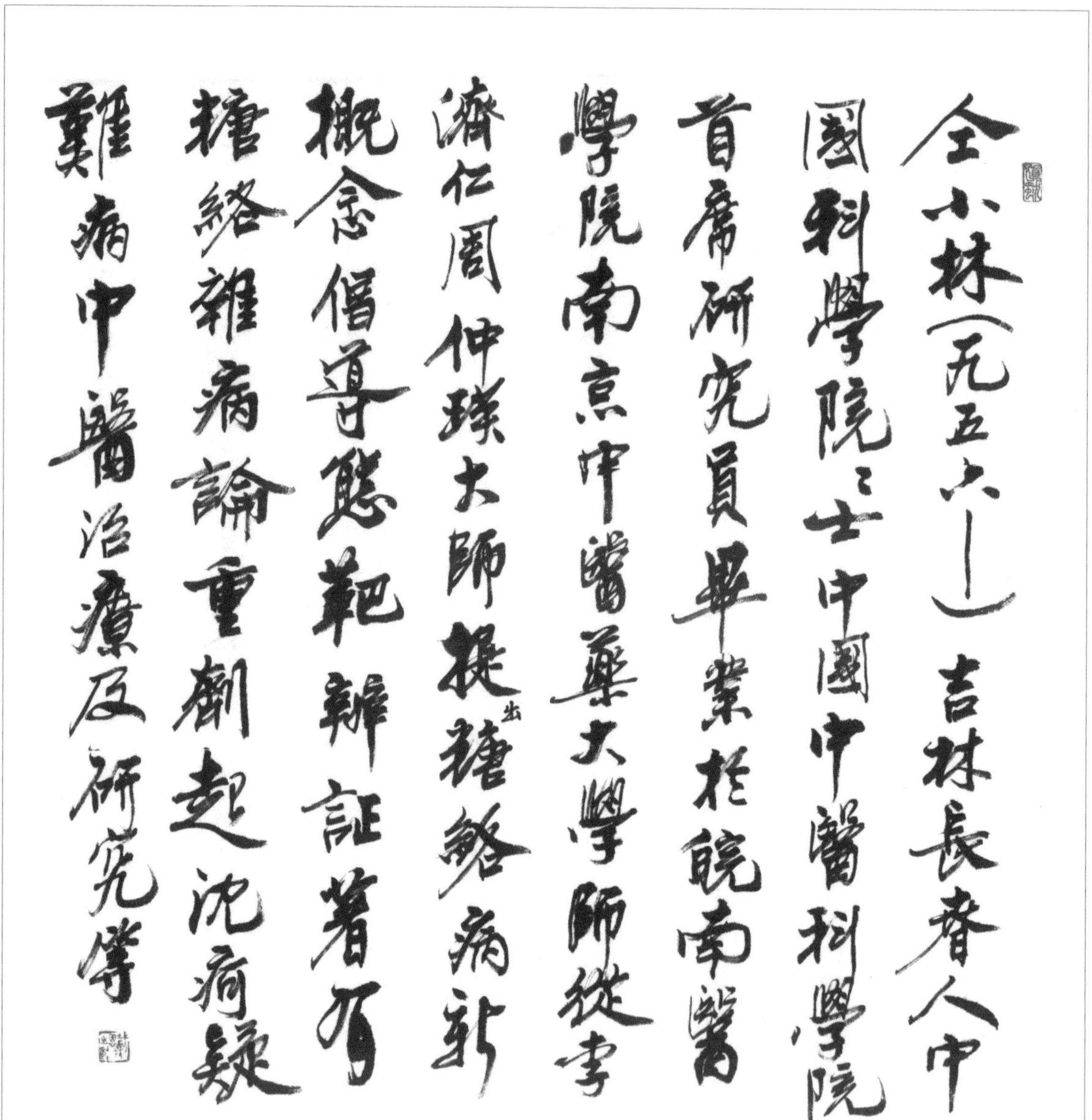

仝小林（一九五六—）吉林長春人中
國科學院院士中國中醫科學院
首席研究員畢業於皖南醫
學院南京中醫藥大學師從李
濟仁周仲瑛大師提出糖絡病新
概念倡導態靶辨證著有
糖絡雜病論重劑起沉疴疑
難病中醫治療及研究等

浪淘沙·武漢

勒烈馬扶鞍，凭雕欄，長烟漫野戰猶酣。縱使逆敵千百萬，不改常顏。危難挽狂瀾，且暂弛鞭，斜風帘雨細綿綿。一路高歌行踏處，無限江山。

仝小林

庚子年大年初二

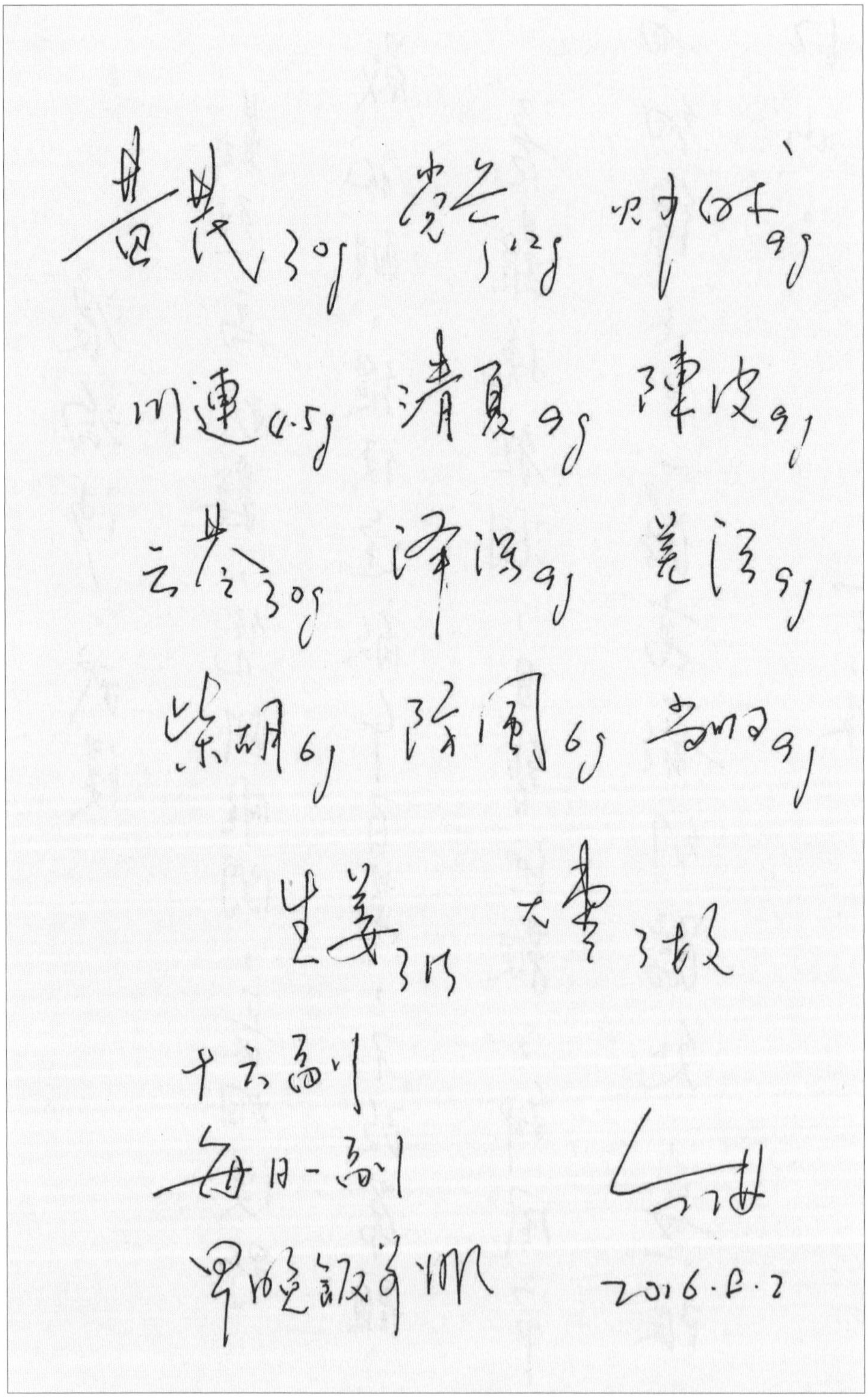
黄芪30g 党参12g 炒白术9g
川連4.5g 清夏9g 陳皮9g
云苓30g 澤瀉9g 羌活9g
柴胡6g 防風6g 当归9g
生姜3片 大枣3枚
十六副
每日一副
早晚飯前服
全小林
2016.8.2

杨宏权

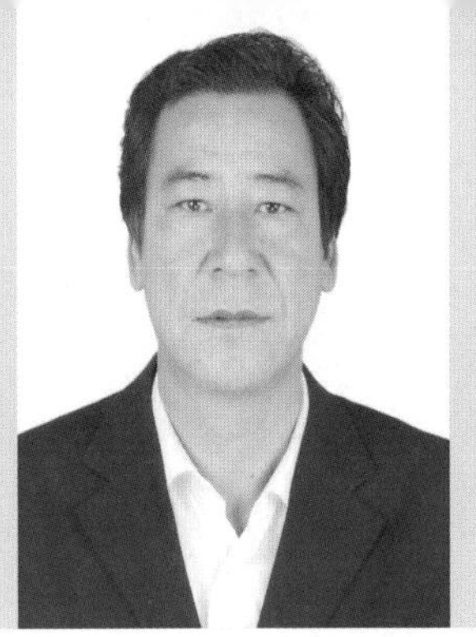

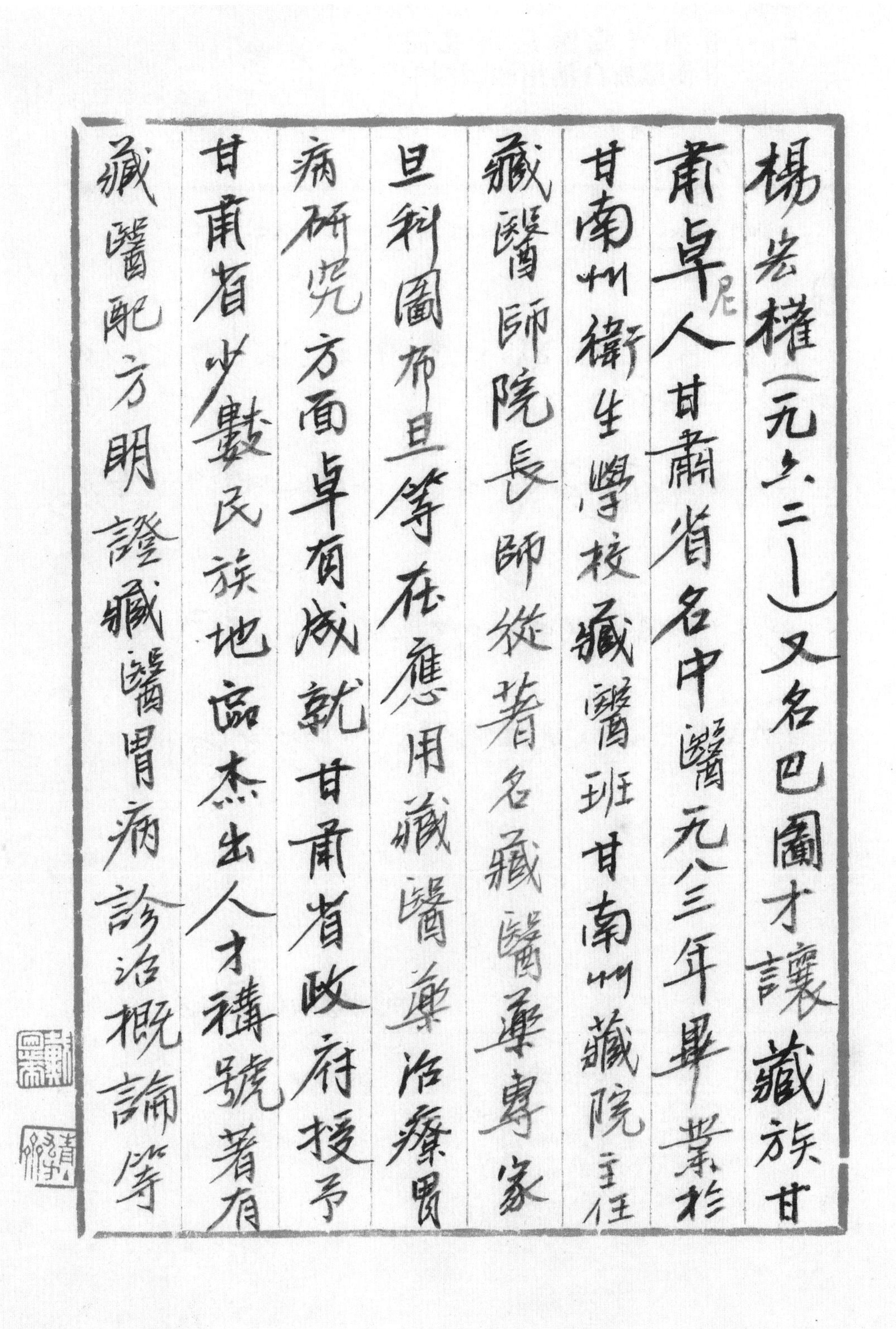
楊宏權（一九六二）又名巴圖才讓藏族甘
肅卓尼人 甘肅省名中醫一九八三年畢業於
甘南州衛生學校藏醫班 甘南州藏醫院主任
藏醫師 院長 師從著名藏醫藥專家
旦科圖布旦等在應用藏醫藥治療胃
病研究方面卓有成就 甘肅省政府授予
甘肅省少數民族地區杰出人才稱號 著有
藏醫配方明證 藏醫胃病診治概論等

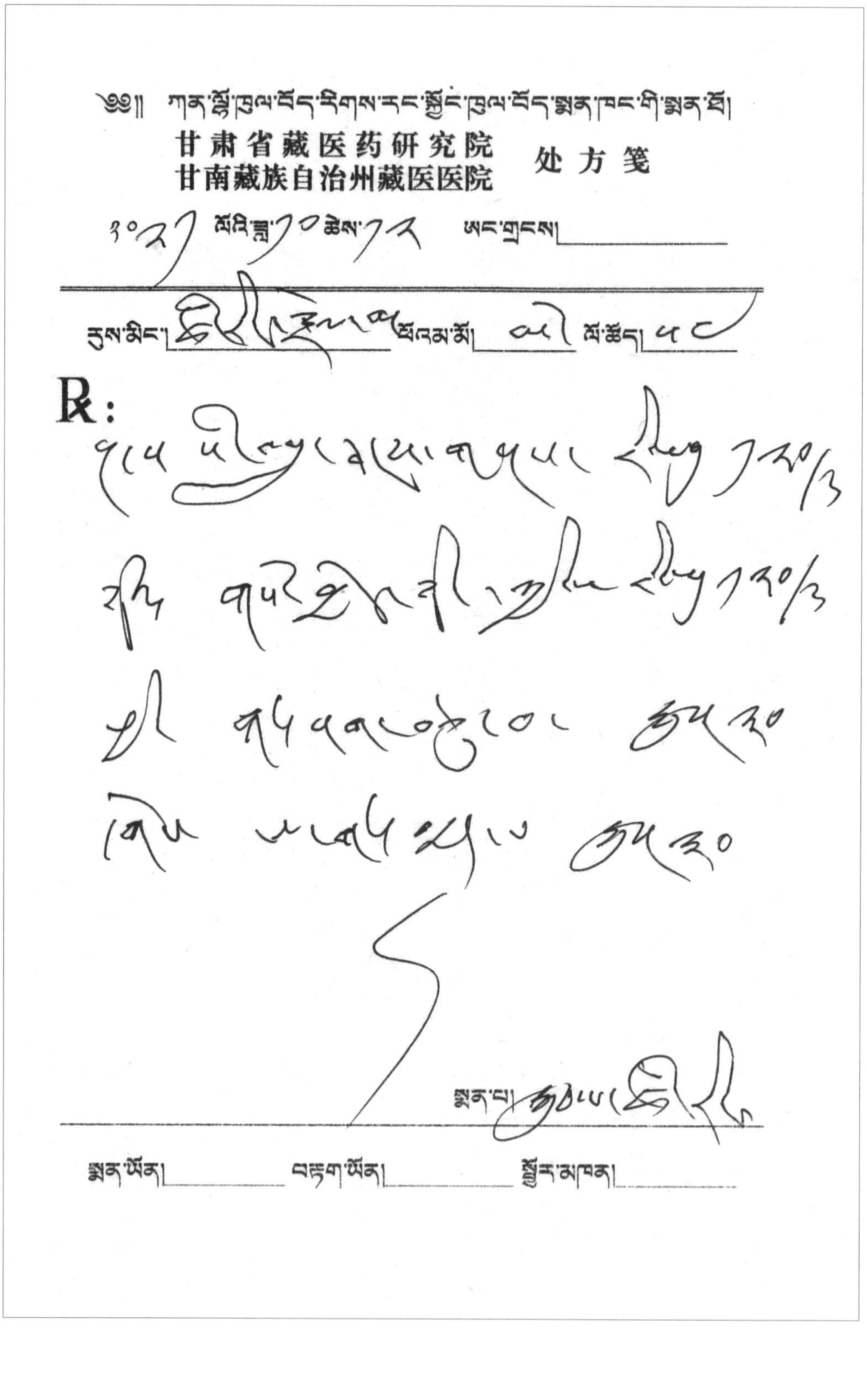

༄༅། ཀན་ལྷོ་ཁུལ་བོད་རིགས་རང་སྐྱོང་ཁུལ་བོད་སྨན་ཁང་གི་སྨན་ཐོ།

甘肃省藏医药研究院
甘南藏族自治州藏医医院　处方笺

ལོ། ཟླ། ཚེས། ཡང་གྲངས།

ནད་མིང་། ཕོའམ་མོ། ལོ་ཚད།

℞:

སྨན་པ།

སྨན་ཡོན། བཙུག་ཡོན། སྦྱོར་མཁན།

བོད་ཀྱི་ཡིག་གཟུགས་ནི་རིག་གནས་སྣ་ཚོགས་ཀྱི་གཙོ་བོ་ཡིན་པ་དང་བོད་ཡིག་གི་ཡིག་གཟུགས་འདི། རིག་གནས་ཞིག་ཡིན་ལ། རྒྱལ་ཁབ་ཀྱི་རིག་གནས་ཀྱི་གྲས་སུ་ཚུད་པ་མ་ཟད། འཛམ་གླིང་གི་ཡུལ་གྲུ་ཁག་ རིག་གནས་ཕུན་སུམ་ཚོགས། རིག་གནས་ཀྱི་རིན་ཐང་ཆེན་པོ་ལྡན་ཞིང་མི་རིགས་ཀྱི་ཁྱད་ཆོས་མཚོན་པའི་ཡིག་གཟུགས་ཤིག་ཀྱང་ཡིན་ པ་ཡང་དག་ཏུ་ཤེས་པའི་སྒོ་ནས་ཡིག་གཟུགས་རིག་པའི་སྦྱོང་བརྡར་བྱེད་དགོས་པ་ཡིན་ནོ། དེང་རབས་ཀྱི་ཁྲོད་དུ། ཆེས་ལམ་སྲོལ་གསར་པ་ཞིག་དང་ཡིག་གཟུགས་ཀྱི་རྣམ་པ་སྣ་ཚོགས་ཀྱི་ཐོག་ནས་མི་རིགས་ཀྱི་ཡིག་གཟུགས། ཚགས་ལ་ཟབ་ འཛིན་ཆེད་དུ་ཡིག་གཟུགས་རིག་པའི་ཐད་དུ་འབད་བརྩོན་བྱེད་དགོས་ལ་ཡིག་གཟུགས་ལེགས་པོ་ཞིག་སྤེལ་བར་འབད་དགོས་སོ།

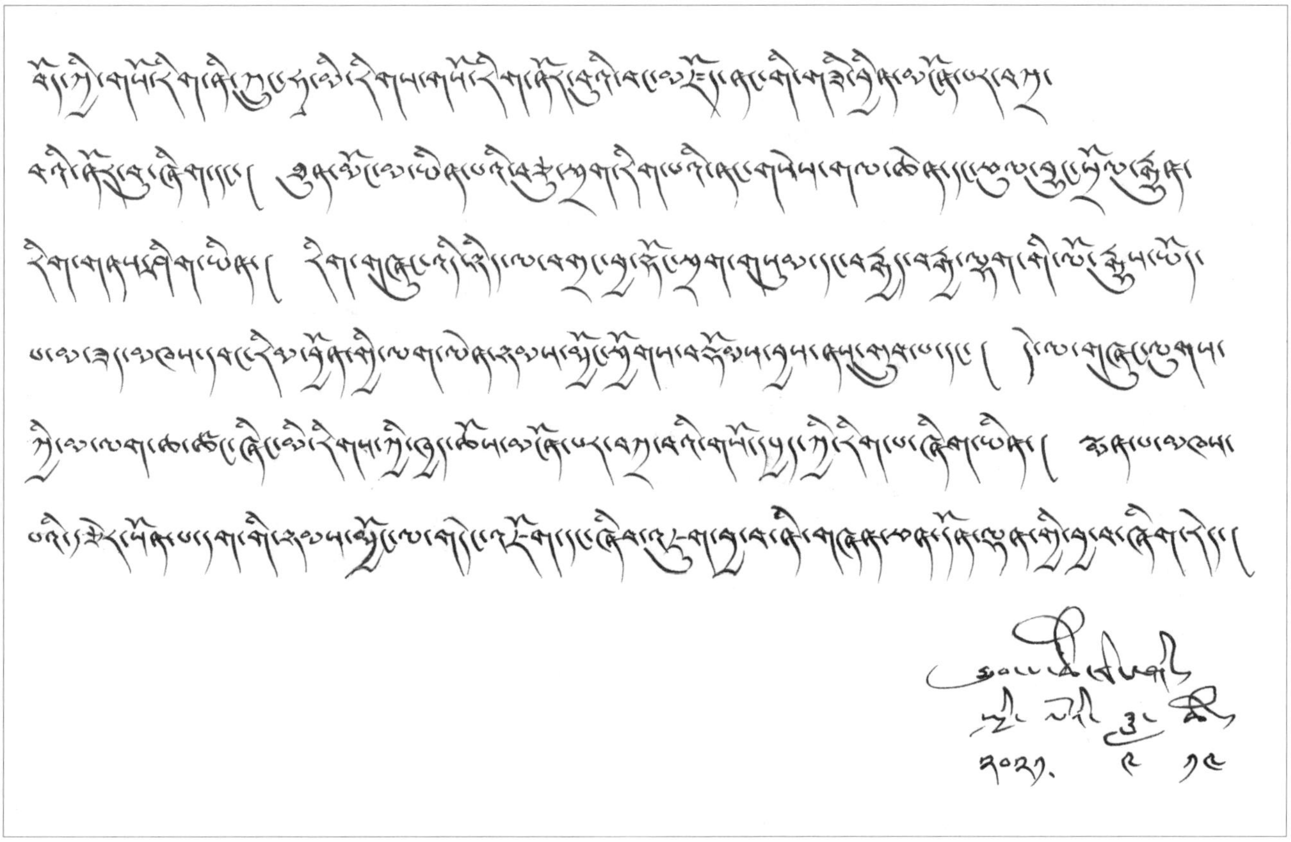

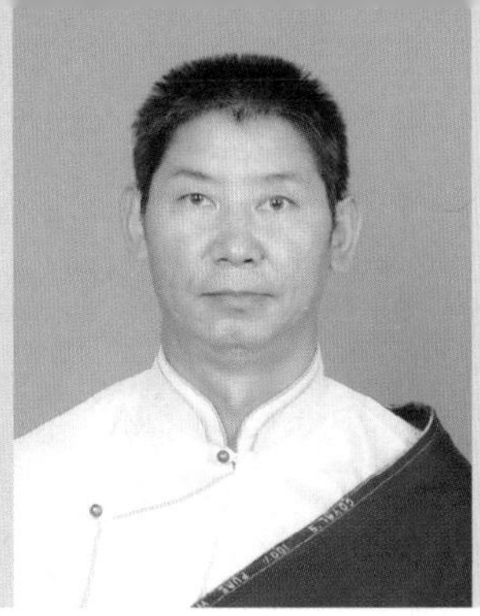

桑老

桑老（一九六四—）又名桑吉東珠，藏族，甘肅合作人。甘肅省領軍人才，夏河縣政協副主席，縣藏醫院主任藏醫師，院長。師從藏醫名師旦巴嘉措，盡得其傳。榮獲全國少數民族醫藥工作表現突出個人等稱號。主持完成省級科研課題六項，編著出版學術專著三部，發表學術論文三十余篇。

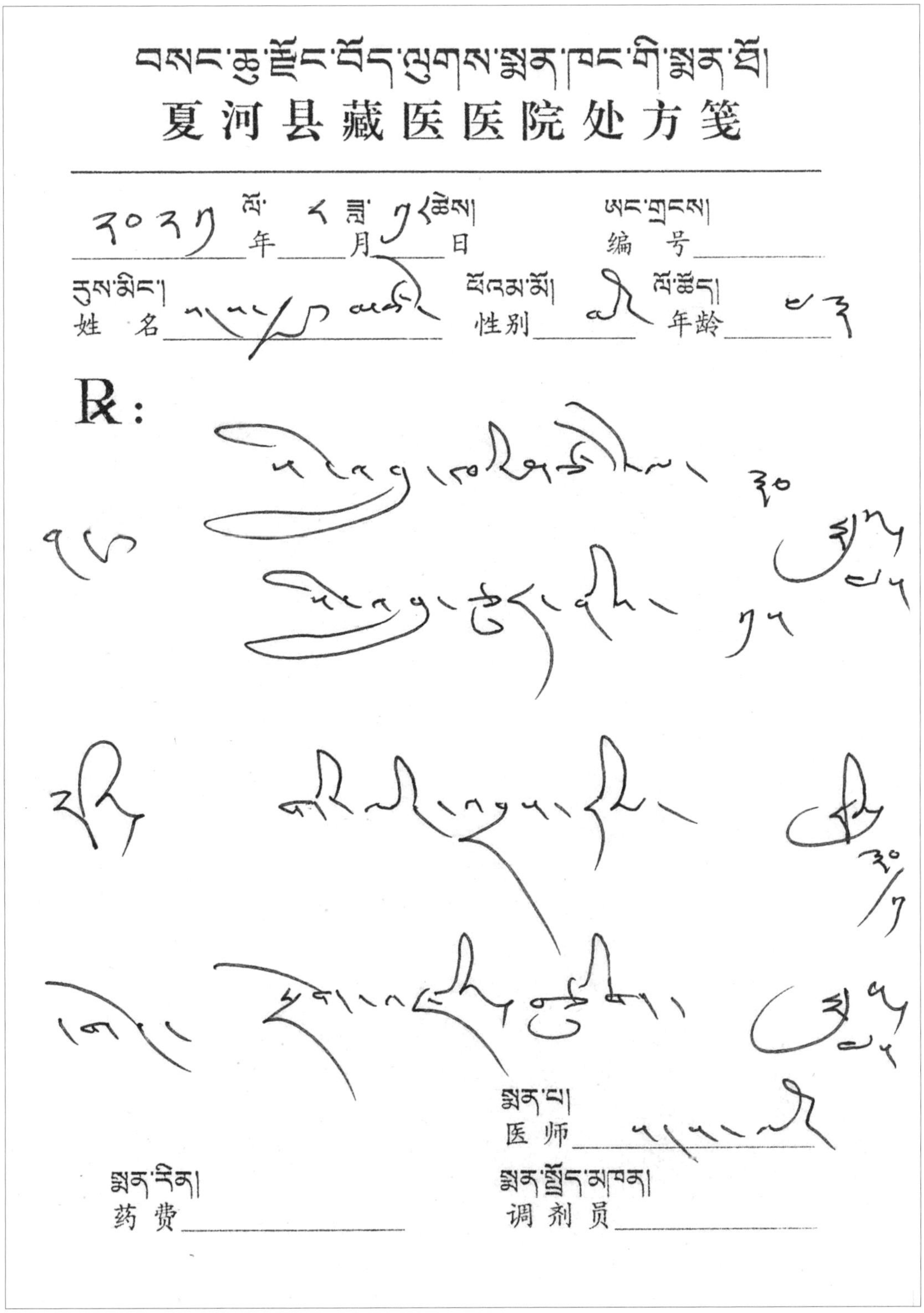

བསང་ཆུ་རྫོང་བོད་ལུགས་སྨན་ཁང་གི་སྨན་ཐོ།

夏河县藏医医院处方笺

ལོ་ ཟླ་ ཚེས། ཡང་གྲངས།

年 月 日 编 号

རུས་མིང་། ཕོ་མོ། ལོ་ཚད།

姓 名 性别 年龄

℞:

སྨན་པ།

医 师

སྨན་རིན། སྨན་སྦྱོར་མཁན།

药 费 调 剂 员

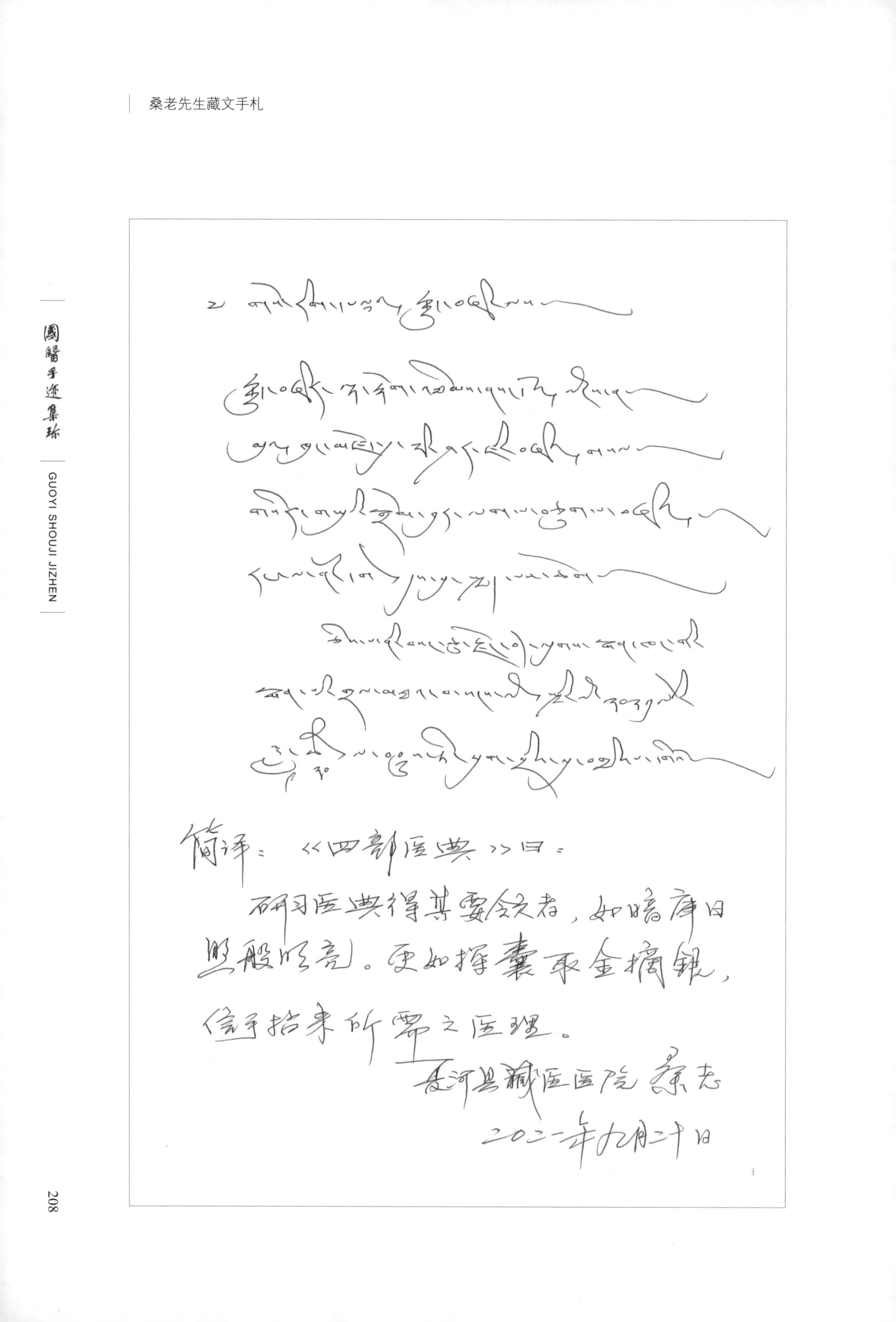

[illegible]

[illegible]
[illegible]
[illegible]
[illegible]
[illegible]
[illegible]
[illegible]

简译：《四部医典》曰：

研习医典得其要领之者，如暗库日照般明亮。更如探囊取金摘银，信手拈来所需之医理。

夏河县藏医医院 桑杰

二〇二二年九月二十日